Dr. Ben Carson

mit Gregg A. Lewis

Das Ziel heißt Leben!

Dr. Ben Carson
mit Gregg A. Lewis

Das Ziel heißt Leben!

Advent-Verlag Lüneburg

Ausgabe Saatkorn-Verlag GmbH, Abt. Advent-Verlag
Lüner Rennbahn 14, 21339 Lüneburg, www.advent-verlag.de

ISBN 978-3-8150-1892-7

Originally published in English under the title: Take the Risk
Originally published in the U.S.A. under the title: Take the Risk

Translated by Janet Reinhardt, Doris C. Leisering
(Tabea und Lea – die siamesischen Zwillinge aus Lemgo)
Published by permission of Zondervan, Grand Rapids, Michigan

www.scm-haenssler.de, info@scm-haenssler.de
Umschlaggestaltung: krausswerbeagentur.de, Herrenberg
Titelbild: Zondervan, Grand Rapids, Michigan
Satz: Bittner Dokumedia, Hoisdorf
Druck und Bindung: CPI – Ebner & Spiegel, Ulm
Printed in Germany

Inhalt

Vorwort

Riskiere es – entscheide dich für das Risiko!

Ist nicht die Aussage als solche schon ein Risiko? Ein Risiko – in unserer nach Sicherheit strebenden Welt! Sind wir heutzutage bereit, ein Risiko bewusst einzugehen – ohne dabei den Ausgang genau abschätzen zu können?

Dr. Carson fordert uns im vorliegenden Buch dazu auf, bestimmte Risiken bewusst einzugehen. Dabei geht es nicht um übereilte Entscheidungen, die dann automatisch Risiken oder sogar Gefahren hervorbringen. Dr. Carson berichtet von vielen Stationen seines Lebens, in denen er bewusst nach gründlichen Überlegungen Risiken eingegangen ist, in der Hoffnung erfolgreich zu sein. Es geht hierbei nicht um ein kopfloses Handeln nach dem Prinzip: »Risiken bereichern unser Leben und schenken uns neue Erfahrungen!« Dr. Carson hat im Laufe der Jahre eine Strategie herausgearbeitet, die er im Buch weitergibt, um die Risiken auf Nutzen und Gefahr hin zu überprüfen und möglichst positive Erfahrungen zu machen. Diese Vorgehensweise hilft in aktuellen Situationen, eine Entscheidung zu treffen und nicht vor jeder Gefahr zurückzuschrecken.

Im vorliegenden Buch lesen wir von verschiedenen Situationen und Begebenheiten, die Dr. Carson in seinem Leben erlebt hat und in denen er bewusst ein Risiko einging oder es ablehnte. Seine positiven Erfahrungen fordern uns regelrecht heraus, mutig Risiken auf uns zu nehmen, um im Leben sicherer und erfolgreicher zu sein. Es sind sehr vielseitige Begebenheiten aus den verschiedenen Lebensbereichen, sodass sicher jeder für sich etwas mitnehmen kann. Denn wenn Sie nicht gerade Arzt sind, sind Sie vielleicht Vater oder Student und können so einige Parallelen fürs eigene Leben ziehen.

In einem der vielen Fälle mussten Dr. Carson und wir als Eltern gemeinsam eine Entscheidung treffen. Das letzte Kapitel dieses Buches berichtet von einer Operation, die unter der Leitung von Dr. Carson stattfand und äußerst schwierig und riskant war.

Es war im September 2004, als unsere beiden Töchter Tabea und Lea vom Ärzteteam im Johns Hopkins Hospital in Baltimore getrennt wurden. Anfangs lag die Entscheidung bei uns, ob wir dieses Risiko eingehen und siamesische Zwillinge bekommen wollen. Doch für uns stand fest: Gott ist der Geber des Lebens und weil wir seine Kinder sind, wollen wir es annehmen. Es war eine Entscheidung ins Ungewisse, denn keiner konnte uns sagen, wie ein Leben mit siamesischen Zwillingen aussieht und ob vielleicht doch eine Möglichkeit da wäre, diese Mädchen zu trennen. Mit Hilfe der Ärzte in Deutschland lernten wir Dr. Carson und Carol James kennen.

Nun lag die Entscheidung hauptsächlich bei Dr. Carson. Er musste anhand der Untersuchungen entscheiden, ob er und ein ganzes Team von Ärzten bereit sein würden, das Risiko einzugehen und Tabea und Lea zu operieren, um ihnen ein eigenständiges Leben zu ermöglichen. Es war keine spontane Entscheidung, sondern sie erforderte eine gründliche Analyse der Vor- und Nachteile eines so komplexen Eingriffs. Gott sei Dank: Die Entscheidung wurde zugunsten einer Operation gefällt. Nun begann die spannende Zeit von der im letzten Kapitel, natürlich nur gerafft, berichtet wird.

Leider hat Tabea diesen Eingriff nicht überlebt, doch Lea lebt und ist bei uns. Sie hat sich, dank vieler Gebete, wunderbar erholt. Sie ist ein fröhliches und zufriedenes Mädchen, das gerne tobt und lacht.

Nach der Operation musste sie alles von Neuem lernen. Vieles hat sie bereits gelernt und beherrscht es gut, wie zum Beispiel Sprechen, Essen, Singen usw. … Einiges lernt sie noch und macht gute Fortschritte, wie Laufen und Sehen. Mittlerweile läuft sie sicher, wenn man sie an einer Hand hält. Alleine läuft sie aber nur in Räumen, in denen sie sich gut auskennt. Das hängt mit ihrer Sehkraft zusammen. Ein halbes Jahr nach der OP war sie blind und zeigte keinerlei visuelle Reaktionen. Nach einem halben Jahr fing sie an hinzuschauen. Seitdem lernt sie, ihre Augen zu gebrauchen und die kleine Sehkraft, die vorhanden ist, zu nutzen.

Dr. Carson sagte uns nach der OP einen Satz, der in diesen verflossenen Jahren für uns zum Schlüsselsatz wurde: »Ab jetzt müsst ihr Geduld haben, viel Geduld, und Lea wird sich erholen.« Seit September 2004 macht Lea Fortschritte und wir lernen, Geduld zu haben und auf Gottes Hilfe zu vertrauen. Gott hat uns immer wieder belohnt und noch nie enttäuscht. So schauen wir zuversichtlich in die Zukunft und sind sicher, dass er uns helfen wird, mit Lea, Dorothea und Tim ein glückliches Leben zu führen.

Nelly Block

Einführung

Menschen, die Chirurgen werden – besonders Neurochirurgen –, haben eine Tendenz zur Risikobereitschaft. Man arbeitet nicht in einem Bereich, in dem man Menschen den Kopf aufschneidet oder an etwas so Empfindlichem wie dem Rückenmark operiert, wenn man sich nicht traut, Risiken einzugehen.

Jeden Tag treffe ich in Sekundenbruchteilen kritische Entscheidungen, die die Lebenszeit und -qualität anderer Menschen beeinflussen. Solche riskanten Entscheidungen lassen mich innehalten. Sie zwingen mich, über mein eigenes Leben und die Risiken, die mir begegnen, nachzudenken. Diese Erfahrungen ermöglichen es mir, vorwärtszugehen und zu vermeiden, mich von Furcht lähmen zu lassen. Deswegen tue ich wahrscheinlich viele Dinge, die vorsichtigere Menschen nie versuchen würden.

Am 10. September 2003 fragte mich der Interviewer im *National Public Radio*, wie ich als Arzt und als Mensch so viele Risiken eingehen könne – so wie siamesische Zwillinge zu trennen, Mädchen, die am Kopf zusammengewachsen waren.

»Wieso ›Risiken eingehen‹?«, fragte ich. »Sie sollten eher fragen, warum es *nicht* riskieren?«

Darum geht es in diesem Buch – Risiken.

In unserer Kultur ist die Absicherung zur Manie geworden. Sie diktiert alles, von Politik bis Werbebotschaften, von medizinischer Versorgung bis hin zu Bildung, persönlichem Leben und Familienleben. Wir kaufen jede Art von Versicherung – von Lebensversicherungen bis zu Verlustversicherungen für unsere Mobiltelefone –, um uns mit der Absicherung zu versehen, die wir glauben nötig zu haben. Wir zahlen zusätzlich für Garantien auf unsere Computer und technischen Geräte. Wir lesen die Ergebnisse von Sicherheitstests im TEST-Heft, bevor wir uns ein Auto kaufen. Wir kaufen Kindersitze, um unsere Kinder sicher zu transportieren und Helme, die sie draußen beim Fahrradfahren tragen sollen. Wir kaufen Schlafanzüge für unsere Kinder, die mit feuerhemmenden Mitteln behandelt worden sind, und würden nicht im Traum daran denken, Aspirin oder sonst ein Medikament zu kaufen, dessen Verpackung nicht verschweißt ist. Wir ernähren uns cholesterinarm, treiben regelmäßig Sport und sehen zu, dass wir regelmäßig zur medizinischen und zahnärztlichen Vorsorgeuntersuchung gehen, um unsere Gesundheit zu schützen. Wir investieren in risikoarme Fonds in dem Versuch, unsere Rente aufzustocken. Unsere Regierung gibt Milliarden für Ausrüstung und Personal aus, um Flughäfen und Flugreisen so sicher wie möglich zu gestalten.

Was wir kaufen und was uns jeder verkaufen will, ist das Versprechen von »Sicherheit«. Und doch ist das Einzige, dessen wir uns wirklich sicher sein können, die Tatsache, dass wir alle eines Tages sterben werden.

Könnte diese Tatsache etwas über unser Denken in Bezug auf Risikobereitschaft aussagen? Und welchen Einfluss mag das auf unsere Berufe, unser persönliches Leben und unsere Beziehungen oder unseren Glauben haben?

Jeder, der sich weigert, seine Grenzen zu testen, jeder, der nicht willens ist, aus seiner Wohlfühlzone herauszutreten, ist dazu bestimmt, innerhalb einer Mauer zu leben. Die wichtigsten Entwicklungen in Wissenschaft, Geschichte, Technologie und den schönen Künsten entstanden aus Risikobereitschaft. In den kommenden Kapiteln werden wir die Nachteile einer mangelnden Risikobereitschaft betrachten. Wir werden Argumente für die Risikobereitschaft durchleuchten und uns einige der Charaktereigenschaften, Einstellungen und Mittel ansehen, die ein risikobereiter Mensch braucht. Wir werden uns auch einige der häufigsten Hindernisse für Risikobereitschaft anschauen.

Dabei werde ich von einigen Risiken erzählen, die ich in meinem Leben eingegangen bin – und von anderen, mit denen ich jeden Tag umgehen muss –, nicht nur als Neurochirurg, sondern auch als Mann, Ehemann, Vater und Sohn. Nicht alles, was ich schreibe, stammt jedoch aus meiner eigenen Erfahrung. Ich habe viel über die Auswirkungen von Risikobereitschaft im Leben einiger bekannter und weniger bekannter Menschen nachgedacht. Ich hoffe, dadurch Ihr Denken etwas aufzurütteln und Sie zu inspirieren, angemessene Risiken einzugehen.

Vor nicht allzu langer Zeit unterhielten der Bestsellerautor Tom Clancy und ich uns nach einem Abendessen über einige unserer beruflichen Erfahrungen. Er schmeichelte mir, als er sagte: »Ich verstehe nicht, wie du so viele Risiken eingehen kannst. Aber ich bewundere es.«

In meiner Erwiderung erklärte ich eine einfache Übung zur Risikoanalyse, die ich nutze, wenn ich mit einer unklaren Situation konfrontiert bin – sowohl in meinem beruflichen als auch in meinem persönlichen Leben. Es ist ein schneller und praktischer Leitfaden, der jedem helfen kann, die Fragen zu beantworten: »*Wann* sollte ich ein Risiko eingehen?« und »*Was* sollte ich riskieren?« (Diese Übung wird in den Kapiteln 8 und 9 beschrieben.)

Ich werde jetzt, hier in diesem Buch, ein Risiko eingehen, indem ich dieses Thema groß angehe.

Ich hoffe, dass Sie das Risiko eingehen, das Buch zu lesen und mit mir zusammen das Thema zu durchdenken.

I

Ihr Leben steht auf dem Spiel

Von Baltimore über London nach Singapur …

Ich hatte keine Zeit, mich auszuruhen und von der 24-stündigen Reise zu erholen. Sobald ich am Flughafen ankam, wurde ich eilends durch den Zoll geschleust, auf den Rücksitz eines wartenden Mercedes gesetzt und direkt in das neue und angesehene Krankenhaus von Singapur, das *Raffles Hospital*, gefahren, um mit meinen Gastgebern und chirurgischen Kollegen an einer langen Einführungsveranstaltung und einem leichten Mittagessen teilzunehmen.

Nach dieser Einführung war ich bereit für meinen ersten Termin – die lang erwartete Begegnung mit unseren besonderen Patienten. Es versprach, eines der faszinierendsten und ungewöhnlichsten Gespräche meines Lebens zu werden. Ich weiß nicht mehr, was mein Kollege, der Neurochirurg Dr. Keith Goh, zu mir sagte, als die Gruppe von Ärzten, Krankenschwestern und Medizintechnikern in dem Krankenhauskorridor um die Ecke bog – aber ich werde niemals meine erste Begegnung mit Ladan und Laleh Bijani vergessen.

Die jungen Frauen standen vor der kleinen Suite von Krankenzimmern, die in ein kleines Apartment für sie umfunktioniert worden waren, um mich zu begrüßen. Sie wohnten seit einigen Monaten dort, während eine kleine Armee von Medizinern, Spezialisten und Medizintechnikern sie untersucht und eine Menge Tests durchgeführt hatten. Die Bijani-Zwillinge trugen die traditionelle Kleidung ihres iranischen Heimatlandes – lange Röcke, langärmelige Oberteile, gedeckte Farben, nichts vor ihren Gesichtern, aber große Schals, die ihr volles, dunkelbraunes Haar bedeckten. Ihr warmes und einladendes Lächeln fiel mir sofort auf.

Dr. Goh, ein kleiner, dunkelhaariger Asiat um die Vierzig, stellte mich rasch den Frauen vor. Das Englisch der Bijanis, das sie, wie man mir erzählte, erst seit ihrer Ankunft in Singapur vor sieben Monaten gelernt hatten, war steif und gebrochen, aber mehr als ausreichend für eine einfache Unterhaltung.

Nachdem ich dem ersten Zwilling die Hand geschüttelt und sie begrüßt hatte, trat ich um sie herum, um auch die andere zu begrüßen – ein leicht ungelenker kleiner Seitenschritt, der notwendig war, weil Ladan und Laleh mich nicht gleichzeitig anschauen konnten. Die 29-jährigen Schwestern waren tatsächlich eine echte medizinische Seltenheit – eineiige Zwillinge, die am Kopf miteinander verbunden waren. Die beiden Schädel waren so über und hinter den Ohren zusammengewachsen, dass ihre Gesichter dauerhaft in einem Winkel von 130 Grad voneinander wegzeigten.

Die Verbindung der Schädel hielt ihre Köpfe so gut wie senkrecht fest. Die Ohren berührten sich und Schultern und Arme rieben ständig aneinander, sodass sie sich mit den Oberkörpern zueinander lehnen und die inneren Schultern neigen mussten, um zusammen den notwendigen Platz und die Manövrierfähigkeit für gemeinsame Bewegungen zu schaffen.

Siamesische Zwillinge (die irgendwo am Körper zusammengewachsen sind) entstehen aus einer einzelnen befruchteten Eizelle, die sich teilt, aber in der Gebärmutter nicht vollständig trennt. Sie kommen nur einmal bei 200 000 Geburten vor. Bis auf wenige sind sie alle Totgeburten oder sterben kurz nach der Geburt. Lebende Craniopagus-Zwillinge (aus dem Griechischen für *cranio* – »Schädel« und *pagus* – »befestigt«) sind am Kopf miteinander verbunden und kommen am seltensten vor – vielleicht einmal pro 2 Millionen Geburten. Die Chancen dafür, dass solche Zwillinge älter als zwei Jahre werden, sind sehr gering – was das Überleben von Ladan und Laleh bis ins Erwachsenenalter wirklich außergewöhnlich machte.

Noch erstaunlicher war die Tatsache, dass diese beiden jungen Frauen weit mehr als nur überlebt hatten. Von einem mitfühlenden iranischen Arzt adoptiert, als ihre eigene Familie nicht für sie sorgen konnte, erhielten Ladan und Laleh jede mögliche Gelegenheit sich einzurichten und so weit wie möglich ein normales Leben zu leben. Und sie hatten sich wahrlich eingerichtet.

Sie gingen mit ihren Altersgenossen in die Grundschule. Sie wuchsen auf, machten den Abschluss an der Oberschule und gingen auf die Universität, wo sie Journalismus und Jura studierten. Sie hatten beide einen Jura-Abschluss gemacht und waren diplomierte Anwältinnen – was vor Kurzem eine Krise ausgelöst hatte, die zusätzliche Spannungen zwischen den beiden Schwestern hervorrief. Nur Ladan wollte eine juristische Laufbahn einschlagen; Ladeh hatte sich entschieden, im Bereich des Journalismus Karriere zu machen. Ihre zusammengewachsenen Körper zwangen sie zu einer gemeinsam geteilten Existenz, während ihre beiden ausgesprochen individuellen Persönlichkeiten – und nun auch ihre ganz verschiedenen Lebensträume – sie in zwei sehr unterschiedliche Richtungen zogen.

Jahrelang hatten Ladan und Laleh auf der ganzen Welt nach einem Neurochirurgen gesucht, der bereit war zu operieren und ihnen wenigstens eine Chance auf die Erfüllung ihres lebenslangen Traumes zu ermöglichen: zwei normale, individuelle und eindeutig unterschiedliche Lebensentwürfe zu leben. Immer wieder lehnten die Experten es ab, ihre Bitte in Betracht zu ziehen. Jeder Arzt, der bereit war, ihre Unterlagen zu begutachten, sagte ihnen, dass es zu riskant sei, dass mindestens eine von ihnen – und wahrscheinlich beide – sterben würde. Ihr Fall war einfach zu komplex, sie waren zu alt und die Chancen auf ein positives Ergebnis zu gering.

Aber die Bijanis weigerten sich aufzugeben. Als sie lasen, dass Dr. Goh und sein Team vor zwei Jahren erfolgreich ein elf Monate altes Craniopagus-Zwillingspaar aus Nepal getrennt hatten, setzten sie sich mit ihm in Verbindung. Nachdem er sich ihre Krankenakte angesehen hatte und zu dem Ergebnis kam, dass eine erfolgreiche Operation vielleicht doch möglich wäre, setzte er sich mit mir in Verbindung, um zu fragen, ob ich willens sei zu helfen.

Ich hatte Keith Goh bei den Babys aus Nepal über unsere virtuelle Arbeitsstation im Johns-Hopkins-Krankenhaus beraten und aus der Ferne mit ihm zusammengearbeitet. Ich hatte auch bei der ersten erfolgreichen Trennung von Craniopagus-Zwillingen, die am Hinterkopf zusammengewachsen waren (die Bender-Jungen am Johns Hopkins im Jahr 1987), als einer der Hauptchirurgen mitgewirkt. Zehn Jahre später war ich an der *Medical University of South Africa*[1] der Chefchirurg für die sambianischen Brüder Joseph und Luka Banda bei der erstmaligen Trennung von vertikal zusammengewachsenen Craniopagus-Zwillingen des Typs 2, bei der nicht nur beide überlebten, sondern auch neurologisch unversehrt blieben. Aufgrund all dieser Erfahrungen wünschte Dr. Goh, dass ich mit ihm zusammen diesen chirurgischen Eingriff vornahm, und die Bijani-Zwillinge selbst hatten auch gebeten, dass ich an ihrem Fall mitarbeite.

Ich hatte die Einladung eigentlich bereits bei der ersten Kontaktaufnahme Monate zuvor abgelehnt. Allein die Tatsache, dass diese jungen Frauen sich so gut eingerichtet und schon das Alter von 29 Jahren erreicht hatten, schien mir Grund genug, von der Operation abzuraten. In einem Versuch, sie davon abzubringen, hatte ich Dr. Goh vorgeschlagen, die Bijanis an den Fall der ursprünglichen »siamesischen Zwillinge«, Chang und Eng Bunker, zu erinnern. Im Jahr 1811 in Siam (jetzt Thailand) geboren, hatten die Brüder durch ihre Reisen als eine Hauptattraktion des P.-T.-Barnum-Zirkus weltweite Berühmtheit erlangt, bevor sie sich aus dem Showgeschäft zurückzogen. Sie erwarben in North Carolina nebeneinanderliegende Grundstücke und wurden erfolgreiche Farmer. Sie heirateten Schwestern, zeugten zusammen 21 Kinder und wurden 63 Jahre alt.

Wenn ich je von einem weiteren Paar verbundener Zwillinge gehört hatte, von denen ich meinte, sie hätten eine ähnliche Anpassungsfähigkeit wie die der Bunkers und könnten möglicherweise mit ihrer unglaublich langen Lebenszeit konkurrieren, so waren es diese außergewöhnlichen jungen Frauen, die schon so

1 Medizinische Hochschule Südafrika.

lange überlebt und so viel erreicht hatten. Die Vorstellung, sie im Alter von 29 Jahren zu trennen, war einfach nicht sinnvoll, und nachdem ich ihre Akte eingesehen und die ursprünglichen Computertomografieaufnahmen studiert hatte, die Dr. Goh mir schickte, war ich überzeugt, das Risiko sei einfach zu hoch.

Aber jetzt in Singapur, Monate später, Auge in Auge mit diesen zwei entschlossenen, intelligenten und freundlichen jungen Frauen – die eben zufällig am Kopf miteinander verwachsen waren – war ich unglaublich beeindruckt und völlig bezaubert.

Ladan und Laleh lächelten scheu und kicherten sogar über den Aufruhr, den die Besuchergruppe verursachte. Ich war erstaunt, wie ungezwungen sie scheinbar mit dem ganzen Trubel umgingen. Dr. Goh hatte mir erzählt, dass sie seit ihrer Ankunft in Singapur zu kleinen Berühmtheiten geworden waren. Jedes Mal, wenn sie die Klinik verließen – um zu essen, einzukaufen oder einfach nur eine Stadtbesichtigung zu machen –, zogen die Bijanis die Medien und Menschenmassen neugieriger Wohlgesinnter an, die sie um Bilder und Autogramme baten oder einfach nur ihre Hand schütteln wollten. Laut Dr. Goh schienen die jungen Frauen den ganzen Rummel eher erheiternd als störend zu finden.

Die Gruppe jedoch, die an jenem Nachmittag im Gang versammelt war, war einfach zu groß für die engen Räumlichkeiten, sodass die Bijanis mich und Dr. Goh (und einige andere) in ihre Unterkunft baten, um unsere Unterhaltung fortzusetzen. Als sie uns vorausgingen, konnte ich sehen, dass sie ihre Bewegungen fast zu einer Wissenschaft entwickelt hatten. Ich folgte ihnen, beobachtete sie interessiert und staunte über die geschmeidige, fast unbewusste Choreografie, die erforderlich war, nur um sich umzudrehen und zu laufen, durch eine Tür hindurchzuschlüpfen und sich dann graziös auf die kurze Couch zu setzen, die in dem ersten Raum des Wohnbereiches stand.

Ich setzte mich auf einen Stuhl direkt gegenüber; zwischen uns stand ein Couchtisch. Von dort aus konnte ich mich ein wenig nach links beugen, um mit einer Schwester zu sprechen und ein wenig nach rechts, um mit der anderen Schwester zu reden. Ich wollte nicht nur in der Lage sein, ihre Individualität zu respektieren, indem ich mit jeder einzeln sprach und ihr dabei in die Augen schaute, sondern dabei auch den Ausdruck auf ihren Gesichtern und in ihren Augen zu sehen, wenn sie meine Fragen beantworteten.

Wir plauderten ein wenig – über ihre Zeit in Singapur, die Leichtigkeit, mit der sie gelernt hatten, sich auf Englisch zu unterhalten, und das ganze Medieninteresse, das sie erlebt hatten. An diesem Punkt »warnte« ich sie scherzhaft, dass die Aufmerksamkeit, die sie bis jetzt erlebt hatten, rein gar nichts war im Vergleich zu dem Wahnsinn, der nach einer erfolgreichen Operation über sie hereinbrechen würde. »Die Königin, der König und die ganze restliche Welt wird Sie kennenlernen wollen«, sagte ich. Sie lachten, schienen aber nicht beunruhigt.

Als wir so redeten, fiel mir auf, dass Ladan die entschieden Redseligere und Aufgeschlossenere der beiden war. Laleh schien, wenn nicht direkt schüchtern, so doch reservierter und nachdenklicher.

Als das Gespräch sich der bevorstehenden Operation zuwandte, wurden die Zwillinge ernster. Sie sprachen ehrlich über einige der Schwierigkeiten, die ihnen in ihrem Leben begegnet waren, und mir wurde klar, dass sogar die einfachsten und alltäglichsten Bewegungen – angefangen damit, in ein Auto ein- und auszusteigen, bis zum Aufheben eines Stiftes vom Fußboden oder der Zubereitung eines kleinen Imbisses – eine komplexe Choreografie und totale Kooperation zwischen den beiden verlangte. Jede Lebensentscheidung – von den Unterrichtsfächern in der Schule und mit welchen Freunden sie ihre Zeit verbrachten bis hin zu der Entscheidung, wann sie auf die Toilette gingen – war eine gemeinsame Entscheidung, die die Zustimmung beider erforderte.

Aber je länger ich mich in ihrer Gegenwart befand, desto weniger versuchte ich mir vorzustellen, wie viele Herausforderungen sie bewältigt hatten. Stattdessen begann ich mir vorzustellen, wie anders die Dinge für sie sein würden, wenn eine erfolgreiche Operation ihnen die Freiheit gab, ihr Leben getrennt zu leben.

Nach 29 Jahren ständiger unfreiwilliger Bindung an ein anderes menschliches Wesen war die Vorstellung einer Privatsphäre wohl sehr verlockend – aber wie wäre es wirklich, zum ersten Mal im Leben wirklich allein zu sein?

Einer der anfänglichen Hauptgründe, warum ich den Fall der Bijanis abgelehnt hatte, war, dass ich die psychologischen Auswirkungen einer Trennung von siamesischen Zwillingen nach 29 Jahren fürchtete. Was, wenn der emotionale Schaden einer Trennung sich als schlimmer erwies als das Zusammenbleiben? Meine Einstellung fing jedoch an sich zu ändern, als ich mehr über ihre Situation, ihre widerstreitenden Sehnsüchte und ihre Entschlossenheit, die Operation durchzuführen, erfuhr. Ich wusste, dass sie in den letzten Monaten intensive psychologische Beratung erhalten hatten, aber trotzdem musste ich ihre eigenen Erwiderungen auf meine Bedenken zu den enormen psychologischen Umstellungen hören, die ihnen bei einer Trennung bevorstanden. Also bat ich sie mir zu sagen, wie sie über die Sache dachten.

Sie versicherten mir, ihnen sei sehr wohl bewusst, dass eine erfolgreiche Trennung die vielen Herausforderungen, denen sie gegenüberstanden, nicht beenden würde. Sie räumten ein, dass einige ihrer lebenslangen emotionalen Bindungen schwer zu durchtrennen sein würden. Aber wieder drückten sie ihren Entschluss aus, die Operation durchführen zu lassen. Sie waren unbeirrbar.

Als ich fragte, ob ich ihre Köpfe ertasten dürfe, waren sie einverstanden. Während ich meine Finger oben, unten und seitlich an ihren Schädeln entlanggleiten ließ, erklärte ich ihnen, dass ich nach stundenlanger Betrachtung ihrer CT-Aufnahmen eine ziemlich genaue Vorstellung von ihren Gehirnen hatte. Trotzdem sagte ich ihnen, dass ich vor der Operation am nächsten Tag eine Vorstellung von der zusammengewachsenen Stelle ihrer Schädel bekommen wollte.

Die Untersuchung dauerte nur ein paar Sekunden, aber sie war lang genug, um mir nochmals klarzumachen, wie komplex diese Operation zu werden versprach. Es war eine Sache, sich eine Aufnahme auf einem Leuchtbrett anzuschauen oder ein lebensgroßes Plastikmodell ihrer verwachsenen Schädel in den Händen zu halten und sich vorzustellen, welche Herausforderung diese Operation darstellen würde. Es war jedoch etwas ganz anderes, meine Fingerspitzen durch ihr Haar fahren zu lassen und das Ausmaß der knochigen Verbindung ihrer beiden Schädel zu ertasten. Die Verwachsung verlief über einen Bereich, der fast so groß wie der halbe Kopf war – von über und vor den Ohren an der Seite des Kopfes über den Ohren entlang und herunter bis fast zur Schädelbasis hinten.

Ich wusste, dass Dr. Goh ihnen die verschiedenen Schritte und Prozeduren, die der Eingriff erforderte, erläutert hatte, aber ich wollte selbst wissen, dass sie die Risiken kannten. »Ich muss Ihnen sagen«, erklärte ich ihnen, »und ich glaube, Sie sind sich schon bewusst, dass dies eine extrem komplexe und riskante Operation wird.« Um sicherzugehen, dass sie verstanden hatten, was ich gesagt hatte, wartete ich, bis der Dolmetscher meine Worte auf Farsi übersetzt hatte. »Aufgrund meiner Erfahrung und meines Studiums Ihres Falles und trotz der ausgezeichneten Ressourcen, die Ihrem hervorragenden chirurgischen Team hier im *Raffles Hospital* zur Verfügung stehen, glaube ich trotzdem, dass es eine mindestens 50-prozentige Chance gibt, dass dieser Eingriff für eine oder beide von Ihnen mit dem Tod oder ernsthaftem Hirnschaden ausgehen kann. Ich muss sicher sein, dass Sie beide das verstanden haben.«

Am Johns Hopkins führen meine Kollegen und ich routinemäßig einige der komplexesten neurochirurgischen Eingriffe durch, die es gibt. Jede Operation mit einer 10-prozentigen Chance eines tödlichen Ausgangs wird als außerordentlich gefährliche Prozedur angesehen – ein himmelhohes Risiko. Also sind 50 Prozent wahrlich stratosphärisch. Ich wollte sicher sein, dass Ladan und Laleh verstanden, was auf dem Spiel stand.

Beide Frauen versicherten mir wieder, dass Dr. Goh sehr ehrlich mit ihnen gewesen war. Sie verstanden die Schwierigkeiten. Aber das Überzeugendste war für mich die Emotion und Überzeugung in ihren Stimmen, als sie beharrten: »Wir würden lieber sterben, als uns nicht darauf einzulassen, wenn es irgendeine Chance gibt, dass wir frei sein können, unser eigenes, voneinander unabhängiges Leben zu führen. Der Tod wäre besser, als so weiterzuleben!«

Weil wir auf das Leben einen solch hohen Wert legen, war es verblüffend, zwei gesunde, lebhafte junge Frauen nur Stunden vor einer Operation solche Gefühle auf eine solch geradlinige Art äußern zu hören. Die meisten von uns, sogar diejenigen, die jeden Tag mit Fragen von Leben und Tod umgehen müssen, halten nicht sehr oft inne und denken ernsthaft darüber nach, was uns Lebensqualität bedeutet. Aber während wir uns unterhielten, begriff ich immer mehr, dass diese Frauen sich lange und eingehend mit dem Thema befasst hatten und dass es für jemanden, der sich nicht in ihrer Situation befand, sehr schwer war, auch nur ansatzweise zu verstehen, was sie empfanden.

Ich hatte schon von dem medizinischen Team in Singapur gehört, das es wiederum von einem der Pfleger der Zwillinge erfahren hatte, dass die Spannungen zwischen den Frauen sich in den letzten Monaten verstärkt hatten. Mancher Streit hatte sogar zu körperlichen Auseinandersetzungen geführt. Ich konnte mir kaum vorstellen, wie furchtbar es war, ernsthafte Konflikte mit jemandem zu haben, von dem man nie weggehen konnte.

Die meisten Menschen können leicht verstehen, wie jemand, der versklavt oder gefangen ist, den Tod riskiert, um zu entkommen und die Freiheit zu erleben. Für Ladan und Laleh war ihr Zustand ziemlich ähnlich. Sie wollten verzweifelt aus einer für sie unhaltbaren Situation entkommen. Die Hoffnung auf Freiheit war jedes Risiko wert. Als ich anfing, das zu verstehen, begann ich mich besser dabei zu fühlen, mich auf ein potenziell so gefährliches Vorgehen einzulassen.

Diese jungen Frauen kennenzulernen – und die Entschlossenheit in ihren Stimmen zu hören, die Verzweiflung in ihrem Leben zu erkennen und die Hoffnung und Entschiedenheit in ihren Augen zu sehen – entschied die Sache für mich. Als unsere Unterhaltung dem Ende zuging, dachte ich: *Lasst uns diese Frauen trennen, damit sie mit ihrem Leben weitermachen können!*

Obwohl ich Ladan und Laleh während unseres Gesprächs versichert hatte, dass ich um ihr Wohl besorgt war, schaute ich, bevor ich ihre Räume verließ, beiden noch einmal in die Augen und bekräftigte, dass wir uns auf eine lange, schwere und extrem gefährliche Operation einließen. Und dass ich, obwohl die Chancen nicht gut standen und ich ihnen kein erfolgreiches Ende versprechen konnte, doch optimistisch genug war zu glauben, dass es Grund zur Hoffnung gab. Ich sagte: »Es gibt viele Dinge im Leben, die über unsere menschlichen Fähigkeiten, Wissen und Kontrolle hinausgehen. Aber es gibt nichts, was über Gott hinausgeht.«

Als ich dort stand und ihnen beiden zum Abschied – bis zum nächsten Morgen im Operationssaal – die Hände schüttelte, sagte ich Ladan und Laleh das, was ich allen meinen Patienten während der Untersuchung vor dem OP sage: »Ich habe noch nie einen Fall gehabt, bei dem es geholfen hat, sich vorher Sorgen zu machen. Ich werde also, bevor ich heute Abend ins Bett gehe, beten. Ich hoffe, Sie werden das Gleiche tun. Ich glaube, wenn wir das tun, werden wir uns morgen weniger sorgen müssen.«

Als ich mich abwandte und aus dem Raum ging, glaubte ich ohne den leisesten Zweifel, dass Ladan und Laleh beide wirklich verstanden, was ihnen bevorstand. Sie gingen diese gefährliche und noch nie da gewesene Operation mit demselben Geist der Entschiedenheit an, mit dem sie schon so viele Herausforderungen in ihrem Leben in Angriff genommen hatten.

Am meisten jedoch hatten sie mich davon überzeugt, dass sie die Risiken verstanden.

2

Riskieren oder nicht riskieren?

Meine erste Priorität und die des gesamten medizinischen Teams war es, auch schon vor der Operation alles Mögliche zu tun, um die Risiken für Ladan und Laleh zu reduzieren. Wir gingen also direkt von dem halbstündigen Gespräch mit den Bijanis in eine Planungskonferenz, wo das gesamte Team – 28 Ärzte und etwa 100 zusätzliche Schwestern, Medizintechniker und Assistenten – sich zusammensetzte. Jede Person in diesem Raum würde in dem Operationsmarathon, der erwartungsgemäß zwei oder drei Tage, vielleicht sogar länger, dauern würde, eine wichtige Rolle spielen.

Wir hatten Schritt-für-Schritt-Pläne für die OP selbst, die Organisation und Koordination der verschiedenen Experten und den eigentlichen Aufbau, die Positionierung und Aufstellung der Patienten und der jeweils 30 oder 40 medizinischen Fachkräfte, die zur jeder Zeit im Operationssaal würden sein müssen, ausgearbeitet. So hatten die meisten schon einen exakten Probedurchlauf absolviert. Jeder musste sich darüber im Klaren sein, wer wann wo sein würde und was er tun sollte.

Ich war beeindruckt, wie Dr. Goh akribisch jedes Detail beachtet hatte, von seinen organisatorischen Fähigkeiten und dem imposanten Team von Experten aus Singapur, den USA, Frankreich, Japan, der Schweiz und Nepal, das er versammelt hatte. Er ging mit uns die Pläne so lange durch, bis alles besprochen worden war – einiges mehr als einmal. Zum Schluss gab es für mich nichts mehr zu tun, als in mein nahe gelegenes Hotel einzuchecken und zu versuchen, den Jetlag mit einer gut durchgeschlafenen Nacht loszuwerden.

Bevor ich ins Bett kroch, tat ich, was ich Ladan und Laleh versprochen hatte. Ich betete. Ich betete für sie, für die Operation, für mich selbst und die anderen im Operationsteam – dass Gott uns allen Weisheit, Ruhe und Frieden schenken, dass er im Operationssaal anwesend sein und dass sein Wille geschehen möge.

Es war nicht das erste Mal, dass ich für diesen Fall gebetet hatte.

Wie gesagt, hatte ich nicht nur ursprünglich Dr. Gohs Einladung abgelehnt, mich an dem Bijani-Fall zu beteiligen, ich hatte ihm sogar ganz von der Operation abgeraten. Einige Wochen danach hatte ich erfahren, dass den Zwillingen meine Einschätzung vorgelegt worden war – und sie hatten sich entschlossen, die Operation trotzdem durchführen zu lassen. Ein Team wurde zusammengestellt und Dr. Goh nahm erneut Kontakt mit mir auf. Würde ich es mir bitte noch einmal überlegen?

Wieder neigte ich dazu zu sagen: *Nein, wenn Sie unsinnigerweise damit weitermachen wollen, dann tun Sie es ohne mich. Ich will damit nichts zu tun haben.* Obwohl zwei von drei der Craniopagus-Operationen, an denen ich beteiligt gewesen war, erfolgreich verlaufen waren, sah diese hier einfach nicht gut aus.

Aber je länger ich darüber nachdachte, desto mehr fühlte sich meine Reaktion wie eine faule Ausrede an. Mir wurde klar, dass meine Entscheidung nicht mitzumachen, auf der Aussicht auf persönlichen Erfolg und eventuellen Erfolgschancen basierte – und das ist nicht die Art von Mensch, die ich bin oder sein will. Also betete ich: »Herr, wenn du wirklich willst, dass ich mitmache, dann tue ich es.«

Da die Bijani-Zwillinge entschlossen waren, diesen Schritt mit meiner Hilfe oder ohne sie zu tun, musste ich mich fragen: *Wenn die Sache wirklich schiefgeht, werde ich mich für den Rest meines Lebens fragen, was ich vielleicht hätte tun können um zu helfen?* Das wollte ich nicht. Da ich mehr Erfahrung mit Craniopagus-Zwillingen hatte als jeder andere Chirurg auf der Welt, wusste ich, dass es sehr wohl möglich war, dass ich helfen konnte.

Einer meiner Neurologenkollegen am Johns Hopkins, ein geschätzter Freund, kam zu mir, als er erfuhr, dass ich dabei war, meine Entscheidung zu überdenken. Er warnte mich: »Es könnte deinem Ruf schaden, wenn du dich an diesem Fall beteiligst, Ben. Es gibt keine sehr große Chance auf Erfolg. Du musst dir das wirklich sehr gut überlegen, bevor du dich darauf einlässt.«

Mein Freund war ernsthaft besorgt. Ich wusste das und verstand, was er mit dem Risiko in Bezug auf meinen professionellen Ruf meinte. Also dachte ich ernsthaft über seine Warnung nach … etwa zwei Sekunden lang. Es dauerte nur so lange, bis ich erkannte: *Mein Ruf sollte hier nicht das Thema sein.* Mein »Risiko« war unbedeutend im Vergleich zu dem hohen Risiko von Tod oder Behinderung, das die Zwillinge eingingen. Alle echten Risiken lagen bei ihnen.

Das war der Hauptfaktor bei meiner Entscheidung, ebenso wie die Erkenntnis, dass Gott mich mit bestimmten Fähigkeiten und Erfahrungen ausgestattet und mir zwei Menschen in den Weg gestellt hatte, die möglicherweise davon profitieren konnten. Ich musste mein Äußerstes geben, um zu sehen, ob für die Zwillinge etwas getan werden konnte.

Immer wenn ich in meinem Leben eine schwere Entscheidung treffen muss oder einer riskanten Situation gegenüberstehe (ob persönlich oder beruflich), kann mein ganzes Denken, meine Analyse, meine gesamte Planung auf vier einfache Fragen reduziert werden:

- Was ist das Beste, das passieren kann, wenn ich es tue?
- Was ist das Schlimmste, das passieren kann, wenn ich es tue?
- Was ist das Beste, das passieren kann, wenn ich es nicht tue?
- Was ist das Schlimmste, das passieren kann, wenn ich es nicht tue?

Wenn ich diese vier Fragen (die wir in Kapitel 9 und der zweiten Hälfte dieses Buches detaillierter besprechen werden) durchgearbeitet habe, habe ich normalerweise die Risiken gründlich genug analysiert, um eine fundierte Entscheidung zu treffen. Nach all meinem Nachdenken und Beten reduzierte sich meine Entscheidung also auf die Tatsache, dass ich mich verpflichtet fühlte, alles was ich konnte zu tun, um zu helfen. Sowie Ladan und Laleh ihre Entscheidung getroffen hatten, hatte ich eigentlich keine andere Wahl mehr. Deswegen war ich an diesem Wochenende des 4. Juli[2] um den halben Globus geflogen, um an einem Projekt teilzunehmen, von dem ich jetzt erwartete, dass es die meistpublizierte Operation an Craniopagus-Zwillingen in der Geschichte der Medizin wurde.

Während ich früh am Sonntagmorgen den OP, die Intensivstation und den Angiografieraum inspizierte, wurden die Zwillinge in einem Standard-Krankenhausbett zu ihren letzten präoperativen Untersuchungen gebracht. Sie grüßten herzlich jeden, an dem sie vorbeirollten – zuerst lächelten sie freundlich zur Begrüßung und verabschiedeten sich dann dankbar. Erneut von ihrem Mut beeindruckt, ging ich zu ihnen hinüber, nahm ihre Hände in meine und versprach, dass wir alles uns nur Mögliche für sie tun würden. Als sie mir dankten, spürte ich, dass Ladan und Laleh mit dem, was vor ihnen lag, Frieden geschlossen hatten.

Trotz der Ungewissheit, die ich verspürte, war ich mir wegen dieser ersten jemals versuchten Trennung von erwachsenen Craniopagus-Zwillingen ganz sicher. Anders als die siamesischen Zwillinge, bei denen ich zuvor operiert hatte – tatsächlich anders als alle meine pädiatrischen neurologischen Patienten –, waren die Bijanis in der Lage, ihre eigene »sachkundige Zustimmung« zu erteilen. Mehr noch, da sie beide Juristinnen waren, da die Ärzte seit Jahren versucht hatten, ihnen diesen Eingriff auszureden und da sie weiterhin entschieden dabei blieben, damit voranschreiten zu wollen, glaubte ich kaum, dass es je eine Operation gegeben hatte, die mit mehr »sachkundiger Zustimmung« stattfand.

Aber dieses Wissen, genau wie der Mut und der Optimismus

2 Amerikanischer Nationalfeiertag.

der Zwillinge, trösteten mich an diesem Morgen nur wenig. Nichts konnte etwas an der Tatsache ändern, dass diese Operation möglicherweise die herausforderndste und riskanteste in meiner mehr als 20-jährigen Karriere als Chirurg sein könnte.

Da die Zwillinge in den vergangenen Wochen über extreme Kopfschmerzen geklagt hatten, nahmen wir an, dass sie unter erhöhtem Schädeldruck litten. Wenn das der Fall war, dann sollte dieser durch eine Trennung nachlassen und den Gehirnen zusätzlicher Raum verschafft werden. Nur um ganz sicher zu sein, dass wir vor Beginn der Operation alle nötigen Informationen hatten, führten wir noch ein Angiogramm durch, um ein letztes Mal den Verlauf der Blutkreisläufe der Bijanis zu überprüfen.

Während einige hoch qualifizierte Neuroradiologen, die aus Frankreich eingeflogen worden waren, die Bilder auswerteten, wurden die Zwillinge nun in Narkose versetzt, ihre Köpfe rasiert und zwei kleine Löcher in den vorderen Teil der Schädel gebohrt, um die Überwachungsgeräte für den Schädeldruck einsetzen zu können. Die Messungen bestätigten unsere Vermutungen – der innere Schädelinnendruck war deutlich erhöht. Das Angiogramm jedoch bescherte uns keine Überraschungen.

Es war Zeit zu beginnen.

Bei Phase eins war ich nicht im OP. Stattdessen beobachtete ich die Vorgänge auf einem Fernsehmonitor in einem nahe gelegenen Raum, der als Konferenz-, Pausen- und Essensraum hergerichtet worden war. Ich verfolgte das Vorgehen der Gefäßchirurgen, die aus Ladans Oberschenkel eine große Vene entnahmen. Dieses Stück, etliche Zentimeter lang und fast so dick wie mein kleiner Finger, würde bald für den kritischsten Teil der gesamten Operation benötigt werden.

Es war tatsächlich der besorgniserregendste Aspekt im Fall der Bijanis, dass ein so großer Teil des Bluts, das durch ihre Gehirne strömte, durch eine einzige Vene an ihren Hinterköpfen abfloss. Jahre zuvor hatte eine Gruppe deutscher Ärzte, das erste Ärzteteam, das die Zwillinge untersucht hatte, den Eingriff allein schon aus diesem Grund für zu gefährlich befunden. Aber wegen der ermutigenden Fortschritte und technologischen Neuerungen im Bereich der Gefäßchirurgie hatte das Team um Dr. Goh entschieden, dass es möglich sei, die Blutkreisläufe zu trennen und umzuleiten, indem man die vorhandene Vene bei Laleh beibehielt und durch die Einpflanzung einer transplantierten Vene einen neuen Kreislauf für Ladan schuf. Solch ein Eingriff war noch nie zuvor durchgeführt worden, aber es schien machbar. Ein hochkarätiges neurovaskuläres Team aus Japan würde diesen heiklen Teil des Eingriffs angehen – aber nicht, bevor unser neurochirurgisches Team seinen ersten Einsatz im OP hatte.

Als das geschah, war es schon Sonntagnachmittag. Sobald die Chirurgen die Vene erfolgreich entfernt hatten – ein 20 Zentimeter langes Segment –, mussten sie das Bein schließen. Dann mussten die beiden Frauen für den Eingriff am Schädel neu positioniert, vorbereitet und abgedeckt werden. Allein diese Prozedur dauerte Stunden.

Anders als bei vielen Säuglingen, die ich operiert hatte, konnten erwachsene Patienten nicht einfach herumgedreht werden, um den Chirurgen einen besseren Zugang zu ermöglichen. Ladan und Laleh mussten auf einem maßgefertigten Operationstisch positioniert werden, der auseinandergezogen werden konnte, sobald wir sie getrennt hatten. Sie mussten auch auf Kissen hochgelegt und mit speziellen Klammern in einem Winkel von etwa 45 Grad festgehalten werden. Diese eine fixierte Position musste uns Chirurgen Zugang zum gesamten Operationsbereich ermöglichen – vom oberen und vorderen Teil der Köpfe, an den wir dadurch herankommen mussten, dass wir auf Hockern standen und uns von oben und der Seite her über sie beugten, bis zum unteren Teil der zusammengewachsenen Schädel, die wir nur sehen und erreichen konnten, indem wir auf den Hockern saßen, uns herunterbeugten und vom Tischende aus hochblickten.

Sobald wir die vorbereitenden Arbeiten beendet hatten, fingen die plastischen Chirurgen damit an, die Kopfhaut vom Schädel zu trennen und in großen Teilstücken zurückzuschlagen, die wir nach Beendigung des Eingriffs benutzen konnten, um die Wunden zu schließen. Das war ein weiterer bedeutender Unterschied zu den früheren Trennungsoperationen, die ich durchgeführt hatte. Wochen bevor man Babys trennt, führen plastische Chirurgen ballonähnliche Geräte zur Weitung der Kopfhaut ein, die sie langsam »aufblasen«, um die Kopfhaut zu dehnen und den Körper dazu zu zwingen, genug zusätzliche Haut wachsen zu lassen, um später die offenen Stellen an den Köpfen der Babys abdecken zu können. Bei den Bijanis war das alles nicht nötig. Weil sie beide erwachsen waren, würden wir von anderen Stellen an ihren Körpern genug Haut abnehmen können, um nach der Operation mögliche offene Stellen abzudecken.

Nachdem die plastischen Chirurgen den Knochen freigelegt hatten, zogen sie sich zurück und unser neurochirurgisches Team übernahm den mühsamen Prozess, ein Fenster im Knochen zu öffnen, das dem neurovaskulären Team Zugang zum Gehirn selbst verschaffen würde.

Sechs Neurochirurgen arbeiteten fast 24 Stunden lang in Schichten – meistens zwei gleichzeitig –, als wir einige unvorhergesehene Probleme entdeckten. Das größte Problem, das sich ergab, war die Stärke der Schädeldecke selbst. Natürlich hatten wir uns darauf eingestellt, dass die Schädeldecke von Erwachsenen viel härter und dicker zu durchtrennen ist als die von kleinen Kindern. Aber niemand war darauf vorbereitet, dass die hinten zusammengewachsene Stelle (am Ansatz der beiden Schädel) über die Jahre weiter verwachsen war, sodass der gesamte hintere Teil des Schädels, den sich die Zwillinge teilten, im wahrsten Sinne des Wortes so dick war wie ein Backstein – und sehr viel härter.

Daraus ergab sich die zweite Herausforderung: Die Lage dieses dicksten Teils des Schädels (tief am Hinterkopf, hinter und unter den Ohren) war für die Chirurgen am schwersten zugänglich. Mit den Patientinnen in einer aufgestützten und nach hinten abgewinkelten Lage mussten wir in einen sehr schmalen, dreieckigen Tunnel zwischen ihren überlappenden Schultern und Ohren greifen. Es war erschöpfend, muskelverkrampfend und nervenaufreibend, auf solch kleinem Raum mit unseren Hochgeschwindigkeitsbohrern und -sägen zu zielen, zu manövrieren und kontrolliert durch so viel Knochenmasse zu meißeln, zu schneiden und zu stanzen.

Die gesamte körperlich unbequeme und emotional anstrengende Prozedur wurde noch durch die schmerzliche Gewissheit verstärkt, dass sich genau hinter diesem Teil des unglaublich harten und dicken Schädels, den wir mit all unserer Kraft zu durchbohren und durchsägen versuchten, an den Knochen anliegend und auf den Gehirnen selbst aufliegend große Venenbögen befanden. Diese ausladenden Gefäßsysteme verlaufen durch die Schichten der Dura (das dünne, lederartige Material, das das Gehirn bedeckt) und unterstützen das Ableiten des normalen Blutflusses aus dem Organ. Ein Abrutschen der Säge, ein Durchstoßen des Bohraufsatzes um einen Millimeterbruchteil zu weit könnte das plötzliche und desaströse Ende des Eingriffs bedeuten, bevor wir überhaupt damit angefangen hatten, unsere Patienten zu trennen.

Das waren die Bedingungen, unter denen wir Stück für Stück ein 15 mal 15 Zentimeter großes Stück des stärksten Teiles des Schädels herausraspelten, -schliffen und -hobelten, um dem neurovaskulären Team Platz zu schaffen, damit sie sehen und ein genügend großes Stück erreichen konnten, um die neue Bypass-Vene für Ladan einzusetzen. Als diese Aufgabe endlich erledigt war, zog ich mich in den Pausenraum zurück, um den kritischen nächsten Schritt zu beobachten.

Ein renommierter japanischer Chirurg, Experte für Gefäßtransplantationen, begann in akribischer Feinarbeit damit, eines der Teile der Beinvene einzusetzen, die man am Morgen herausgenommen hatte. Die Stunden vergingen und alles schien so zu verlaufen wie geplant. Als er fertig war und das umgeleitete Blut durch den Bypass floss, herrschte Hochstimmung in der gesamten chirurgischen Abteilung vom *Raffles Hospital*. Jede der Frauen hatte jetzt einen funktionierenden Kreislauf. Wir dachten, wir hätten die größte Gefahr überwunden; die besorgniserregende und unheilvolle gemeinsame Gefäßstruktur schien kein Problem mehr darzustellen.

Aber das sollte sich als Irrtum erweisen.

Mehr als einen Tag lang waren die Gedanken und Gebete und Energie der 125 Mitglieder unseres medizinischen Teams so sehr auf den überfüllten Operationssaal konzentriert, dass der Rest der Welt zu verschwinden schien. Es war leicht zu vergessen, dass ein überraschend großer Anteil der Aufmerksamkeit der Weltöffentlichkeit auf unsere Bemühungen konzentriert war. Eine Armee von Reportern versammelte sich in und um das Krankenhaus und die Geschichte der Bijani-Zwillinge ging in den Schlagzeilen der Presse um die Welt.

In der Montagsausgabe der *China Daily* war die Hauptschlagzeile »Operation von iranischen siamesischen Zwillingen beginnt in Singapur«, und der Artikel, der seine Informationen von verschiedenen Presseagenturen bezog, führte aus: »Am Sonntag begann eine nie da gewesene, höchst riskante Operation zur Trennung von erwachsenen Zwillingsschwestern, die am Kopf zusammengewachsen sind ... Die Juristinnen Laleh und Ladan Bijani, 29, haben seit November Tests und Beratungen durchlaufen und sagen, dass sie bereit sind, den Tod zu riskieren, um eine Chance zu bekommen, voneinander getrennt weiterzuleben.«

Der Artikel berichtete, dass erwartet wurde, die Operation unter der Führung von Dr. Goh werde mindestens 48 Stunden dauern. Er lieferte einige Hintergrundinformationen über siamesische Zwillinge und führte Dr. Gohs Erfolg bei der Trennung der elf Monate alten nepalesischen Zwillinge Jamuna und Ganga Shrestha in einer viertägigen Operation zwei Jahre zuvor an. Der Artikel nannte auch die hauptsächlich beteiligten Chirurgen: »Goh wird von Dr. Walter Tan, einem plastischen Chirurgen, und Dr. Ben Carson, Direktor der pädiatrischen Neurochirurgie am Johns Hopkins in Baltimore, unterstützt.« Der Artikel berichtete von meiner Erfahrung bei der Trennung von siamesischen Zwillingen und brachte auch ein Zitat eines unserer Chirurgen im Team, dem französischen Radiologen Pierre Lasjaunias vom *Center Hospitalier de Bicetre,* der am Tag vor der Operation hatte verlauten lassen, seiner Meinung nach seien »alle Schritte« unternommen worden, um die Sicherheit der Zwillinge zu gewährleisten. »Der größte

Umfang an Sicherheit, der erreicht werden konnte, ist erreicht worden«, sagte er. »Nun muss die Reise weitergehen.«

Am Ende beschwor der Artikel das Schreckgespenst der Kontroverse über solche Art von Chirurgie. Er zitierte den Leiter für medizinische Ethik am *Imperial College* in London, Dr. Richard Ashcroft, der die Meinung äußerte, der Entschluss, mit der Operation voranzugehen, sei eine kontroverse Entscheidung, weil die Zwillinge ohne diese Operation nicht in unmittelbarer Lebensgefahr schwebten. »Es ist ein echtes moralisches Dilemma«, sagte Dr. Ashcroft, »und wo man ein Dilemma hat, werden Menschen unterschiedliche Entscheidungen treffen, weil es keine eindeutige Antwort gibt, was die richtige Vorgehensweise ist.«

Bevor unser neurochirurgisches Team mit der nächsten Phase der Operation beginnen konnte, gab es eine Krise. Ein Blutgerinnsel blockierte Ladans Venentransplantat und das Blut wurde nicht mehr auf dem neuen Weg abgeleitet. Besorgt, dass eine solch große Blockade einen schweren Schlaganfall verursachen oder den Blutdruck der Patientin in die Höhe schießen lassen konnte, und auch in dem Wissen, dass jeder größere Blutverlust irreparablen Schaden am betroffenen Hirngewebe verursachen konnte, arbeitete das Gefäßchirurgieteam verzweifelt daran, die Blockade aufzulösen und den normalen Blutfluss durch die transplantierte Vene wiederherzustellen.

Wieder begannen die Neurochirurgen mit ihrer Arbeit. Aber dann verhärtete sich die Vene und verstopfte ein zweites Mal, als ein weiteres Blutgerinnsel die neu eingesetzte Ablaufvene blockierte. Was war los?

Alarmiert und besorgt, der wichtigste Schritt der ganzen Operation könnte ein unerklärlicher Fehlschlag sein, studierte ich den Bypass eingehend und tastete das freigelegte Hirngewebe ab. Trotz der offensichtlichen Blockade behielt der ganze Bereich des Gehirns, den ich sehen konnte, seine gesunde rosa Farbe. Offensichtlich erhielt er weiterhin Sauerstoff. Das Hirngewebe selbst pulsierte und blieb flexibel und weich – ohne Schwellung oder

Verhärtung, was den gefährlichen Druckaufbau, den man bei einer solchen Blockade erwarten würde, anzeigt. Erstaunlicherweise blieben die Lebenszeichen beider Frauen stabil.

Rasch teilte ich Dr. Goh und den anderen Ärzten meine Beobachtungen mit. »Die Blutbahnen haben sich offensichtlich verändert. Das Blut hat sich einen anderen Weg gesucht. Wir haben keine Ahnung wohin. Die Patientinnen sind stabil. Dies wäre vielleicht ein guter Zeitpunkt, eine Pause zu machen und unsere Strategie zu überdenken.«

Dr. Goh erklärte sich damit einverstanden, dass wir uns ein paar Minuten nahmen, um die Diskussion außerhalb des OPs weiterzuführen. Also folgte ich ihm und dem Verwaltungsvorsitzenden des *Raffles Hospital*, Dr. Loo Choon Yong, hinaus in einen angrenzenden Korridor.

»Die Lage hat sich offensichtlich verändert – drastisch verändert«, argumentierte ich. »Das Blut hat einen anderen Abfluss gefunden und sich einen anderen Weg dorthin gebahnt. Das bedeutet, dass wir nicht mehr wissen, was wir tun, weil wir nicht wissen, was in den Gehirnen der Frauen vorgeht. Es scheint ihnen gut zu gehen. Alles ist zurzeit stabil. Aber meine Empfehlung wäre, dass wir hier aufhören, die Patientinnen wieder schließen und sie auf die Intensivstation bringen.

»Wenn wir ein paar Wochen warten, bevor wir wieder hineingehen«, fuhr ich fort, »könnten die neuen Blutbahnen die Zeit haben, sich zu entwickeln und stärker zu werden. Wir können mehr Aufnahmen machen und die Chance nutzen, die neue Gefäßstruktur zu untersuchen. Die Frauen würden die Chance haben, wieder zu Kräften zu kommen und das, was wir bis jetzt gemacht haben, kann verheilen. Das medizinische Team ist jetzt schon erschöpft. Wir könnten dann später neu anfangen und erfrischt weitermachen.«

Dr. Goh stimmte dem zu. Er sagte, meine Empfehlung sei zu einem gewissen Grad sinnvoll, aber sein Chef, der Verwaltungschef, deutete an, dass das vielleicht nicht möglich sei. Das war der Augenblick, in dem er mir erzählte (das Erste, was ich davon hörte), dass die Bijanis darauf bestanden hatten, dass er und Dr. Goh versprachen, es würde kein Zurück mehr geben, sobald die Operation angefangen hatte – egal was passierte!

»Aber die Dinge haben sich grundlegend verändert!«, argumentierte ich. Es gab für mich keinen Zweifel daran, dass unsere beste Chance – und die der Bijanis – für ein positives Ergebnis darin lag, die Operation zu unterbrechen und zu versuchen herauszubekommen, was passiert war.

Die jungen Gehirne der Säuglinge, die ich in vorherigen Operationen getrennt hatte, hatten spontan neue und extrem unterschiedliche Blutbahnen geformt. Das hatte mich nie besonders überrascht, weil die unreifen Gehirne von Säuglingen und sogar von älteren Kindern eine erstaunliche Anpassungsfähigkeit aufweisen. Tatsächlich hatte ich schon im Jahr 2001, als Dr. Goh mich vor der Operation der nepalesischen Zwillinge konsultierte, betont, wie wichtig es ist, diese Dinge langsam genug anzugehen, damit man den parallelen Blutbahnen erlaubt, sich auf natürliche Weise zu entwickeln und zu festigen. Er hatte sich damals meinen Rat offensichtlich zu Herzen genommen, denn die erfolgreiche Operation zur Trennung der nepalesischen Zwillinge hatte über 96 Stunden gedauert.

»Sicherlich gibt es eine Möglichkeit für uns, jetzt zu unterbrechen«, fuhr ich fort. »Dann könnten wir die Situation neu studieren, die Köpfe der Patientinnen mit Platten und Schrauben stabilisieren und es mit dem Wissen über die neuen Blutbahnen neu angehen. Wir bräuchten für den erneuten Eingriff längst nicht so viel Zeit. Und außerdem wüssten wir besser, was wir tun, was unsere Chancen auf Erfolg erhöhen würde!«

»Ich verstehe Ihr Versprechen an die Patienten«, fügte ich am Ende hinzu, »aber es muss doch jemanden geben, mit dem wir sprechen können, eine Chance, dass sie nachgeben ...«

Dr. Loo blickte von mir zu Dr. Goh, bevor er in einem zweifelnden Tonfall antwortete. »Ich müsste mit dem bestellten Vormund der Zwillinge sprechen. Wir könnten mit dieser neuen Information versuchen, sie zu überreden, die Vorgabe der Bijanis aufzuheben.«

Dr. Goh und ich folgten Dr. Loo schnell den Korridor hinunter. Wir standen beobachtend und wartend etwas abseits, während er leise mit einer iranischen Dame mittleren Alters sprach, der Ladan und Laleh die rechtliche Vormundschaft übertragen hatten. Die Frau hörte aufmerksam zu und schien Fragen zu stellen. Aber dann schüttelte sie den Kopf, bevor sie eine offenbar eindringliche und emotionale Erwiderung gab.

Dr. Loo nickte, sagte ihr noch etwas und wandte sich dann ab, um zu uns herüberzukommen und uns die letztendliche Entscheidung mitzuteilen. Der Vormund hatte gesagt, sie verstehe, dass sich die Dinge geändert hätten, aber Ladan und Laleh hatten sie versprechen lassen, wie sie auch die Ärzte hatten versprechen lassen, dass die Operation weitergehen würde, egal was passierte. Sie waren in dieser Hinsicht sehr deutlich gewesen – sie würden getrennt voneinander aufwachen oder überhaupt nicht. Das Versprechen war gegeben worden und der Vormund bestand darauf, dass sie es nicht rückgängig machen konnte. Sie weigerte sich, uns die Erlaubnis zur Unterbrechung zu geben; der Eingriff musste weitergehen.

Mir sank der Mut. Erst an diesem Punkt erfasste ich einen weiteren bedeutenden Unterschied zwischen dem Bijani-Fall und früheren Trennungsoperationen, an denen ich teilgenommen hatte. In diesem Fall lag die letztendliche Entscheidung nicht bei mir. Egal wie stark meine Überzeugungen oder professionellen Einschätzungen waren, Dr. Goh und Dr. Loo trugen die Verantwortung. Ich war nur ein Mitglied ihres Teams, eine Person, auf die sie sich verlassen können mussten, egal wie ich über die Entscheidung weiterzumachen dachte.

Die Operation dauerte schon 32 Stunden. Die Würfel waren gefallen. Das Ende war noch nicht in Sicht, aber wir würden nicht umkehren.

Die nächsten Stunden verbrachten wir damit, einen zweieinhalb Zentimeter breiten Kanal durch den Knochen um den Rand unseres Operationsbereichs zu bohren und zu sägen, um die beiden Schädel an der Verbindungsstelle zu trennen. Effektiv mussten wir uns ganz um einen großen Ring herumarbeiten, der etwa den Durchmesser eines durchschnittlichen Kopfes hatte. Um das zu tun, mussten wir wieder von allen Seiten hineingreifen, um die beiden Frauen auseinanderzuschneiden, Zentimeter für Zentimeter. Aber auch als die beiden Schädel fast komplett getrennt waren, waren wir noch lange nicht fertig.

Ladan und Laleh teilten sich keine Schädelstruktur oder Hirngewebe; jedes ihrer Organe war eigenständig und vollständig. Da sich aber die Gehirne im Lauf ihres Lebens vergrößert hatten und zusammengedrückt worden waren, waren sie in großen Teilen zusammengewachsen – als ob jemand Sekundenkleber auf die Oberfläche ihrer Gehirne verteilt, sie stark zusammengedrückt und 29 Jahre hätte trocknen lassen.

Es gab keinen freien Bereich. Etwa 650 Quadratzentimeter Gehirnoberfläche waren so sehr verwachsen, dass wir sie mit größter Vorsicht Millimeter für Millimeter auseinanderziehen mussten, damit wir das Gewebe nicht zerrissen und keines der Blutgefäße auf der Oberfläche losriss, die über die Jahre wie Tentakel gewachsen waren und sich verwoben hatten.

In dieser Phase arbeiteten alle sechs Neurochirurgen fast die ganze Zeit gleichzeitig, zwei auf hohen Hockern über uns, die an der vorderen Seite der Gehirne arbeiteten, zwei, die an den Teilen der Gehirne arbeiten, an die sie seitwärts stehend herankamen, und zwei, die auf Hockern unter ihnen saßen, sodass sie die Gehirnteile hinten und am Ansatz der Schädel sehen konnten.

Leise klassische Musik floss durch den Operationssaal, während wir stundenlang weitermachten – sachte die Gehirne auseinanderhoben und zogen, vorsichtig die äußeren Lagen des aneinanderhaftenden Gewebes durchtrennten, behutsam die kleinen Blutgefäße durchschnitten und dann klammerten oder verödeten. Der Fortschritt, wenn auch mühsam, war beständig. Alles schien immer noch unter Kontrolle. Trotz der vergehenden Stunden und der unglaublichen Erschöpfung, die unsere Körper überkam, begann unsere Stimmung sich zu heben, zu fliegen.

Langsam aber sicher trennten wir die Gehirne von Ladan und Laleh.

Meine Hände und Finger begannen zu verkrampfen und ich konnte spüren, wie sich die Muskeln in meinem Rücken und meinen Schultern versteiften. Aber als die Operation auf die 50-Stunden-Marke zuging, konnte ich ein verheißungsvolles Licht am Ende des Tunnels erkennen – ein tatsächlich frohes Ende für zwei besondere und tapfere junge Frauen.

Wir hatten einige Gefäße opfern müssen, aber die Patientinnen waren noch stabil. Wir hatten etwa 90 Prozent der Gehirnoberfläche getrennt. Einige der letzten Teile, die noch abgeklemmt und getrennt werden mussten, lagen an den am schwersten zu erreichenden Stellen – hinten, zwischen den Ohren, in der Nähe der Stelle, an der wir noch ein Stück zusammengewachsenen Knochen gelassen hatten, um die Ansätze ihrer Schädel zu stabilisieren und die Frauen zusammenzuhalten.

Unglücklicherweise war der schwierige Winkel nicht das einzige Problem, auf das wir hier stießen.

Wir entdeckten, wo das ganze Blut hingekommen war. Jedes Mal, wenn wir ein blutendes Gefäß in diesem Bereich abklemmten, entstand eine Blutung.

Ich konnte nicht umhin zu denken, dass, hätten wir die Operation früher beendet, das ganze Blut möglicherweise andere Abflusswege gefunden hätte, statt sich an der Schädelbasis zu sammeln und Druck aufzubauen. Wie auch immer, die nächsten zwei Stunden lang kämpften wir wie wild darum, einfach nur die Blutung aufzuhalten. Es gelang uns, eine Blutungsquelle nach der anderen zu lokalisieren und zu kontrollieren – bis es so aussah, als ob wir aufholten und vielleicht tatsächlich den Kampf gewinnen würden.

Aber ungefähr zu dem Zeitpunkt meldete der Anästhesist, dass Ladan einen Herzstillstand erlitten hatte. Ich war frustriert: Es war ohne Vorwarnung geschehen. Es schien unmöglich, dass sie einen solch kritischen Punkt erreichen konnte ohne vorherige Anzeichen für eine Verschlechterung ihres Zustands.

Bei einer solch überstürzten Entwicklung hatten wir nur wenige Möglichkeiten. Glücklicherweise waren wir dem Ende des Eingriffs so nah, dass es sinnvoll war, schnell das verbleibende

Gewebe abzuklemmen und das letzte Stückchen Knochen zu durchtrennen. Das taten wir also – wir brauchten weniger als fünf Minuten, um die Zwillinge endgültig zu trennen. Dann konnte die Spezialanfertigung des OP-Tisches ausgehakt und auseinandergeschoben werden, sodass wir unabhängig voneinander an jeder Frau individuell arbeiten konnten.

Dr. Goh und ich kämpften gegen Lalehs weitere Blutungen an, während das andere Team verzweifelt versuchte, ihre Schwester zu reanimieren. Einige Ärzte führten an Ladan eine Herz-Lungen-Reanimation durch. Andere versuchten, die Blutungen an ihrem Kopf zu stillen. Sie taten 30 Minuten lang alles, was nur möglich war, bevor sie endlich zugeben mussten, dass ihre Bemühungen umsonst waren.

Ladan starb am Dienstag um 14.30 Uhr.

Trauer legte sich über eine Seite des Operationssaals.

Aber die von uns, die noch an Laleh arbeiteten, hatten keine Zeit zu trauern. Die meisten Neurochirurgen entwickeln die Fähigkeit, schlechte Ereignisse zu isolieren. Das müssen wir. Wenn man über das, was gerade passiert ist, negativ denkt, ist man nicht in der Lage, sich auf das zu konzentrieren, was als Nächstes geschehen muss.

Wir befanden uns mit Lalehs Blutungen in einem weiteren Kampf um Leben und Tod. Wir konnten sehen, woher sie kamen, also machten wir in dem Bereich eine Tamponade – legten Wattebällchen darauf –, während wir versuchten, den Ansatz des Gefäßes zu finden, um es zu veröden. Aber kaum brachten wir einen Bereich unter Kontrolle, sprudelte plötzlich woanders eine kleine Fontäne Blut hoch. Es gab jetzt so viel Druck im System, dass das Blut förmlich nach Ausbruchsstellen suchte.

Dreißig Minuten verflogen. Eine Stunde. Wir arbeiteten fieberhaft, kämpften, um nicht noch eine Schlacht zu verlieren. Schließlich, gerade als wir hofften, genug geschafft zu haben, um Lalehs Blutungen unter Kontrolle zu bekommen, bekam auch sie einen Herzstillstand. Neunzig Minuten nach ihrer Zwillingsschwester verstarb Laleh Bijani ebenfalls an unkontrollierbarem Blutverlust.

Im OP verstummte die Musik. Eine düstere Taubheit durchdrang unser gesamtes medizinisches Team. Tränen flossen. Nach 53 Stunden, unterbrochen von nur drei oder vier einstündigen Nickerchen, war ich nicht sicher, welches Gefühl eher vorherrschte, meine Trauer oder meine Müdigkeit. Ich wusste nur, dass es ein schreckliches Gefühl war, das ich nie wieder spüren wollte.

3

Wann *ist* es das Risiko wert?

Erst am nächsten Tag bekam ich eine Ahnung von der weltweiten Faszination an den Bijani-Zwillingen und ihrem Streben nach einem voneinander unabhängigen Leben. Reporter und Nachrichtenteams aus der ganzen Welt drängten sich in der Pressekonferenz im *Raffles Hospital.* Der überwiegende Anteil der an der Operation beteiligten Ärzte war anwesend und stand dem Auflauf von Reportern hinter ihren Kameras und einem Meer von Mikrofonen gegenüber.

An mich wurde nur eine Handvoll Fragen gerichtet. Ich beschrieb kurz meine Motivationen, mich auf so eine gefährliche Prozedur einzulassen, meine Erwartungen bei Beginn der Operation, meine Rolle im OP und meine Reaktion auf den Verlust unserer Patientinnen. Dr. Goh beantwortete mit Unterstützung von Dr. Loo, dem Vorstand und Verwaltungsvorsitzenden des *Raffles Hospital,* die meisten Fragen.

Der Tenor der ausführlichen Frage-und-Antwort-Stunde wurde in dem zusammenfassenden Artikel in der *China Daily* unter dem Titel »Iranische Zwillinge sterben bei Trennungsoperation« wiedergegeben:

Nach 50 zermürbenden Stunden in einem noch nie zuvor versuchten operativen Eingriff, am Kopf zusammengewachsene Zwillinge zu trennen, sank Dr. Keith Goh das Herz. Er arbeitete am Dienstag fieberhaft, um Laleh Bijani zu retten, die in dem Moment, in dem die Chirurgen den letzten sie von ihrer Schwester trennenden Schnitt machten, stark zu bluten begann … Dann warf Goh einen Blick hinüber auf Ladan. Sie verlor sogar noch schneller Blut. Die 29-jährigen Zwillinge starben kurz darauf, Ladan um 14.30 Uhr und Laleh 90 Minuten danach. Beide waren noch unter Narkose …

In ihrer Heimat schrien die Iraner schockiert auf oder weinten, als das Staatsfernsehen den Tod der Zwillinge bekannt gab, die aus einer armen Familie stammten und die Weltöffentlichkeit berührt hatten mit ihrer Entschlossenheit, ein Leben getrennt voneinander zu führen – und einander von Angesicht zu Angesicht und nicht nur im Spiegel sehen zu können.

Der Artikel beschrieb die Trauer der Familie im Iran, während diplomatische Vorbereitungen getroffen wurden, die toten Körper – in getrennten Särgen – zur Beerdigung nach Hause zu transportieren. Im Wesentlichen auf die Erklärungen Dr. Gohs gestützt, fasste der Artikel die Probleme zusammen, die bei der Operation entstanden waren, und berichtete, wie die unerwarteten und unvorhersehbaren Veränderungen in den Blutbahnen zum Tod der Frauen geführt hatten. Der Artikel erwähnte sogar das Dilemma, das uns in der 32. Stunde der Operation zusetzte, aufzuhören und die Bijanis noch verbunden zu lassen oder, wie Dr. Loo in der Pressekonferenz sagte, »mit der Endphase der Operation weiterzumachen, von der wir wussten, dass sie sehr, sehr riskant war«. Dr. Loo erklärte: »Das Team wollte noch einmal wissen, ›Was sind die Wünsche von Ladan und Laleh?‹ Es wurde uns gesagt, dass Ladan und Laleh unter allen Umständen getrennt werden wollten.«

Dr. Goh versicherte der anwesenden Presse, dass alle, einschließlich der Zwillinge, sich der Risiken bewusst gewesen waren. Er hatte sogar versucht, es ihnen auszureden. Jetzt, wo beide gestorben waren, erwartete er, dass man infrage stellen würde, ob es klug gewesen war, den Eingriff überhaupt zu versuchen. »Die Entscheidung, die Operation durchzuführen die so schwierig erschien, war sehr schwer zu treffen«, gab er zu. »Nachdem wir gesehen hatten, was diese Frauen in ihren 29 Lebensjahren erlitten hatten, entschieden ich und viele andere renommierte Experten uns dazu, unsere Zeit und Fähigkeiten in dem Versuch einzusetzen, diesen Frauen ein gewisses Maß annehmbares, normales Leben zu geben.«

Zur Unterstützung meines Kollegen sagte ich der Presse: »Das waren Frauen, die absolut entschlossen waren getrennt zu werden. Ich fühlte mich gezwungen, mich zu beteiligen, weil ich sichergehen wollte, dass sie die besten Chancen erhalten.«

Dr. Loo erklärte, die präoperativen Tests hätten gezeigt, dass der Schädelinnendruck doppelt so hoch war, wie er hätte sein sollen: »Die logische Schlussfolgerung war, dass die Zwillinge früher oder später Schwierigkeiten bekommen hätten, wenn nichts getan worden wäre«, sagte er.

Nach der Pressekonferenz und einem Post-mortem-Nachgespräch mit Dr. Goh und einigen Ärzten des Operationsteams fuhr ich zum Flughafen. Es waren nur vier Tage vergangen, seit ich in Singapur angekommen war. Es kam mir viel länger vor. Dasselbe galt für den langen, traurigen Flug nach Hause.

Trotzdem war ich jetzt längst nicht so entmutigt wie im Jahr 1994 nach dem Tod der südafrikanischen Makwaeba-Zwillinge beim Versuch sie zu trennen. Erst nachdem wir die Säuglinge getrennt hatten, entdeckten wir, dass nur eine von beiden eine ausreichende Herzfunktion hatte, um zu überleben, und sie war auf die Nierenfunktion ihrer schwächeren Schwester angewiesen gewesen. Ihre Gesundheit war so schnell verfallen, dass die Trennung ihre einzige Hoffnung zum Überleben schien, aber als wir sie getrennt hatten, besaß keine der beiden die körperlichen Ressourcen, um alleine zu überleben. Mit oder ohne Operation hatten sie nur eine geringe Chance zu überleben.

Nach der Operation an den Makwaeba-Zwillingen stellte ich Gott viele Fragen nach dem Warum.

Warum hast du zugelassen, dass ich in eine Situation verwickelt wurde, in der es nie eine Chance auf Erfolg gab?

Gab es irgendetwas, was wir noch hätten tun können, um ein positives Ergebnis zu erzielen?

Warum solltest du uns solch eine Gelegenheit geben, nur um uns versagen zu lassen?

Lange Zeit erhielt ich keine Antworten. Der ganze unglückliche Vorfall ergab keinen Sinn.

Dann wurde ich drei Jahre später wieder nach Südafrika eingeladen, in das gleiche Krankenhaus, um mit dem überwiegend gleichen medizinischen Team die Banda-Zwillinge zu operieren. Bevor dieses Ereignis zu Ende ging – die bis dahin erfolgreichste Trennung von Craniopagus-Zwillingen in der Geschichte –, wurde mir klar, dass wir niemals solch ein positives Ergebnis erzielt hätten ohne die Erfahrungen, die wir durch den Schmerz und die Enttäuschung unseres früheren »Versagens« bei den Makwaebas gemacht hatten.

Deswegen hatte ich während meines Rückfluges nach dem Bijani-Fall eine andere Einstellung. Ich hatte vielleicht ein tieferes Gefühl der Trauer über den Verlust von Ladan und Laleh, wenn auch nur, weil ich mit ihnen als Erwachsenen umgehen konnte und sie persönlich kennengelernt hatte. Wieder hatte ich einige unbeantwortete Fragen nach dem Warum. Aber ich hatte in den letzten neun oder zehn Jahren einige wichtige Dinge gelernt. Ich hatte jetzt nicht nur genug Glauben, um darauf zu vertrauen, dass es Antworten gab, sondern auch, um mir sicher zu sein, dass die Antworten zu einem zukünftigen Zeitpunkt klar werden würden.

Wir hatten schon einige überraschende und ermutigende neue Erkenntnisse über das erstaunliche Potenzial des menschlichen Gehirns gesammelt. Die spontanen Veränderungen im Blutkreislauf, die wir bei den Bijanis beobachtet hatten, hätten uns bei Säuglingen nicht überrascht, aber der Grad ihrer Anpassungsfähigkeit war bei erwachsenen Gehirnen nicht nur unerwartet, sondern auch ohne jeden Präzedenzfall. Das war eine Lektion, die uns gute Dienste leisten würde, sollten wir jemals wieder Gelegenheit haben, an älteren Zwillingen zu operieren. Ich war zuversichtlich, dass aus diesem weiteren schwierigen und enttäuschenden Fall etwas Gutes entstehen würde.

Vorerst jedoch brauchte ich dringend ein paar lange Nächte Schlaf – obwohl das würde warten müssen. An dem Tag, an dem ich nach Baltimore zurückkehrte, wollte eine so große Anzahl von Medienvertretern mit mir sprechen, dass die Mitarbeiter der Abteilung Öffentlichkeitsarbeit am Johns Hopkins eine persönliche Pressekonferenz ansetzten. Das Letzte, was ich zu diesem Zeitpunkt wollte, war, einem weiteren Raum voller Reporter gegenüberzustehen, aber mir war klar geworden, dass der Fall der Bijani-Zwillinge weltweite Anteilnahme ausgelöst hatte. Ich wusste, dass man mich bedrängen würde, bis ich einige Fragen über meine Rolle dabei beantwortet hatte. Also stimmte ich zu, eine große Pressekonferenz abzuhalten – in der alle fragen durften, was sie wollten –, sodass wir alle weitermachen konnten. Es schien eine gute Idee zu sein. So war es, und es funktionierte.

An jenem Freitagnachmittag stand ich einer großen Gruppe von Reportern der regionalen und nationalen Fernsehnachrichtensender und Zeitungen gegenüber und gab ein Exklusivinterview bei der Sendung *Nightline* des Senders ABC. Zuerst konzentrierten sich die Fragen auf meine Entscheidung, mich an dem Bijani-Fall zu beteiligen. War es klug gewesen, eine solch gefährliche und noch nie da gewesene Operation an zwei scheinbar gesunden Patientinnen durchzuführen? Warum war die Entscheidung getroffen worden, weiterzumachen statt aufzuhören, als wir mit unvorhergesehenen Entwicklungen konfrontiert waren? War ich der Meinung, das tragische Ende hätte vermieden werden können?

Ich denke, die Fragen hätten feindselig werden können, aber ich versuchte zu vermeiden, in die Defensive zu gehen. Ich erzählte einfach die Wahrheit – über meine eigene Begegnung mit Ladan und Laleh; über ihre Gefühle; über meine Gefühle und Gedanken vor, während und nach der Operation; was die Ärzte taten und was in jeder Phase der Operation geschehen war. Ich erzählte, dass die Familienfreundin und rechtliche Vertreterin beharrlich dabei blieb, dass der Eingriff weitergehen sollte. Ich erwähnte auch meine Reaktion, als ich an diesem so kritischen Punkt erfuhr, dass auch die Ärzte versprochen hatten, die Operation würde, egal was da komme, zu Ende geführt werden. »Zu dem Zeitpunkt«, sagte ich, »habe ich mich zugegebenermaßen wie ein Mann gefühlt, der sich ohne Gewehr in einen dunklen Dschungel begibt, um einen hungrigen Tiger aufzuspüren.«

Ich beschrieb, wie die transplantierte Vene immer wieder verstopfte, aber das Hirngewebe weich blieb, was darauf hindeutete, dass das Blut auf anderen Wegen weiter zirkulierte. Doch weil wir nicht genau wussten, wie oder wo das Blut floss, hatte ich vorgeschlagen, die Operation zu unterbrechen, um zu untersuchen was geschah, und den Operationsplan entsprechend anzupassen.

Ich erklärte, wie wir schließlich das Blut fanden, das durch die dünne Hülle des Gehirns, Dura genannt, geflossen war, die im Fall der Zwillinge am Ansatz der Schädel durch das Blut etwa zehnmal so dick angeschwollen war, wie sie hätte sein sollen, und wie, als wir den Rest der Dura auseinanderzuschneiden versuchten, das Resultat eine unkontrollierte Blutung war, die zum Tod der beiden jungen Frauen führte.

Ich gab zu, dass unser medizinisches Team immer noch nicht wusste, warum das Blut durch die Dura geflossen war statt durch die neue Vene, aber dass, sollte ich in der Zukunft eine ähnliche Operation durchführen, diese Erfahrung mit Ladan und Laleh mich gelehrt hatte, dass der Eingriff in zwei oder mehr Phasen mit mehreren Wochen Abstand durchgeführt werden sollte. Das würde den neuen Gefäßbahnen Zeit geben sich zu entwickeln und den Ärzten erlauben zu verstehen, was getan werden musste, um das Blut in kontrollierbaren Kanälen zu halten.

Nach meinen Gefühlen zum »Fehlschlag« der Operation gefragt, bekannte ich meinen Respekt und meine Zuneigung den Bijani-Zwillingen gegenüber und meine große Trauer über ihren Tod. Aber ich fügte auch hinzu: »Es ist nur ein Fehlschlag, wenn man nichts daraus lernt. Thomas Edison sagte, dass er 9 999 Wege kannte, wie eine Glühbirne *nicht* funktioniert; und doch haben wir heute elektrisches Licht. Ich glaube, dass der Tag kommen wird, an dem Zwillinge wie diese ein normales Leben und eine sichere Trennung werden haben können. Und ich glaube, Ladan und Laleh haben einen wesentlichen Beitrag für die Menschen in der Zukunft geleistet, die das werden genießen können, was diese jungen Frauen angestrebt haben.«

Ich versicherte meinen Zuhörern, dass die beiden Schwestern sich in vollem Umfang der Risiken bewusst gewesen waren. Sie wussten, dass die Chancen 50 zu 50 standen. Trotzdem waren sie entschlossen und unbeirrt in ihrer Überzeugung, der Tod sei dem Leben mit zusammengewachsenen Köpfen vorzuziehen.

Mehr als einmal äußerte ich meinen großen Respekt vor dem Mut der Zwillinge. »Sie waren vor der Operation erstaunlich fröhlich und optimistisch. Sie wussten, sie würden entweder getrennt daraus hervorgehen oder sie würden wahrscheinlich nicht mehr leiden – und das machte sie glücklich.«

Als wir zum Ende kamen, dachte ich, wir hätten den größten Teil der Hauptthemen abgearbeitet, und die Fragesteller schienen zufrieden. Zumindest hatte sich der Tonfall ihrer Fragen geändert – von Nachfragen, die versuchten, meine Motivation infrage zu stellen oder verurteilende Bemerkungen über die Sinnhaftigkeit der Operation herauszukitzeln, zu akzeptierenden, neugierigen, sogar respektvollen Fragen mit dem Ziel, die Umstände des Falles besser zu verstehen. Jetzt lag der Blick auf der Geschichte von zwei erstaunlich mutigen jungen Frauen und ihrer Suche nach Freiheit und Unabhängigkeit.

Das anhaltende Niveau an Interesse für die Bijani-Zwillinge erstaunte mich. Meine Pressekonferenz und die Kommentare in *Nightline* wurden auf der ganzen Welt aufgenommen, wie man an dem Folgebericht aus dem Iran einige Tage später erkennen kann:

Lohrasb, Iran – Die iranischen Zwillinge Ladan und Laleh Bijani wurden am Samstag Seite an Seite, aber in verschiedenen Gräbern, beigesetzt. Tausende trauerten um die siamesischen Zwillinge, deren Entschlossenheit, ihr Leben getrennt zu führen, Menschen in aller Welt berührt hat.

Die Trauernden säumten die Hügel und schlugen sich an die Brust, als ein muslimischer Geistlicher Verse aus dem Koran vorlas und die Körper zum Friedhof in der Nähe des aus Lehmziegeln erbauten Elternhauses der beiden in einem abgeschiedenen Tal im Süden des Irans getragen wurden.

Die Schwestern wurden am Kopf zusammengewachsen geboren und starben am Dienstag im Operationssaal in Singapur in der letzten Phase eines langen und riskanten Versuchs, sie zu trennen …

Dr. Ben Carson sagte, … [er und die anderen Mitglieder] des Ärzteteams, das die Frauen operierte, »gaben sich große Mühe«, es ihnen im Vorfeld auszureden … »Sie konnten absolut nicht überredet werden«, sagte Carson, Direktor der pädiatrischen Neurochirurgie am Johns Hopkins University Hospital in Baltimore, in einem Fernsehinterview. »Ich glaube, hätten sie noch eine Minute vor Beginn der Operation gesagt, ›Wir haben unsere Meinung geändert‹, wären wir alle sehr glücklich gewesen«, sagte er über das Ärzteteam.

Noch eineinhalb Monate später war die Faszination an dem Fall so hoch, dass das *National Public Radio* mich in sein Morgenprogramm einlud. Komoderatorin Renee Montagne führte ihr ausführliches Interview mit der folgenden Einleitung ein:

Der berühmteste Gehirnchirurg in Amerika hat einen zweiten Vornamen, von dem er behauptet, er würde beweisen, dass Gott Sinn für Humor hat. Ben Solomon Carson machte sich seinen Namen dadurch, dass er der erste Arzt war, der erfolgreich Säuglingszwillinge trennte, die am Kopf zusammengewachsen waren. Weitere dramatische Eingriffe, die er durchgeführt hat, sind Hemisphärektomien, bei denen die Hälfte des Gehirns entfernt wird, um verheerende Krampfanfälle zu verhindern. Vor Kurzem war Dr. Carson Teil des internationalen Teams, das sich bemühte, erwachsene siamesische Zwillinge zu trennen, die am Kopf zusammengewachsen waren. Die iranischen Bijani-Zwillinge starben; Dr. Carson wurde dadurch in eine Debatte über extrem riskante chirurgische Eingriffe verwickelt.

Nachdem wir uns einige Minuten unterhalten hatten, verlief das Interview so:

Renee Montagne: *Worüber wir heute wirklich mit Ihnen reden wollen … sind Behandlungen, die scheinbar schlimmer sind als die Krankheit – oder jedenfalls sehr riskant sind und bei denen diese Möglichkeit besteht … Darf ich mit Ihnen an den Anfang des Sommers zurückblicken? Sie stießen zu dem Team in Singapur, das die beiden jungen iranischen Frauen, 29 Jahre alt, trennte. Sie waren am Kopf zusammengewachsen. Sie waren grundsätzlich gesund.*

Aber sie wollten selbst getrennt werden und es war eine schwierige

Operation … Ihre Überlebenschance wurde bei etwa 50 zu 50 eingeschätzt.

Ich: *Stimmt, nicht besser als 50 zu 50.*

Montagne: *Erzählen Sie uns, wie riskant es war und dann, warum Sie sich bereit erklärt haben, daran mitzuwirken.*

Ich: *In Ordnung … [Es war] sehr riskant, erstens, weil noch nie jemand [diesen Eingriff] bei Erwachsenen versucht hatte. Also waren wir uns nicht sicher, was passieren würde. Zweitens wegen der Anatomie der Blutgefäße; wir wussten, dass sie sich einige sehr wichtige Blutabflusssysteme teilten.*

Montagne: *Und eine einzelne Vene.*

Ich: *Richtig.*

Montagne: *Eine einzelne kritische Vene.*

Ich: *Genau … Es gab einige sehr, sehr gefährliche Dinge, um die wir uns kümmern mussten. Warum entschied ich mich mitzumachen? Weil ich der Meinung war, dass ich … mehr Erfahrung mit dieser Art Operation hatte als sonst irgendjemand auf der Welt und es wahrscheinlich fahrlässig gewesen wäre, mich abzuwenden und zu sagen: »Nein, ich mache nicht mit. Ihr seid auf euch allein gestellt.«*

Montagne: *Diese Operation hat eine ethische Frage aufgeworfen, die immer und immer wieder bei riskanter und experimenteller Chirurgie auftaucht: Tut man, was der Patient will? … Andere Ärzte, andere sehr qualifizierte Ärzte … hatten diese Zwillinge abgewiesen.*

Ich: *Aber sie hätten es irgendwann geschafft. Das wurde mir sehr klar. Ich muss schon sagen … anfangs dachte ich wie viele andere Leute –* Zusammengewachsen zu sein, das ist nicht schlimm. Es ist nicht das Schlimmste, das jemandem passieren kann. Ja, ihr könnt das schon packen. Kommt schon. – *Aber nachdem ich [die Bijanis] kennengelernt hatte, verstand ich es. Ich meine, sie waren sehr lebhaft, sehr intelligent, aber sie waren sehr depressiv gewesen. Und der Grund für die Depression wurde mir bei meinem Gespräch mit ihnen klar. Sie hatten sehr, sehr unterschiedliche Vorstellungen, was die Richtung ihres Lebens betraf, und sie konnten das nicht angehen, weil sie zusammengewachsen waren, weil jede Entscheidung eine gemeinsame Entscheidung sein musste, sogar um auf die Toilette zu gehen.*

Als ich mit ihnen sprach, begriff ich das, und sie sagten mir, sie könnten das nicht aushalten und würden lieber sterben, als noch einen Tag aneinandergewachsen zu verbringen. Ich fühlte mich etwas besser wegen meiner Entscheidung mitzumachen … obwohl ich trotzdem noch sah, dass es eine außerordentlich schwierige und herausfordernde Situation sein würde.

Montagne: *Woher, meinen Sie, haben Sie diese Fähigkeit, nicht nur ein Risiko einzugehen, sondern das Risiko regelrecht zu suchen? Und es gibt daran offensichtlich eine negative Seite.*

Dann sprachen wir etwa eine Minute lang über meine Herkunft und einige Erfahrungen, die mein Leben und mein Denken beeinflusst hatten. Das Interview war nicht lang genug, um mich ausführlich über das Thema Risiko sprechen zu lassen, und ich weiß sowieso nicht, was ich zu diesem Zeitpunkt überhaupt gesagt hätte.

Aber es brachte mich zum Nachdenken.

Und offenbar war ich nicht der Einzige.

Jemand bei Zondervan, dem Verlag, der meine ersten drei Bücher veröffentlicht hatte, hörte das Interview im *National Public Radio* und ging mit der Idee zum Lektoratsteam. Einen Monat später erhielt ich einen Anruf vom Cheflektor, der mich fragte, ob ich in Erwägung ziehen würde, ein Buch zu schreiben – über das Risiko.

Ich sagte zu meinem Lektorenfreund: »Interessant, dass Sie das fragen. Nachdem ich in den Interviews so viel Fragen über das Risiko beantwortet habe, habe ich mir Gedanken dazu gemacht, was ich gerne noch alles zu diesem Thema sagen würde.«

Und hier sind wir!

Seitdem habe ich sehr viel über das Thema nachgedacht. Wann immer ich anderen gegenüber erwähnte, dass ich an einem Buch über das Risiko arbeitete, waren sie ausnahmslos fasziniert.

Vielleicht sollte ich nicht überrascht sein, in unserer Welt nach dem 11. September mit ihrer ganz neuen Ebene der Manie nach Sicherheit, dass das Thema Risiko so heiß ist. Wissenschaftler machen regelmäßig Schlagzeilen mit Warnungen vor solch neuen Risiken wie Vogelgrippe-Epidemien und fleischfressenden Bakterien und alten Risiken wie Orkanen der Kategorie 5 und von Erdbeben ausgelösten Tsunamis. Wir leben in einer Welt, in der die Risiko-Nutzen-Analyse eine anerkannte Wissenschaft ist, in der »Risikomanagement« ein populärer Studiengang ist, der immer mehr junge Fachleute darauf vorbereitet, in allen möglichen Fachrichtungen zu arbeiten – vom Banken- und Versicherungswesen bis hin zur industriellen Produktion und zum Einzelhandel.

Trotz aller Sicherheits- oder Vorsichtsmaßnahmen, die wir treffen, ist unser Todesrisiko nicht ungefähr – sondern *genau* – 100 Prozent. Es gibt in dieser Statistik keine Fehlertoleranz. Während wir Menschen immer mehr auf die Technologie vertrauen, frage ich mich, ob wir nicht unseren Sinn für Wunder und Geheimnisse verlieren, der vergangene Kulturen ausgezeichnet hat.

Und welche Auswirkungen hat dieses Sicherheitsdenken auf unsere Bereitschaft Risiken einzugehen?

4

Leben ist immer lebensgefährlich

Der Fall der Bijanis war nicht das erste Mal, dass ich die Risiken abwägen musste, um eine innovative Operation durchzuführen, die auf der ganzen Welt Schlagzeilen machte. Meine erste Erfahrung dieser Art machte ich im Fall eines wunderschönen braunhaarigen vierjährigen Mädchens namens Maranda Francisco.

Maranda hatte mit achtzehn Monaten ihren ersten Grand-Mal-Anfall gehabt. Der zweite kam zwei Wochen später. Bis zu ihrem vierten Geburtstag waren diese Anfälle viel häufiger geworden und schienen nur eine Seite ihres Körpers zu betreffen. Sie wurde während der Anfälle nicht bewusstlos, aber danach war ihre rechte Körperhälfte immer schwach und manchmal konnte sie stundenlang nicht sprechen.

Als sie ins Johns Hopkins kam, hatte sie bis zu 100 Anfälle pro Tag, manchmal alle drei Minuten. Merkwürdigerweise hatte sie im Schlaf keine Anfälle. Wie eine Zeitung es ausdrückte, »lebte sie ihr Leben in kurzen Intervallen zwischen epileptischen Anfällen«. Weil die Anfälle so schnell auftraten, war die Gefahr des Erstickens zu groß, um sie essen zu lassen. Sie erhielt ihre Nahrung durch eine Magensonde.

Ihre Mutter erzählte, dass Maranda zu verschiedenen Zeiten 35 verschiedene Medikamente erhalten hatte. Die Franciscos hatten ihre Tochter zu Ärzten und Kliniken im ganzen Land gebracht, ohne Antworten für die rätselhafte Krankheit ihrer Tochter zu finden. Schließlich diagnostizierte im Winter des Jahres 1984 das *Children's Epilepsy Center*[3] des *Children's Hospital* in Denver ihre Krankheit als Rasmussen-Enzephalitis, eine seltene Entzündung des Gehirns.

3 Pädiatrisches Epilepsiezentrum.

Die Ärzte in Denver schickten die Familie zur UCLA[4] , wo Mediziner, die Erfahrung mit der Behandlung dieser Erkrankung hatten, ihnen die folgende verheerende Prognose stellten: »Man kann es nicht operieren. Wir können nichts tun.« Marandas Zustand, erklärten die Ärzte, würde sich langsam aber sicher verschlimmern. Mit der Zeit würde die eine Körperhälfte komplett gelähmt werden. Zusätzliche Gehirnschäden würden eine fortschreitende geistige Behinderung verursachen. Dann würde Maranda sterben.

Aber die Franciscos weigerten sich aufzugeben. Sie riefen jeden medizinischen Experten im Land an, der bereit war, mit ihnen zu sprechen. Auf diese Weise kamen sie an meinen Kollegen Dr. John Freeman am Johns Hopkins, unseren pädiatrischen Chefneurologen, der einen wohlverdienten Ruf in der Behandlung epileptischer Anfälle hat. John hörte sich die Zusammenfassung von Frau Fransisco zum Zustand ihrer Tochter an und bat sie, ihm Marandas medizinische Akten zu schicken. Er dachte, er hätte vielleicht eine Idee.

Sorgfältig studierte er die Akten, als sie eintrafen; dann kam er zu mir ins Büro. »Es gibt einen Eingriff, den man Hemisphärektomie nennt, von dem du vielleicht noch nicht gehört hast«, sagte er, nachdem er mich gebeten hatte, mir die Dokumente anzusehen.

»Ich habe davon gehört«, versicherte ich ihm, »aber ich habe noch nie eine durchgeführt.« Wie ich wusste, ging es bei dem Eingriff darum, eine ganze Hälfte (Hemisphäre) des Gehirns zu entfernen. Man hatte ihn vor Jahren als Behandlung für lebensbedrohliche epileptische Anfälle versucht, aber er war aufgrund der ernsthaften Nebenwirkungen und hohen Sterblichkeitsrate in Ungnade gefallen. John erklärte, dass er in Stanford gewesen war, als man dort einige dieser Operationen durchgeführt hatte. Er wusste von zwei erfolgreichen Hemisphärektomien und glaubte, es sei eine durchführbare chirurgische Option für jemanden wie Maranda, deren Anfälle auf eine Seite des Gehirns begrenzt wa-

4 University of California Los Angeles / Kalifornische Universität Los Angeles.

ren. Er war davon überzeugt, dieser radikale Eingriff wäre die einzige Hoffnung für das Mädchen.

»Glaubst, du, du könntest an diesem Mädchen eine Hemisphärektomie durchführen, Ben?«

Ich sagte ihm, ich würde mir die Literatur dazu ansehen. Ich dachte lange und ausführlich darüber nach, wie man die Komplikationen, denen die Ärzte in der Vergangenheit begegnet waren, vermeiden könnte. Ich studierte Marandas Aufnahmen und bat schließlich ihre Eltern, sie zu einer Untersuchung zu bringen. John Freeman und ich diskutierten miteinander darüber und nahmen uns noch einmal die Krankenakte vor. Dann setzte ich mich mit Frau Francisco zusammen. »Ich bin bereit, eine Hemisphärektomie zu versuchen«, sagte ich ihr, »aber Sie müssen wissen, dass ich noch nie vorher eine durchgeführt habe.«

»Dr. Carson«, sagte sie, »wenn Sie irgendetwas tun können … Alle anderen haben aufgegeben.«

»Es ist eine gefährliche Operation. Maranda könnte im OP sterben. Sie könnte einen schweren Gehirnschaden oder andere Einschränkungen davontragen.« Ich hasste es, dieser Mutter Angst einzujagen, aber ich konnte ihr keine falschen Hoffnungen machen.

»Und was passiert, wenn wir der Operation nicht zustimmen, Dr. Carson?«, wollte sie wissen. »Was passiert dann mit Maranda?«

Ich erwiderte so behutsam und sachlich wie möglich: »Ihr Zustand wird sich verschlimmern und sie wird sterben.«

»Dann gibt es ja keine Wahl, nicht? Wenn es irgendeine Hoffnung gibt … bitte operieren Sie.«

Am Abend vor der Operation setzte ich mich mit dem Ehepaar Francisco hin und ging die lange Liste der möglichen Komplikationen durch. Wieder sagte ich ihnen, dass wir den Ausgang der Operation nicht vorhersagen könnten. Die Gehirnschädigung beeinträchtigte die dominante (linke) Seite ihres Gehirns. Bei den meisten Rechtshändern beherrscht die linke Gehirnhälfte Redevermögen, Sprache und Bewegung auf der rechten Körperseite. Also war ein hauptsächliches Langzeitrisiko dieses Eingriffs, auch wenn sie ihn überlebte, der Verlust der Sprachfähigkeit oder die komplette Lähmung der rechten Körperhälfte.

Die Franciscos versicherten mir, dass sie die Risiken verstanden. Es war ihnen klar, dass dies die einzige Chance für ihre Tochter war.

Ich sagte ihnen, dass ich für sie in dieser Nacht einen Auftrag hatte.

»Was immer Sie wollen«, antworteten sie.

»Beten Sie. Und ich werde auch beten. Weil ich wirklich glaube, dass es hilft.«

Obwohl ich an jenem Abend einige Sorge empfand, war ich bereits lange genug Chirurg um zu wissen, dass man, wenn jemand ohne Operation sterben würde, durch einen Versuch nichts zu verlieren hat. Also schlief ich in Frieden ein, im vollen Bewusstsein des Risikos, das wir eingingen, und in dem Wissen, dass wir diesem hübschen kleinen Mädchen eine Chance zu leben geben würden.

Die Komplikationen begannen fast mit Beginn der Operation. Marandas Gehirn war so entzündet, dass sie anfing zu bluten, wo auch immer wir ein Instrument ansetzten. Wir mussten immer mehr Blut von der Blutbank anfordern. Nach und nach löste ich vorsichtig die linke Hälfte ihres Gehirns. Dabei durchtrennte ich das Gewebe und verödete die Blutgefäße. Endlich waren wir fertig. Wir setzten den Schädelknochen wieder an seinen Platz und klammerten die Kopfhaut über der Wunde. Wir hatten erfolgreich die gesamte linke Hälfte von Marandas Gehirn entfernt.

Das war nicht nur eine der kompliziertesten Operationen meiner Karriere bis dahin, sondern auch eine der längsten. Wir hatten fünf Stunden im OP gerechnet. Wir brauchten zehn. Als wir fertig waren, hatten wir fast die doppelte Menge von Marandas Blutvolumen ersetzt – insgesamt über vier Liter.

Jetzt konnten wir nur warten. Würde sie wieder laufen oder sprechen können? Ich hielt Ausschau nach der kleinsten Bewegung. Der Anästhesist nahm das Beatmungsgerät ab; wenigstens atmete sie allein. Eine Krankenschwester rief ihren Namen. Nichts. Ich war zuversichtlich, dass sie bald aufwachen würde, aber ich konnte mir nicht sicher sein.

Ich folgte dem Bett, als man sie aus dem OP schob. Als ihre Eltern uns den Gang hinunterkommen hörten, rief Frau Francisco: »Warten Sie!« Die beiden rannten auf uns zu.

Nachdem Frau Francisco sich hinuntergebeugt und ihre Tochter geküsst hatte, flackerten Marandas Augen eine Sekunde lang auf. »Ich habe euch lieb, Mama und Papa«, sagte sie.

Ihre Eltern weinten. Eine Schwester rief: »Sie hat gesprochen!«

Ich stand voller Erstaunen da. Wir hatten eine Gehirnhälfte dieses Mädchens entfernt, die dominante Hälfte, die das Sprechen kontrolliert. Und doch sprach sie. Sie konnte hören. Sie konnte denken. Sie konnte reagieren. Als sie dort im Gang im Bett lag, begann sie sogar, den rechten Arm und das rechte Bein zu bewegen.

Unglaublich!

Die Medien drängten auf Interviews und Bilder. Als Maranda nach Hause ging, war sie zu einer Berühmtheit geworden. Und ich auch. Das kleine Mädchen erlebte eine glückliche Kindheit mit nur wenigen kleinen Einschränkungen, und als ich sie das letzte Mal sah, machte sie Stepptanz und sprach davon zu studieren.

Unser Erfolg mit Maranda führte zu weiteren Hemisphärektomien am Johns Hopkins, aber keine davon erntete ganz so viel öffentliche Anteilnahme wie die erste. Also ging ich davon aus, dass ich meine mir zustehenden 15 Minuten Ruhm geerntet hatte, was ich völlig in Ordnung fand. Ich hatte keine Ahnung, wie viele weitere noch nie da gewesene und potenziell riskante Operationen noch vor mir lagen.

Wegen der Fragen, die sich aus dem Fall der Bijani-Zwillinge ergaben, und wegen meiner Bereitschaft, die Ungewissheit der schwierigsten medizinischen Fälle wie Marandas zu akzeptieren, fiel mir die Entscheidung, ein Buch über das Risiko zu schreiben, leicht.

Ich wusste, was ich mit einem solchen Buch zu erreichen hoffte – im Hinblick auf das Publikum und das Thema breit angelegt zu denken. Aber ich wollte auch, dass mein Rat frisch und praktisch sein sollte, denn das Thema ist umfänglich und komplex. Solch ein Buch zu schreiben, hat sich als viel zeitaufwändigere und imposantere Herausforderung herausgestellt, als ich je erwartet habe.

Zwiespältige Risikobesessenheit

Risiko ist in unserem Wortschatz zu einem zunehmend bedeutungsvollen Wort geworden. Wenn man dieses einfache Wort bei Google eingibt, erhält man in weniger als einer Achtelsekunde über eine Milliarde Verweise. Tatsächlich kann man mit Sicherheit sagen, dass die Menschheit heutzutage sensibler für das Thema Risiko ist als jemals zuvor in der Geschichte.

Das erklärt vielleicht, warum manche Menschen sich nicht nur mit dem Risiko beschäftigen, sondern geradezu schizophren darauf reagieren. Denken Sie einmal darüber nach. Auf der einen Seite vergöttert unsere Popkultur die riskantesten Athleten – von den professionellen Rodeoreitern bis zu den hochfliegenden, verblüffenden, körperwindenden, todesverachtenden, zur Unterhaltung gedachten Extremsport-Veranstaltungen, die man im Fernsehen sieht. Wir verherrlichen diese »Helden«. Wir werden zu diesen Shows hingezogen wie Schaulustige zu einem Verkehrsunfall. Wir starren mit offenem Mund und staunen, nur allzu bereit, bei einem knochenbrecherischen Versagen unserer »Helden« zusammenzuzucken und sie bei ihren trophäenwürdigen Erfolgen zu bewundern und zu bejubeln.

Und doch ist gleichzeitig jede öffentliche Schule im Land verpflichtet, unter jeder Wippe, jeder Schaukel und jedem Klettergerüst 15 bis 20 Zentimeter tief Gummischnipsel, Holzchips oder sonstige abfedernde Substanzen zu verteilen, um jeden kleinen

Hüpfer, Fall oder Sturz abzudämpfen, damit nur kein Kind eine Unfallverletzung davonträgt.

Wir zelebrieren routinemäßig das Risiko in solchen Megahit-Realityshows wie *Survivor* und *Fear Factor,* bei denen wir (und ein landesweites Millionenpublikum) andere Menschen bejubeln, uns mit ihnen identifizieren und über sie lachen, während sie öffentlich die Grenzen ihres Körpers, Verstandes und Geistes unter unbekannten und bedrohlichen Umständen testen.

Kaum haben wir jedoch mit der Fernbedienung den Fernseher ausgemacht, schließen wir uns unseren Mitbürgern in ihrer sehr öffentlichen Forderung nach detaillierteren und strengeren Sicherheitsmaßnahmen an. Wir verlangen nach umfassender Gesetzgebung und innovativen Gerichtsurteilen, um möglichst jedes kleinste Element an Risiko auszuschließen, das uns im Leben begegnen könnte.

Kann unsere Kultur denn noch zwiespältiger sein?

Kein Witz?

Während wir solche Ungereimtheiten einfach mit einem Lachen abtun mögen, wäre es vielleicht besser, wenn wir untersuchen würden, was diese Risiken wirklich sind. Wussten Sie zum Beispiel, dass

- Ihr Risiko, sich in diesem Jahr an einem defekten Fernseher zu verletzen, 1 zu 7000 ist?
- 28 000 Menschen jedes Jahr wegen des Umgangs mit oder des Verschluckens von Bargeld in Kliniken behandelt werden müssen?
- die Wahrscheinlichkeit, dass Sie sich ernsthaft an Weihnachtsschmuck verletzen, bei 1 zu 65 000 liegt?

Man beginnt sich zu wundern, wer solche Statistiken erstellt und warum.

Und erzählen Sie mir nicht, dass »Risiken« wie diese nicht bizarre Bilder an die Leinwand Ihrer Fantasie werfen. Wenn man zum Beispiel hört, dass sich pro Jahr 12 000 Menschen an Eimern und Kübeln verletzen, dann kommen einem unwillkürlich Bilder aus Slapstick-Komödien in den Sinn. Aber die Familien der etwa 50 Kleinkinder im Jahr, die in 20-Liter-Eimern ertrinken, hätten große Schwierigkeiten, an dieser Statistik etwas Komisches zu finden.

Statistiken zeigen, dass Frauen im Allgemeinen bis zum 35. Lebensjahr sicherere Autofahrer sind als Männer, dass aber Männer im mittleren Lebensalter die Trophäe für sicheres Fahren wieder übernehmen und dass statistisch gesehen ein 40-jähriger Mann der sicherste Fahrer überhaupt ist – was alles viel Stoff für Witze über beide Geschlechter hergibt. Nicht so lustig ist jedoch die Tatsache, dass ein 16-jähriger[5] männlicher Autofahrer auf der Straße 40-mal gefährlicher ist als eine 40-jährige Frau, und keiner von uns kann über die Tatsache lachen, dass einer von 25 Autofahrern, denen wir nachts auf der Straße begegnen, betrunken ist.

Manche Risiken werden niemals zum Lachen sein.

Diese Sorge über das Risiko durchdringt unsere Gesellschaft und beeinflusst sie auf vielfältige Weise. Gut. Schlecht. Hässlich. Und manchmal lächerlich. Sie ist der Grund, warum wir auf jeder Packung Zigaretten eine Warnung des Gesundheitsministeriums finden, aber auch bei McDonald's eine Warnung an die Kunden aushängt, dass der heiße Kaffee … nun ja, tatsächlich heiß ist, und warum die ärgerlichen und kratzigen Anhänger, die in die Säume unserer Kissen und Matratzen eingenäht sind, gesetzliche Konsequenzen androhen im Falle, dass sie entfernt werden. Sie ist der Grund, weswegen jeder medizinische Patient nun das Recht auf sachkundige Zustimmung hat und warum so viele meiner befreundeten Kollegen jedes Jahr Hunderte und Tausende von Dollar für Haftpflichtversicherungen ausgeben müssen. Sie ist der Grund, warum Patienten im Vollbesitz ihrer geistigen Kräfte, die sofortige medizinische Hilfe in Anspruch nehmen wollen, ebenso wie ihre hochausgebildeten, erfahrenen Ärzte eine Versicherungs-

5 In den USA ist der Führerschein ab 16 Jahren zulässig.

gesellschaft anrufen und darauf warten müssen, dass ein 19-jähriger Sachbearbeiter für eine Behandlung oder eine Operation, von der er noch nie gehört hat und die er wahrscheinlich nicht einmal buchstabieren kann, die Einwilligung gibt. Die Sorge ist der Grund, warum wir Sicherheitsgurte und bruchsichere Windschutzscheiben in unseren Autos und Metalldetektoren an den Türen unserer Schulen, Krankenhäuser und anderer öffentlicher Gebäude haben. Aufgrund dessen haben wir kindersichere Medizinflaschen und manipulationssichere Verschlüsse an Milchkartons. Es ist der Grund, warum eine Zeit lang, während dieses Buch gerade zu Ende geschrieben wurde, die Flugindustrie auf die Bedrohung von Terroranschlägen mit einem kompletten Verbot von Flüssigkeiten im Bordgepäck reagierte, was es nötig machte, dass Passagiere vor dem An-Bord-Gehen ihren Kaffee austrinken, ihre Wasserflasche wegwerfen und das winzige Päckchen Salatsoße auf ihren Salat auspressen mussten. Sie ist auch der Grund, weswegen Leitern jetzt mit dem angeklebten Vermerk verkauft werden, dass man herunterfallen könnte, warum manche Halloween-Kostüme von Superhelden die Warnung »Cape ermöglicht es dem Träger nicht zu fliegen« tragen und warum ein Hersteller seinem Produkt einen detaillierten Haftungsausschluss anheftete, der mit der Bemerkung endete: »Nicht benutzen, wenn dieser Anhang entfernt worden ist!«

Wie sind wir dazu gekommen, vom Risiko so fasziniert zu sein – und gleichzeitig so besorgt darüber? Mit mir befreundete Psychiater würden vielleicht komplexe Freudsche Antworten auf diese Frage geben, aber mein Fazit ist pragmatischer – sogar simpel. Wie der Abenteurer, der auf die Frage, warum er einen bestimmten Berg bestieg, antwortete »weil er da ist!«, glaube ich, dass unsere Kultur zum Teil diese intensive Hassliebe zum Risiko entwickelt hat, weil es immer da ist. Ich glaube, dass wir mehr als alle vorhergehenden Generationen über das Risiko gelernt haben, weil wir es können. Lassen Sie mich das erklären.

Risiko ist nichts Neues

Risiko ist kaum eine moderne Entwicklung. Auch das oberflächlichste Überfliegen der amerikanischen Geschichte beweist das. Die ersten europäischen Abenteurer, die nach Amerika kamen (ob nun die Wikinger, Kolumbus oder sonst irgendjemand) und diejenigen, die ihnen folgten, standen großen Risiken gegenüber. Nachfolgende Siedler lebten hier unter großem Risiko – wie man an den verlassenen Ruinen der Siedlungen an den Küsten der karibischen Inseln bis zu den maritimen Provinzen Kanadas erkennen kann. Diejenigen meiner Vorfahren, die im Laderaum von Sklavenschiffen hier ankamen, erfuhren eine ganz andere Dimension von Risiko. Natürlich hatten die Ureinwohner Amerikas, die hier schon lebten, ihre eigenen Risiken überwunden, um dieses Land zu bevölkern. Während diese Indianer ein gewisses Risiko für die Neuankömmlinge bedeuteten, waren ihre Stämme selbst einem viel größeren Risiko ausgesetzt – durch die stark ansteckenden Krankheiten und Ideen, die aus der alten Welt hinüberkamen.

Die Gründung der Vereinigten Staaten selbst war ein extrem riskantes Experiment, eine waghalsige Erklärung der Unabhängigkeit vom König der mächtigsten Nation der Welt. Die Expansion und Besiedlung unserer jungen Nation war mit zusätzlichen Gefahren belastet. Als der nordamerikanische Kontinent endlich »zivilisiert« war, riskierten wir die Beteiligung an zwei bewaffneten Konflikten, so weitreichend und tödlich, dass die Geschichte sie als »Weltkriege« bezeichnete.

Das Echo der Schüsse und Bomben war in Europa und im Pazifik kaum verklungen, als der nukleare Kalte Krieg und die erste wirkliche Gefahr einer totalen Vernichtung der gesamten Menschheit den Begriff »Risiko« auf eine apokalyptische Ebene hob. Kaum fing der Kalte Krieg mit dem Beginn der Entspannungsbemühungen an aufzutauen und der alte Eiserne Vorhang wegzuschmelzen, da fanden wir uns in einem nie da gewesenen Konflikt wieder, der von dem gefährlichen Muster des weltweiten Terrorismus und Gewalt geprägt war und schließlich unsere ungeteilte Aufmerksamkeit am 11. September erlangte. Seitdem treibt er mit dem »Krieg gegen den Terror« unser Risikobewusstsein in immer größere Höhen, ohne dass ein Ende in Sicht wäre.

Natürlich sind Risiken nicht nur in der amerikanischen Geschichte eine Tatsache des Lebens gewesen, sondern schon seit dem Anfang aller Zeit. Trotzdem sehen wir eine aktuelle und nie da gewesene Konzentration von Trends und geschichtlichen Entwicklungen, die die Behauptung untermauern, dass wir uns mehr auf die Risiken konzentrieren, denen wir heute gegenüberstehen, und dass sie uns bewusster sind als je einer anderen Gesellschaft in der Geschichte der Menschheit. Nicht nur, weil die Risiken existieren, sondern weil die Zeit, in der wir leben, uns einzigartig ausgerüstet hat, die Risiken, denen wir ausgesetzt sind, besser zu erkennen, zu verstehen, zu katalogisieren, zu messen, zu vergleichen und mehr darüber zu wissen als sonst eine Kultur dieser Welt. Weil wir es können.

An der Wurzel des Risikos

Die meisten ernsthaften Bücher zum Thema Risiko zitieren den großen französischen Mathematiker und Philosophen Blaise Pascal als denjenigen, der die Grundlage für die Wahrscheinlichkeitsrechnung gelegt hat. In seiner Korrespondenz mit einigen gelehrten Freunden Mitte des 17. Jahrhunderts nutzte der junge Pascal eine komplexe Kombination aus Geometrie und Algebra, um die erste systematische mathematische Methode zu entwickeln, die Wahrscheinlichkeit zukünftiger Ereignisse zu berechnen. Ein Freund versuchte die Formel einzusetzen, um sich seinen Lebensunterhalt durch einen geheimen (wenn auch nur kleinen) Gewinnvorteil beim Glücksspiel zu erwirtschaften. Die wahre Bedeutung von Pascals Pionierarbeit für Geschäftsentscheidungen, für Bereiche wie Risikomanagement und Versicherungen und für die Vorhersage von wirtschaftlichen Trends und Verlusten wurde allerdings nur nach und nach von anderen in den Jahrhunderten nach seinem Tod erkannt. Wie John Ross in seinem Buch *The Polar Bear Strategy* (Die Eisbär-Strategie) anführt:

Im Wesentlichen, wenn auch anfangs in eingeschränktem Maß, ermöglichte die Wahrscheinlichkeitstheorie denen, die sie nutzten, die Wahrscheinlichkeit des Eintretens zweier verschiedener Ereignisse zu bestimmen und sie dann zu vergleichen. Der Effekt dieses einfachen aber bemerkenswerten Werks war wie das Herauslassen eines mächtigen Geistes aus seiner Flasche. Die Einsichten, die als Resultat davon in Wissenschaft und Technik erlangt wurden, zusammen mit den neuen Schlüsseln, die entwickelt wurden, um Risikoentscheidungen zu analysieren, veränderten radikal, wie Menschen über Unsicherheit dachten und die Zukunft betrachteten. Diese Theorie beeinflusste unmittelbar, wie Menschen Entscheidungen treffen und somit, wie sie ihr Leben führen, sogar bei den Menschen, die gar nichts von Statistiken verstehen.[a]

Eine lange Reihe von Wissenschaftlern und Mathematikern erweiterte und erläuterte die Grundlagen, die Pascal gelegt hatte, und begann, Informationen aus der Vergangenheit zu verarbeiten, um die Zukunft vorherzusagen, um das Phänomen der Gaußschen Glockenkurve zu entdecken, um zu lernen, wie eine Auswahl an Beobachtungen repräsentativ sein kann für einen viel größeren Teil der Bevölkerung; um Ursachen und Zusammenhänge zu verstehen und zu unterscheiden und die Möglichkeit zu entwickeln, zwischen verschiedenen Risiken und Risikofaktoren zu unterscheiden.

Die Revolution, die Pascal Mitte des 17. Jahrhunderts auslöste, gab letztlich den Anstoß zu einer Mini-Revolution Mitte des 20. Jahrhunderts, als das Konzept des Risikomanagements erstmals in einem Artikel in der *Harvard Business Review* vorgestellt wurde. Aber erst in den 70er-Jahren des 20. Jahrhunderts fügte sich alles zusammen und brachte die neue Wissenschaft der Risikoanalyse hervor – ein hauptsächlich akademischer multidisziplinärer Bereich wissenschaftlicher Bestrebungen, der, wie Ross anführt, »aus dem Zusammenfluss verschiedener Faktoren entstand: einer kritischen Akkumulation von Informationen in

Gesundheits- und Sicherheitsfragen, der Einführung von Hochgeschwindigkeitscomputern, die die Informationen fassen und verarbeiten konnten, und der Entwicklung von ausgefeilten analytischen Techniken, um mit diesen Informationen zu arbeiten ... Nun sind Risikozahlen und Vergleiche allgegenwärtig.«

Die Wahrscheinlichkeitsrechnung lieferte die Möglichkeit, die Welt sorgfältig durch eine aufschlussreichere Brille zu betrachten. Wie der Ökonom Paul Bernstein bemerkte, ohne eine solche systematische Möglichkeit zur Bewertung und Entscheidung, ob man ein Risiko eingehen sollte oder nicht:

... Hätten wir keine Möglichkeit, die Wahrscheinlichkeit einzuschätzen, ob ein Ereignis eintreten wird – Regen, der Tod eines Mannes im Alter von 85 Jahren, ein 20%-iger Abfall am Devisenmarkt, ein Demokratischer Kongress, das Versagen von Sicherheitsgurten oder die Entdeckung einer Ölquelle durch eine Spekulationsfirma – ... Ingenieure hätten nie die großen Brücken, die über unsere breitesten Flüsse führen, entwerfen können. Häuser würden noch mit Kaminfeuer oder Öfen geheizt werden, Elektrizitätswerke würden nicht existieren, Polio würde noch Kinder lähmen, kein Flugzeug würde fliegen und die Raumfahrt wäre nur ein Traum.[b]

Das heutige Nebenprodukt all dieser sich ergebenden Risikoanalysen und -berechnungen ist eine überwältigende Fülle von manchmal faszinierenden, oft hilfreichen, häufig amüsanten und gelegentlich schockierenden Fakten, Zahlen, Warnungen und Vergleichen, einschließlich der folgenden Beispiele:

- Bei 44 Prozent aller Unfalltoter ist Alkohol im Spiel.
- Das Risiko, dass eine Brücke in der Zeit ihrer Nutzung einstürzt, ist 1 zu 1 Million. Ihr lebenslanges Risiko, sich auf einer einstürzenden Brücke zu befinden, ist 1 zu 4 Millionen.
- Es ist 400 Prozent wahrscheinlicher, dass Sie durch einen Sturz sterben, als dass Sie davon sterben, dass etwas auf Sie hinabstürzt.
- Kinder haben ein 600 Prozent höheres Risiko, von einem Schulbus tödlich angefahren zu werden, als im Schulbus sitzend bei einem Unfall umzukommen.

- Das Risiko, dass ein Geburtshelfer wegen eines Kunstfehlers verklagt wird, liegt bei 70 Prozent.

Wir werden jeden Tag mit neuen Informationen und Warnungen zu Risiken bombardiert. Von den Medien (»News at Eleven zu der unerwarteten Gefahr von ...«); von der Wissenschaft und medizinischen Experten (»Der medizinische Dienst hat diese Woche einen neuen Bericht veröffentlicht, nach dem schwangere Frauen ...«); von Freunden und Familie (»Ich habe nur angerufen, um dich vor den neuen Fällen von E. coli in Lebensmitteln zu warnen. Es ist schon in 11 Bundesstaaten aufgetaucht und drei Leute sind gestorben. Man hat noch nicht herausgefunden, wie es genau in die Nahrung gelangt ist, aber wenn du frischen Spinat im Haus hast, dann iss ihn nicht!«).

Die Wahrheit ist, Leben ist immer lebensgefährlich.

Die Frage ist, wie reagieren wir auf solch einen beunruhigenden Ansturm von einschüchternden und alarmierenden Informationen?

5

Die Wahrheit über Risiken

Niemand sieht Speiseeis als großes Risiko für Kinder, aber der Eiswagen, der die vierjährige Bo-Bo Valentine anfuhr, als sie auf die Straße rannte, setzte ihr junges Leben aufs Spiel. Als ich sie an einem Montagmorgen zum ersten Mal sah, war sie das ganze Wochenende in komatösem Zustand auf der Intensivstation an einem Messgerät für den Schädelinnendruck angeschlossen gewesen. Einer der Assistenzärzte fasste ihren Fall so zusammen: »Ist es nicht an der Zeit, dieses kleine Mädchen aufzugeben? Ungefähr das Einzige, was sie noch zeigt, ist eine Pupillenreaktion«, was bedeutete, dass ihre Pupillen noch auf Licht reagierten. Ansonsten hatte sie jeden Rest an Funktionsfähigkeit, bewusster Bewegung oder Reaktion auf Stimulation, die sie noch bei der Einlieferung in die Notaufnahme gezeigt hatte, verloren.

Bevor ich ihm antwortete, beugte ich mich über Bo-Bo und hob sanft ihr Augenlid an. Ihre Pupillen waren starr und geweitet. »Haben Sie nicht gesagt, dass ihre Pupillen noch reagieren?«

»Vor einer Minute taten sie das noch«, beharrte er.

»Dann meinen Sie, dass ihre Pupillen sich in diesem Augenblick geweitet haben?«

»Das müssen sie wohl!«

Wenn das der Fall war, dann bedeutete es, dass in diesem Moment etwas Ernsthaftes geschah, und wir mussten sofort etwas unternehmen, wenn wir hofften, weiteren Schaden abzuwenden. »Rufen Sie den OP an«, sagte ich zu der Krankenschwester. »Sagen Sie Ihnen, dass wir kommen! Akuter Notfall!«

Alles überschlug sich. Zwei der Ärzte griffen nach Bo-Bos Bett und rannten damit den Flur entlang. Auf dem Weg in den OP begegnete mir auf dem Flur ein anderer Neurochirurg. Er war einer der Oberärzte, dem ich aufgrund seiner Arbeit mit Traumapatienten hohen Respekt entgegenbrachte. Während die Mitarbeiter den OP vorbereiteten, erklärte ich ihm, was geschehen war und was ich vorhatte.

»Tun Sie es nicht!«, sagte er, während er sich abwandte und davonging. »Sie verschwenden Ihre Zeit.«

Seine Reaktion überraschte mich, aber ich ließ mich davon nicht abhalten. Dazu war keine Zeit. Bo-Bo lebte noch und wir hatten eine – wenn auch sehr kleine – Chance, ihr Leben zu retten. Ich dachte nicht weiter über meine Entscheidung nach. Ich würde die Operation so oder so durchführen.

Innerhalb von Minuten war alles bereit, um eine Craniektomie durchzuführen. Zuerst öffnete ich ihren Kopf und nahm den vorderen Teil ihres Schädelknochens ab. Dann öffnete ich die Dura, die lederähnliche Haut, die das Hirngewebe schützt. Zwischen den beiden Gehirnhälften liegt die Falx. Durch eine Spaltung der Falx könnten die beiden Hälften von Bo-Bos Gehirn miteinander kommunizieren und den Druck ausgleichen. Die Entfernung eines Teils des Schädels reduzierte noch weiter den Druck, der durch die Schwellung entstanden war. Der ganze Vorgang gab ihrem Gehirn Raum zum Anschwellen, bis es anfangen konnte zu heilen.

Bevor ich sie zunähte, bedeckte ich die Öffnung vorübergehend mit einem Stück Dura von einer Leiche, um alles zu fixieren. Dann zog ich die Kopfhaut darüber. Die gesamte Operation dauerte etwa zwei Stunden.

Bo-Bo blieb mehrere Tage im Koma, während wir nach einer Reaktion Ausschau hielten, irgendeiner Reaktion, die Hoffnung bringen würde. Nichts. Eines Morgens reagierten ihre Pupillen dann ein wenig auf Licht. *Vielleicht passiert irgendetwas,* wagte ich zu hoffen.

Einige Tage später begann sie, sich ein bisschen zu bewegen – ihre Beine auszustrecken und ihren Körper zu bewegen, als ob sie eine bequemere Position suchte. Eine Woche später war sie wieder wach und ansprechbar. Sobald ich zuversichtlich war, dass sie sich erholen würde, gingen wir mit ihr wieder in den OP und setzen den Teil ihres Schädels ein, den wir herausgenommen hatten. Nach sechs Wochen war sie wieder ein glückliches, normales, entzückendes vierjähriges Mädchen.

Ich habe Bo-Bo neulich wiedergesehen und sie stellte mir ihre eigene kleine Tochter vor. Die kurze Begegnung war eine wunderbare Erinnerung daran, dass die Experten nicht immer das letzte Wort haben, was Risiken betrifft. Manchmal tragen sie nur zu unserem Zweifel und unserer Verwirrung über die Unsicherheiten und Risiken bei, denen wir im Leben begegnen.

Über welche Risiken müssen wir uns also wirklich Sorgen machen? Wie in aller Welt sollen wir sinnvolle und weise Entscheidungen zu den Risiken fällen, die uns begegnen, wenn unsere Perspektive dazu so oft verzerrt ist? Wie entscheiden wir, welche Risiken annehmbar sind?

Um diese Fragen zu beantworten, werden wir den Rest dieses Buches benötigen – und viele wohldurchdachte Überlegungen. Bevor wir anfangen, uns damit auseinanderzusetzen, würde ich gerne den verzerrten Wahrnehmungen über Risiken, die wir im vorangegangen Kapitel angeführt haben, mit ein paar Wahrheiten begegnen, die, so hoffe ich, Ihnen helfen werden, besser zu verstehen, aus welcher Richtung ich komme und welche Richtung wir in den folgenden Kapiteln einschlagen werden.

Wahrheit Nr. 1: Alles ist riskant

Die breite Vielfalt der im letzten Kapitel aufgeführten Risiken beweist schon, dass alles im Leben riskant ist. Eine kürzliche Studie über Berichterstattungen hat gezeigt, dass 35 Prozent aller Geschichten in den Tageszeitungen der USA – und etwa 47 Prozent der Artikel auf den Titelseiten – mit verschiedenen Gefahren und Risiken des heutigen Lebens zu tun haben. Eine Computersuche der Nachrichtenschlagzeilen eines einzigen Tages ergab 634 »relevante« Ergebnisse und ließ dabei sogar zahlreiche doppelte Berichterstattungen und ähnliche Artikel aus. Eine Stichprobe der Themen enthielt die folgenden Schlagzeilen:

- »Gewöhnliche Schmerzmittel könnten das Risiko von Herzversagen erhöhen«
- »Risikomanagement-Lösungen aktualisieren Wirbelsturm-Modell«
- »Erhöhen Haustiere das Risiko von Ekzemen bei Säuglingen?«
- »Karpfen in See in Utah sind Gesundheitsrisiko für Menschen«
- »Veteranen von Identitätsdiebstahl bedroht«

Diese Risiken und noch über 600 weitere wurden in den Schlagzeilen der Tagespresse eines einzigen Tages besprochen. Es ist nicht überraschend, dass die allgemeine Reaktion auf den Ansturm von Informationen, die wir täglich zu Risiken erhalten, Verwirrung ist – einschließlich Informationen von sogenannten Experten.

Wahrheit Nr. 2: Je mehr wir wissen, desto besorgter sind wir

Vor zwei Jahrhunderten wussten Ärzte nichts von der Verbindung zwischen Bazillen und Krankheiten; der Großteil der Bevölkerung der westlichen Zivilisation glaubte, mehr als ein oder zwei Bäder pro Jahr seien zu viel und würden möglicherweise sogar zu einigen gefürchteten Krankheiten beitragen. Heute wissen wir, dass der menschliche Körper mehr Bazillen in sich trägt als Zellen und die meisten von uns sind sich sehr wohl darüber im Klaren, dass unser allgemeiner Gesundheitszustand oft auf der unsichtbaren, zellulären Ebene bestimmt wird, wo schon das kleinste Durcheinanderwerfen unserer DNS (der wichtigen Bausteine des Lebens) den gefürchteten Ausbruch von Krebs auslösen und dadurch unseren Tod verursachen kann.

Verzerrte Wahrnehmungen

Diejenigen, die schnell mit der Behauptung bei der Hand sind, dass wir heutzutage in einem Zeitalter einzigartiger und noch nie da gewesener Risiken leben, brauchen vielleicht eine kleine Erinnerung, denn unsere Perspektive ist stark verzerrt von dem, was ich als ernsthaften Fall von gesellschaftlichem Gedächtnisverlust diagnostizieren würde. Überlegen Sie einmal, wie viele Spekulationen wir über die Risiken, die von modernen Technologien ausgehen, hören und wie viele ernüchternde Statistiken wir darüber lesen. Zum Beispiel liegt pro Jahr laut der Atomaufsichtsbehörde die Wahrscheinlichkeit für eine Kernschmelze in einem Atomkraftwerk, die Strahlung in die Erdatmosphäre abgeben würde, bei fünf Millionen zu eins. Neueste Berichte der Gesundheitsbehörde deuten an, dass zwei Millionen Amerikaner pro Jahr *nach* einer Einweisung ins Krankenhaus so schwere Staphylokokken- und Streptokokken-Infektionen bekommen werden, dass etwa 90 000 daran sterben werden. Dazu kommt noch die alarmierend lange Liste von üblichen Zusätzen in unserer Nahrung, die erwiesenermaßen Krebs verursachen. Man beachte zudem, dass über 30 Milliarden Dollar pro Jahr ausgegeben werden, um Giftmüll zu entsorgen. Und nicht zu vergessen die jährlich zwischen 30 000 und 40 000 Amerikaner, die bei Kraftfahrzeugunfällen sterben, bei denen weitere 3 Millionen verletzt werden. Wenn man die zahllosen anderen Risiken bedenkt, von denen wir wissen (ganz zu schweigen von denen, die uns in den kommenden Jahren erst noch bekannt werden), ist es kein Wunder, dass 90 Prozent der Amerikaner sich heute weniger sicher fühlen als früher.

Die Fakten jedoch strafen dieses Gefühl der Unsicherheit Lügen.

Überlegen Sie einmal, dass die Lebenserwartung in diesem Land für diejenigen, die im Jahr 1 900 geboren wurden, bei 50 Jahren lag. Jungen, die im Jahr 2 000 geboren wurden, haben eine Lebenserwartung von 72, Mädchen von 80 Jahren. Sagt uns das nicht etwas über das relative Lebensrisiko heutzutage?

Lassen Sie uns einen Moment an die »sicherere« Welt unserer eigenen Kindheit denken, eine Welt vor Airbags und gesetzlich vorgeschriebenen Sicherheitsgurten, vor der Zeit, in der die Notrufnummer 110 auch den Aufenthaltsort der Anrufer anzeigte, vor der Möglichkeit für Eltern, ihre Kinder jederzeit auf dem Mobiltelefon zu erreichen. Erinnern Sie sich an die »sorgenfreien und friedlichen« 50er-Jahre vor CTs, vor Ultraschall, vor dem Doppler-Radar, der Sturmalarm geben kann, vor Organtransplantationen oder Herz-Bypass-Operationen? Wir hatten kein AIDS, aber wir kannten alle jemanden, der Polio hatte.

Und was ist mit den so viel sichereren, idealistischen und revolutionären 60er-Jahren? Haben wir so schnell diejenigen vergessen, die sich der Macht des Establishments entgegenstemmten, den Zähnen seiner Polizeihunde und den Schlagstöcken der Obrigkeiten, um einen riskanten und historischen Marsch für Freiheit und Gerechtigkeit anzutreten? Haben wir die schrecklichen Erinnerungen an die Tage verdrängt, in denen eine Serie von Mordanschlägen die beliebtesten Anführer unserer Nation auslöschten? Was ist mit den gewalttätigen Protesten, die sich auf den idyllischen Geländen und in den efeubewachsenen Hörsälen unserer Universitäten ausbreiteten? Ich lebte zur Zeit der Rassenaufstände in Detroit, als diese und andere amerikanische Großstädte von ihnen bedroht wurden. Wie viele andere amerikanische Schulkinder auch, verkroch ich mich während der Luftangriff-Übungen unter meinen Schreibtisch, die uns als schwächliche Reaktion eines machtlosen Bildungsbürokraten auf die schreckenerregende Realität einer Welt auferlegt wurden, deren Supermächte den Großteil jenes Jahrzehnts mit nuklearem Säbelrasseln und gegenseitigen Androhungen der Vernichtung verbrachten.

Durch einen (dunklen) Spiegel

Wir können über die relative Ernsthaftigkeit der Bedrohungen, denen wir ins Auge sehen müssen, und derer, die unsere Eltern und Großeltern erfuhren, debattieren, aber die Realität des Risikos ist nicht neu. Unsere Perspektive ist jedoch unbestreitbar verzerrt, nicht nur durch unsere eingeschränkte historische Erinnerung, sondern durch die Art, wie wir heutzutage alles *sehen*.

Die Gewalt, die wir heutzutage sehen, scheint grauenvoller. Das Leid scheint herzzerreißender. Die Gefahren, die wir um uns herum wahrnehmen, scheinen unmittelbarer, unheilvoll bedrohlicher für uns und unsere Familien. Das Schlüsselwort in unserem Medienzeitalter ist *sehen*, denn der größte Unterschied zwischen unserer heutigen Zeit und jeder anderen Zeit in der Geschichte ist, was und wie wir heute *sehen*. Wie Gavin de Becker in seinem Buch *Mut zur Angst* ausführt: »Vor Jahren hatten wir einen kleineren Katalog von Ängsten, aus denen wir schöpfen konnten. Das kommt daher, dass wir in unserem Satelliten-Zeitalter nicht nur die Kalamitäten unseres eigenen Lebens sehen; wir erfahren die Kalamitäten aller. Es ist kein Wunder, dass so viele Menschen sich vor so vielem fürchten.«[c]

Die von Einschaltquoten getriebenen Medien heutzutage verzerren nur noch mehr unsere Sichtweise von den Risiken, denen wir gegenüberstehen. Schlagzeilen und Spätnachrichten müssen unsere Aufmerksamkeit wecken, also tun sie das mit dem Sensationellen und Drastischen – und wir reagieren entsprechend.

Erinnern Sie sich an die Zeit in den frühen 90er-Jahren, als über Wochen hinweg eine der größten Geschichten in den Nachrichten eine Reihe von Morden an Touristen in Florida war? Einige Millionen potenzieller Besucher änderten ihre Urlaubspläne und fuhren anderswo hin. Sie taten das, ohne jemals die Zahlen zu überprüfen, um eine fundierte Entscheidung zu treffen, weil die Medien sich nur auf die 22 Morde konzentrierten. Die Berichte wiesen nicht darauf hin, dass Florida in jenem Jahr 40 Millionen Touristen hatte, und wenn man rechnete, dass sie jeweils eine Woche blieben, dann war die Mordrate nur ein Drittel so hoch wie in einer durchschnittlichen amerikanischen Stadt. In Wahrheit wären die meisten Amerikaner zu der Zeit in Florida ein kleineres Risiko eingegangen ermordet zu werden als zu Hause. Es ist wohl schwierig, Zuschauer und Leser mit solchen Fakten zu ködern.

Das Ungewöhnliche zieht auch viel mehr Aufmerksamkeit auf sich als das Normale, was einer der Gründe dafür ist, dass wir so viele Berichte über alle seltenen furchtbar anmutenden Zustände hören wie »fleischfressende Bakterien«, die einen von einer Million Menschen betreffen. Wir lesen aber nie Geschichten über den einen von 7000 Männern (was Zehntausende Opfer ergibt), der jedes Jahr medizinische Versorgung in Anspruch nimmt, weil er sich beim Rasieren verletzt hat.

Da über jeden Flugzeugabsturz auf der ganzen Welt in sämtlichen nationalen und regionalen Fernsehsendern berichtet wird, vergessen wir, dass die Wahrscheinlichkeit, auf der Autofahrt zum Flughafen getötet zu werden, weitaus größer ist als bei allen Flügen, die man im Leben antritt. Als Ergebnis unserer allgemein verzerrten Sichtweise sorgen wir uns zu viel und überbewerten die Gefahren ungewöhnlicher und exotischer Risiken, während wir die vielen tagtäglichen Gefahren, denen wir eher begegnen und gegen die wir etwas unternehmen könnten, abtun.

Das Ausmaß, in dem wir tatsächliche Risiken fürchten, wird auch von den Medien beeinflusst. Studien haben gezeigt, dass das Wort *Haifisch* eine größere Angstreaktion auslöst als *Spinne, Schlange, Tod, Vergewaltigung* oder sogar *Mord*. Wie viele Amerikaner gehen jedes Jahr mit größerer Sorge und Aufmerksamkeit wegen der Bedrohung eines tödlichen Angriffs durch einen Hai an den Strand (was dieses Jahr an den amerikanischen Stränden vielleicht ein oder zwei oder drei Mal passieren mag – wenn überhaupt) als wegen der Wahrscheinlichkeit, dass jemand aus ihrer Gruppe ertrinkt (was jedes Jahr, Jahr für Jahr, tausendfach geschieht)? Könnte das sein, weil von jedem Angriff durch einen Hai, ob in Neuseeland oder in Sansibar, sogar in Kansas berichtet wird? Geschichten über das Ertrinken, über die möglicherweise lokal berichtet wird, erzeugen einfach nicht denselben Grad an Furcht (vielleicht weil sie nicht dieselbe Art atemloser Berichterstattung auslösen) wie Geschichten von Flossen und bissigen Zähnen und Killerhaien.

Trotz – und manchmal wegen – der verwirrenden Fülle an Information, die heutzutage zugänglich ist, gibt es klar erkennbar eine riesige Kluft zwischen unserer Wahrnehmung mancher Risiken und ihrem tatsächlichen Ausmaß. Zum Beispiel schätzt der durchschnittliche Amerikaner die Wahrscheinlichkeit, in diesem Jahr bei einem Autounfall zu sterben, bei 1 zu 70 000 ein; faktisch liegt die tatsächliche Wahrscheinlichkeit bei 1 zu 7 000. Die meisten Menschen halten die Wahrscheinlichkeit für einen tödlichen Herzanfall für etwa 1 zu 20; das echte Risiko liegt bei 1 zu 3.

Anstatt auf jedes Risiko zu reagieren, das wir sehen oder von dem wir hören, sollten wir uns bemühen zu erkennen, gegen welche davon wir etwas tun können.

Wahrheit Nr. 3: Viele Risiken sind es nicht wert, sich darum zu sorgen

Das schiere Volumen an Information zu Risiken zu verarbeiten, das täglich auf uns einstürzt, ist eindeutig unmöglich. Schon die Informationen, die wir verstehen, können furchterregend, überwältigend und verwirrend erscheinen. Wir können uns nicht davor verstecken. Noch können wir sie abtun. Sich sorgen bringt nichts. Wir wissen nicht, wohin wir uns wenden können, wem wir glauben sollen, welche Gefahren echt sind oder welches Risiko die größte Bedrohung für die Zukunft unserer Familie und den Fortbestand unserer Welt darstellt. Je mehr wir über Risiken nachdenken, desto mehr Risiken scheint es zu geben. Weswegen es möglicherweise verlockend ist, die Warnung abzutun, jedes beunruhigende Gerede über Risiko zu ignorieren und sich zu weigern, sich von den vielen Bedrohungen, die das Leben bietet, stören zu lassen. Manchmal ist das eine sinnvolle Strategie.

Die meisten von uns liegen nicht nachts wach und machen sich darüber Sorgen, dass wir einer von 3 300 Amerikanern im Jahr sein könnten, die an Raumdeos Schaden nehmen. Ich weiß, dass ich beim Poolspielen mit meinen Söhnen in meinem Keller nie darüber nachdenke, dass ich einer von den 5 000 Menschen im Jahr sein könnte, die sich beim Billardspielen verletzen. Wenn ich mit Vergnügen meiner Frau und meinen Söhnen beim Üben für eine Vorstellung des Carson-Familienstreichquartetts zuhöre, habe ich mir noch nie Sorgen über die Tatsache gemacht, dass sich 8 000 Amerikaner pro Jahr an Musikinstrumenten verletzen. Und alle drei dieser Risiken sind tausendfach wahrscheinlicher, als dass ich dieses Jahr die Pest kriege – die Wahrscheinlichkeit dafür ist 1 zu 2,5 Millionen.

Hier sind noch einige Risiken, bei denen sich das Sorgen nicht lohnt:

- Das Risiko zu sterben ist im Januar am höchsten. Der unwahrscheinlichste Monat für einen Todesfall ist der September. (Ist das ein gutes Argument gegen den Neujahrsvorsatz, Fallschirmspringen zu lernen?)
- Es ist dreimal wahrscheinlicher, dass ein Baby in einem Hochstuhl verletzt wird als in einem Laufstall. (Sollten wir die Beine des Hochstuhls absägen oder uns selbst auf den Boden setzen, um Baby Ruth ihre Karotten durch das Netz ihres Laufstalls hindurch zu füttern?)

Solche Risiken kann man leicht abtun.

Aber dann gibt es viele persönlich relevante Risiken, so wie die Wahrscheinlichkeit von 3 zu 10, dass jeder Amerikaner irgendwann eine Art von Krebs bekommt. Die häufigste Art von Krebs bei Männern ist Prostatakrebs; ein Mann von 1 000 erhält jedes Jahr diese Diagnose. Für schwarze Männer ist das Risiko für diese Krankheit fast doppelt so hoch als für weiße und das Risiko wird durch das Alter drastisch erhöht: Mit 45 Jahren liegt es bei 3 Prozent, mit 55 sind es 9 Prozent, 15 Prozent mit 65 und 20 Prozent mit 75.

Das Wissen um diese Risikostatistiken ist ein Grund, weswegen ich in den letzten Jahren gewissenhaft jährliche medizinische Vorsorgeuntersuchungen und PSA-Tests habe machen lassen. Tatsächlich hat das Bewusstsein für die Gefahren, das Verständnis für die Risikofaktoren und das Erkennen der Warnhinweise für Probleme mit der Prostata mir vor einigen Jahren das Leben gerettet.

(Mehr Einzelheiten dazu und die Lektionen über Risiko, die ich aus dieser Erfahrung gelernt habe, folgen etwas später.) Also weiß ich aus eigener Erfahrung, dass es ein sinnloser und tragischer Fehler sein kann, Risiken einfach abzutun und zu ignorieren.

Aber es kann sehr verwirrend sein, wenn manche Studien ein Risiko betonen und man in anderen Studien liest, dass diesen Ergebnissen widersprochen wird oder sie heruntergespielt werden. Denken Sie nur an die aktuelle Diskussion zum Passivrauchen oder über die Effektivität von Airbags in Autos, wobei diese jetzt vorgeschriebene Sicherheitseinrichtung (die unbestritten in Tausenden von Unfällen Leben rettet) in manchen Unfallhergängen tatsächlich ernsthafte Verletzungen und Todesfälle verursacht, was uns wiederum Sorgen machen und verwirren kann.

Manchmal sind dieselben Experten, die sich nicht einig sind (und uns dadurch widersprüchliche Signale über das Ausmaß eines bestimmten Risikos geben), sich noch unschlüssiger über die Konsequenzen von vielen der vorgeschlagenen *Lösungen*. Wie können wir also wissen, wann vielleicht übertriebene Vorsicht ein größeres Problem ist als das Risiko, das wir vermeiden wollen? Manchmal können wir es nicht wissen.

Kurz zwei einschlägige Beispiele. Im Jahr 1972 wurde DDT als Insektenvernichtungsmittel verboten, weil einige Experten dachten, dass es *möglicherweise* krebserregend sei. Es gab keinen klaren Beweis, dass es tatsächlich beim Menschen krebserregend war, obwohl es Gründe gab zu denken, dass es *möglich* sei. Vorsichtshalber wurden Bauern und andere, die einen Insektenbefall eindämmen mussten, gezwungen, auf Insektenvernichtungsmittel aus Organophosphaten umzustellen (so wie Parathione), von denen manche sich mit der Zeit als hundert-, sogar tausendfach giftiger herausstellten als das DDT, das sie ersetzten.

Beim zweiten Beispiel handelt es sich um Saccharin. Einige Studien in den 70er-Jahren an Ratten ließen erkennen, dass massive Dosen des damals beliebten Süßstoffes möglicherweise die Wahrscheinlichkeit für Blasenkrebs bei Menschen erhöhen könnten. Obwohl der vorsichtige Plan, es zu verbieten, in den nächsten

Jahren im Kongress auf Eis lag, hörten Millionen Verbraucher auf, Saccharin zu benutzen, aus Angst, dass es schädlich sein könnte. Die Ironie war, dass, obwohl Saccharin möglicherweise schädlich sein könnte, es gar keinen Zweifel gibt, dass dieselbe Süße in Form von Zucker viel schädlicher ist. Fettleibigkeit – und die damit verbundenen Krankheiten Bluthochdruck, Diabetes, Herzprobleme und so weiter – tötet heutzutage viel mehr Amerikaner als es Blasenkrebs jemals tat.

Was sind also die echten Bedrohungen, mit denen Sie konfrontiert sind, und was werden Sie dagegen tun? Es ist alles so verwirrend!

Sorgen Sie sich nicht

Die meisten von uns weigern sich, sich von den Risiken, derer wir uns bewusst sind, traumatisieren zu lassen. Aber wir kennen wahrscheinlich alle jemanden (oder viele Personen), der sich jede nur erdenkliche Sorge zu eigen macht, dessen Lieblingsgebet scheinbar ist: »Unsere tägliche Sorge gib uns heute.« Leute, die scheinbar einen Dauerzustand der Sorge über alles und jedes ertragen und sogar genießen. Ist Ihnen schon einmal aufgefallen, dass sie nur glücklich sind, wenn sie versuchen, uns dazu zu bewegen, uns mit ihnen zu sorgen?

Wie ich den besorgten Eltern meiner jungen Patienten regelmäßig sage: »Ich hatte noch nie einen Fall, bei dem Sorge geholfen hat.« Genauso wenig ist Sorge eine produktive Reaktion auf die scheinbar endlosen und überwältigenden Risiken, denen wir in unserer Welt heute begegnen.

Wie um alles in der Welt können wir also mit all diesen Risiken umgehen?

Wahrheit Nr. 4: Man kann nicht jedes Risiko ausschalten

In einer Zeit, die Information als Macht betrachtet und die ihr höchstes Vertrauen in Bildung, Wissenschaft und Technologie setzt, glauben viele Menschen fälschlicherweise, dass jede Bedrohung, die wir erkennen, beobachten oder messen können, gänzlich ausgeschaltet werden kann und sollte.

Vor einigen Jahren stellte ein Beamter der Gesundheitsbehörde in einem Artikel in einer der großen amerikanischen Tageszeitungen die absurde Behauptung auf, dass »es keine Unfälle gibt, sondern nur fehlende elterliche Voraussicht.« Die gleiche Ablösung von der Realität liegt der irrigen Jagd nach Null Risiko zugrunde, ein Standard, der vor fünfzig Jahren aufgestellt wurde, als der Kongress festlegte, dass absolut kein krebserregendes Risiko bei Nahrungsmittelzusätzen toleriert werden sollte. Das schien als Standard streng genug zu einer Zeit, als Wissenschaftler das Vorkommen einer Substanz in Millionstel gemessen haben (das bedeutete, dass Wissenschaftler bei einer Million Moleküle ein einziges fremdes Molekül entdecken konnten). Aber Wissenschaftler heute können Substanzen bis zu einer Trillion nachweisen (das ist eine 1 mit 18 Nullen). Das wäre, einfach ausgedrückt, so wie die Möglichkeit, eineinhalb Esslöffel einer Substanz, sagen wir Dioxin, gut gemischt und gleichmäßig verteilt in den Großen Seen in den USA zu finden und zu messen. Glaubt wirklich irgendjemand, dass ein solcher Reinheitsstandard praktisch oder ökonomisch bezahlbar ist?

Von der Gefahr gelähmt

Wenn wir auf der anderen Seite ernsthaft versuchen, uns über jede mögliche Gefahr zu informieren und uns jeden Risikofaktor und jede Warnung zu Herzen nehmen, werden wir uns wohl bald so überwältigt fühlen, dass wir morgens nicht aus dem Bett aufstehen wollen, um all den zu erwartenden Bedrohungen an einem beliebigen Tag zu begegnen.

Bevor Sie aufstehen und unter die Dusche gehen, könnten Sie noch einen Moment liegen bleiben und über Folgendes nachdenken: Hunderte von Menschen sterben alljährlich in ihren Badewannen. Wenn Sie einer der 53 Prozent von Amerikanern wären, die ihr Leitungswasser aus unterirdischen Grundwasserreservoirs beziehen, wollen Sie vor dem Zähneputzen nicht hören, dass nach

Schätzungen der Umweltbundesbehörde von 18 000 der 100 000 undichten unterirdischen Brennstoffspeicher in den USA bekannt ist, dass sie umliegendes Grundwasser verseucht haben. Wenn Sie dann am Waschbecken im Bad fertig sind, sollten Sie gewarnt sein, dass das einfache Anziehen schon viel gefährlicher ist, als die meisten jemals vermuten: 150 000 Amerikaner verletzen sich pro Jahr ernsthaft an ihrer Kleidung. Und über 100 000 von uns werden in die Notaufnahme gebracht, weil unsere Schuhe oder Schnürsenkel nicht so funktionieren wie vorgesehen.

Wenn Sie das Gefühl haben, etwas mehr Stärkung zum Ankurbeln Ihres Tages zu brauchen, dann wollen Sie vielleicht nicht wissen, dass es über 1 000 verschiedene Chemikalien im Röstkaffee gibt – von denen nur 26 auf krebserregende Eigenschaften getestet worden sind und 19 davon bei Ratten Krebs hervorrufen. Manche Experten schätzen sogar, dass es in einer Tasse Kaffee mehr krebserregende Stoffe gibt als in der gesamten Menge von Pestizidrückständen, die eine durchschnittliche Person im ganzen Jahr aufnimmt. Und bevor Sie sich entscheiden, was Sie zu Ihrem Frühstückskaffee essen wollen, sollten Sie wahrscheinlich nicht allzu lange über einen kürzlichen Bericht der *National Academy of Sciences*[6] nachdenken, der zu dem Schluss kommt: »Es ist denkbar, dass in der Nahrung natürlich vorkommende Chemikalien ein größeres Krebsrisiko darstellen als synthetische Chemikalien.«

Sie brauchen wahrscheinlich keine Erinnerung an die potenziellen Risiken auf dem Weg zur Arbeit und ich mache mir gar nicht die Mühe, die üblichen Gefahren am Arbeitsplatz aufzulisten.

Lassen Sie uns stattdessen über Ihren Plan nachdenken, am Ende des Tages nach Hause zu kommen und Freunde zu einem gemütlichen Abend zu sich einzuladen. Bevor Sie anfangen etwas aufzuräumen, wollen Sie vielleicht darauf aufmerksam gemacht werden, dass die Wahrscheinlichkeit, sich mit Ihrem Toilettenreiniger Schaden zuzufügen, bei 1 zu 10 000 liegt – nur wenig wahrscheinlicher, als dass Sie dieses Jahr ermordet werden, was bei 1 zu 11 000 liegt. Ach ja, seien Sie in der Nähe Ihrer Fenster

6 Nationale Akademie der Wissenschaften.

vorsichtig, weil 20 Menschen im Jahr aus Versehen durch die Kordeln an ihren Vorhängen erdrosselt werden.

Bevor Sie dann Ihre Pläne ausführen, auf Ihrer Terrasse ein Picknick zu servieren, sollten Sie vielleicht noch in Erwägung ziehen, dass sich jedes Jahr mehr Menschen an ihren Grills verletzen als durch das Abfeuern von Feuerwerk. Und die gegrillten Steaks, die Sie anbieten wollten? Sie enthalten Milliarden Atome Benzopyren, was zu Beginn des 21. Jahrhunderts von der amerikanischen Bundesagentur für toxische Substanzen und Krankheiten als die Nummer 8 von 20 aufgeführt wurde. Es mag Sie vielleicht auch interessieren, dass drei der krebserregenden Nitropyrene, die in Dieselkraftstoff vorkommen, auch in gegrilltem Huhn zu finden sind. Tatsächlich sind die gebratenen und gegrillten Nahrungsmittel, die Sie im Laufe eines durchschnittlichen Tages essen, mehrere Hundert Mal mehr krebserregend als das, was Sie einatmen, wenn Sie in einer Metropole mit schwerer Luftverschmutzung leben.

Wer könnte Ihnen also morgen früh einen Vorwurf daraus machen, wenn Sie die Decke über den Kopf ziehen und sich weigern, sich noch einem Tag mit so vielen Risiken zu stellen? Wenn Sie aber doch im Bett bleiben, dann sollten Sie gewarnt sein: Sie könnten zu den etwa 400 000 Amerikanern gehören, die jedes Jahr Verletzungen von ihren Betten, Matratzen und Kopfkissen davontragen. Auch wenn Sie die Gefahren meiden, könnte das Im-Bett-Bleiben mit der Zeit zur Verkümmerung Ihrer Muskeln führen, Ihr Risiko, Bluthochdruck zu entwickeln, erhöhen oder sogar eine lebensbedrohliche Lungenembolie auslösen. Ganz zu schweigen von der fast sicheren Gefahr der Arbeitslosigkeit, sollten Sie diese Strategie sehr lange anwenden.

Die meisten von uns können es sich nicht leisten, der Angst nachzugeben und sich zu erlauben, sich von der Gefahr lähmen zu lassen. Wenn wir uns aber heutzutage aller Risiken, mit denen wir in unserer Gesellschaft leben, viel bewusster sind und sie doch niemals ganz beseitigen können, wie können wir dann über die noch vor uns liegenden Risiken nachdenken?

Wahrheit Nr. 5: Oft können wir nicht mehr als das Risiko minimieren

Der Entwickler der Saturn-5-Rakete, die die erste Apollomission zum Mond abschoss, sagte einmal: »Sie wollen ein Ventil, das nicht leckt, und Sie versuchen alles Mögliche, um eines zu entwickeln. Aber die reale Welt liefert Ihnen nun mal ein leckendes Ventil. Sie müssen feststellen, wie viel Undichtheit man tolerieren kann.«

Was uns zum nächsten Punkt bringt …

Wahrheit Nr. 6: Jeder von uns muss sich entscheiden, was die akzeptablen Risiken sind

Wenn es darum geht festzulegen, wie Sie auf ein bestimmtes Risiko reagieren, sollten Sie für sich selbst entscheiden. Wir haben schon einige der Gefahren aufgezeigt, die darin liegen, Vertrauen in die Präsentation der Medien zu einem Risiko zu setzen. Traurigerweise jedoch sagt die *Harvard School of Public Health*[7], dass die Menschen mehr Information über Risiken und Gefahren aus den Medien annehmen als von ihren Ärzten oder anderen. Wenn auch manche Experten verlässlicher sind als andere, kommen von ihnen oft widersprüchliche Informationen. Wir werden gewarnt, »Aspirin zu meiden, weil es Magengeschwüre verursacht«, und gleichzeitig wird uns geraten, »Aspirin zu nehmen, um das Risiko eines Schlaganfalls zu vermeiden.«

Etwas später werde ich Ihnen einen einfachen, praktischen Rahmen zeigen, wie man über Risiken nachdenken und für sich selbst entscheiden kann, was ein sinnvoller Umgang damit sein kann.

Risiken kennen?

Sie und ich sind gezwungen, über zahllose potenzielle Gefahren, denen wir täglich begegnen, nachzudenken und mit ihnen umzu-

7 Institut für öffentliche Gesundheit.

gehen. Welche Bedrohungen verdienen wirklich unser Interesse? Wir haben uns die nur allzu häufigen Reaktionen, die nicht helfen, schon angeschaut. Was könnte eine sinnvolle, praktische, produktive Reaktion auf die ernsthaften Gefahren sein, die unsere Welt birgt? In dem ständigen und verwirrenden Missklang der Warnungen, die auf uns einstürzen, wem sollten wir zuhören? Warum halten wir manche Risiken für akzeptabel? Wann ziehen wir uns klug von anderen Gefahren zurück? Wie unterscheiden wir?

Wenn Sie eines meiner früheren Bücher gelesen haben – *Begnadete Hände, Nimm dir Großes vor!* oder *The Big Picture* –, dann sind Sie wahrscheinlich nicht überrascht, wenn ich eines meiner Lieblingsthemen hier erneut anschneide. Ich möchte Sie daran erinnern, dass die größten und wertvollsten Ressourcen, die wir haben, um wichtige Entscheidungen zu treffen, das *Wissen* und die erstaunliche Leistungsfähigkeit des Verstandes sind, den Gott uns bei der Schöpfung geschenkt hat. Das trifft auf jeden Fall zu, wenn wir entscheiden, was unsere beste Reaktion auf ein Risiko, dem wir begegnen, sein sollte.

Ich würde aber gerne noch einen weiteren meiner Lieblingspunkte betonen: *Weisheit* ist etwas anderes und oft Wichtigeres als *Wissen*. Es ist tatsächlich oft so, dass die ganze Information, die uns gegeben wurde, alle Risiken, denen wir begegnet sind, alle Warnungen, die wir aus so vielen verschiedenen Quellen erhalten haben, zusammengenommen eher unsere Perspektive verzerren, sodass eine effektive Risikoanalyse und Entscheidungsfindung *schwieriger* wird statt leichter.

Statt uns in dem ganzen Wissen, das uns vor Augen ist, zu verlieren und in die Sorge abzugleiten, können wir ein wenig Weisheit walten lassen, die uns hilft, die andere Seite der Gleichung zu erkennen …

Wahrheit Nr. 7: Nicht alle Risiken sind schlecht

Wir werden in den folgenden Kapiteln viel Zeit damit verbringen, uns die positive Seite des Risikos anzuschauen. Schließlich wäre das

Leben, wenn man darüber nachdenkt, ohne Risiko doch langweilig – was uns zur letzten Wahrheit bringt, die ich anführen möchte, in Bezug auf eines der signifikantesten Risiken überhaupt.

Wahrheit Nr. 8: Wir werden alle letztendlich an irgendetwas sterben

Betrachten Sie einmal die Wahrscheinlichkeit, in diesem Jahr aus einem der folgenden Gründe zu sterben:

- Krebs: 1 zu 500
- Ertrinken: 1 zu 50 000
- Fahrradfahren: 1 zu 130 000
- Flugzeugabsturz: 1 zu 250 000
- in der Badewanne: 1 zu 1 000 000
- aus dem Bett fallen: 1 zu 2 000 000
- Erfrieren: 1 zu 3 000 000
- Blitzschlag (als Mann): 1 zu 2 000 000
- Blitzschlag (als Frau): 1 zu 10 000 000
- Tollwut (in den USA): 1 zu 100 000 000
- ein Gegenstand, der bei einer Operation aus Versehen in Ihrem Körper vergessen wurde: 1 zu 80 000 000
- ein Meteor: etwa 1 zu 5 000 000 000

Die Wahrscheinlichkeit, dass Sie irgendwann in Ihrem Leben sterben: 1 zu 1.

Man könnte also sagen, der größte, bedeutendste und universellste Risikofaktor für den Tod ist das Geborenwerden. Das heißt indirekt, dass es wirklich nicht sehr hilfreich ist, das Thema Risiko anzugehen, indem man sich darauf konzentriert, wie man vielleicht sterben wird; es ist weitaus weiser zu überlegen, wie wir leben sollten und mit welchen Risiken wir bereit sind zu leben.

Ich stimme Teddy Roosevelt zu, der einmal erklärte: »Es ist viel besser, große Dinge zu wagen, als sich zu den Krämerseelen zu gesellen, die weder große Freude noch großen Schmerz empfinden.« Seine Worte finden einen Nachhall bei mir, weil ich mein ganzes Leben lang zwei Gruppen von Menschen beobachtet habe, die in ihrem Zugang zum Risiko ernsthafte, lebensbeeinflussende Fehler gemacht haben.

Zuerst sind es die Leute, die traurigerweise so viel Angst vor jedem Risiko haben, dass sie es nie wirklich schaffen, in ihrem Leben irgendetwas von echter Bedeutung zu tun. Als zweites kommen diejenigen, die alle falschen Risiken eingehen und tragischerweise sich selbst oder andere dabei verletzen oder zerstören. In beiden Fällen werden Leben zerstört und beide Gruppen erreichen ihr Potenzial nicht. Sie entdecken und genießen nie die Bestimmung, die Gott für sie auf dieser Erde vorgesehen hat.

Im Lauf der Jahre habe ich ein einfaches Rezept entdeckt, das man bei der Begegnung mit dem Risiko einsetzen kann, eine Lösung, die Menschen in beiden Gruppen – den Ängstlichen und den Unklugen – hilft und denen von uns, die zwischen den beiden Gruppen leben.

Ich bin ehrlich überzeugt davon, dass der größte Anteil meines Erfolgs und der Großteil meiner persönlichen und professionellen Errungenschaften über die Jahre hinweg auf die Anwendung dieser praktischen kleinen Formel auf alle möglichen Lebensrisiken zurückgeführt werden können – angefangen bei dem, was die meisten Menschen heutzutage eine *gefährdete Kindheit* nennen würden.

6

»Gefährdete« Kindheit

Wenn Soziologen in den 1950er-Jahren schon die Bezeichnung »Gefährdete Kinder« geprägt hätten, dann hätte ich ihr Vorzeigekind sein können. Da ich mein Leben nie als riskanter als das von allen anderen angesehen habe, hätte ich mich wahrscheinlich von der Bezeichnung beleidigt gefühlt. Aber ich erfüllte auf jeden Fall die folgenden Kriterien: Ein (1) schwarzes (2) männliches Kind, aufgezogen (3) in Armut in einer (4) Ghettokultur auf den (5) Straßen von Boston und Detroit, das Produkt einer (6) auseinandergebrochenen Familie, versorgt von einer (7) kaum gebildeten und (8) sehr jungen (9) alleinstehenden Mutter (mit 13 verheiratet, mit Mitte 20, als ich acht war, geschieden), die (10) keine Berufsausbildung oder irgendeine Berufsqualifikation hatte.

Ich habe in meinen früheren Büchern viel über meine Erziehung berichtet. Sie ist sogar das Thema von Kinderbüchern gewesen,[d] und ich wiederhole die Hauptfakten praktisch jedes Mal, wenn ich gebeten werde, vor Gruppen zu sprechen. Ein Theaterstück über mein Leben wird seit Jahren vor Hunderten von Schulkindern auf der Bühne aufgeführt und es gibt schon seit einiger Zeit Pläne für einen Film.

So eigenartig und unwahrscheinlich mir das auch vorkommt, kennen Millionen von Menschen die Geschichte meines Lebens. Wenn Sie einer davon sind, dann bitte ich bei der folgenden kurzen Wiederholung um Geduld. Ich verspreche, dass es einige neue Details geben wird – und, so hoffe ich, eine frische Perspektive – während wir die Höhepunkte meines frühen Lebens neu beleuchten und durch die aufschlussreiche Linse des Risikos zurückblicken.

Damals schien mir mein eigenes junges Leben außerordentlich gewöhnlich zu sein – auf jeden Fall eher langweilig als gefährlich. Erst in letzter Zeit habe ich angefangen zu würdigen, welche Rolle das Risiko dabei gespielt hat, mich zu dem Menschen zu machen, der ich heute bin – und nicht nur ein Risiko, sondern viele verschiedene Risiken, die schon auftraten, bevor ich überhaupt geboren wurde. Erlittene Risiken. Erduldete Risiken. Ignorierte Risiken. Erkannte Risiken. Angetroffene Risiken. Abgelehnte Risiken. Eingegangene Risiken. Bereute Risiken. Überlebte Risiken. Getrotzte Risiken. Abgewogene Risiken. Ausgewählte Risiken. Angenommene Risiken. Bewältigte Risiken.

Mein Leben unterscheidet sich in dieser Hinsicht nicht so sehr von dem der meisten anderen Menschen. Jedes menschliche Wesen erlebt Risiken; manche Risiken sind allen Menschen gemeinsam und manche sind einzigartig für das einmalige Leben, das uns zu leben gegeben ist. Aber ich weiß ganz bestimmt, dass das Risiko – sowohl sein Schatten als auch seine Realität – mein Leben ganz und gar geprägt hat.

Meine Mutter ging ein riesiges Risiko ein, einen älteren »Märchenprinzen« zu heiraten, der sie mit dem Versprechen umwarb und lockte, sie von der zermürbenden Härte fortzubringen, in der sie als eines von 20 Kindern in einer Familie aufwuchs, die sich ein trostloses Auskommen auf einer kleinen, kargen Farm im ländlichen Tennessee erkämpfte. Das Risiko, das sie einging, machte sich reichlich bezahlt – zumindest kurzfristig –, als Sonya Carson über Nacht aus dem Elend der Postdepression in den Appalachen zu den verheißungsvollen hellen Lichtern und Großstadtreizen von Detroit wechselte. Eine Zeit lang schien alles wunderbar. Mutter bekam meinen Bruder Curtis und einige Jahre später folgte ich.

Ich kann mich daran erinnern, dass mir als kleines Kind gesagt wurde, dass die Arbeit meines Vaters ihn die meiste Zeit von zu Hause fernhielt. Wenn er denn zu Hause war, war er liebevoll und spielte mit mir. Also liebte ich meinen Vater und dachte, wir hätten eine glückliche Familie.

Vater war viel öfter weg, als ich älter wurde, und ich wusste nie warum. Es schien zwischen ihm und Mutter Spannungen zu geben, aber ich verstand den Grund nicht. Eines Tages, als ich in der dritten Klasse war, erklärte meine Mutter meinem Bruder und mir, dass unser Vater ausziehen und nie wieder bei uns leben würde.

Unter Tränen flehte ich meine Mutter an, den Grund zu erklären. Sie versuchte mir zu sagen, dass es einfach so sein musste. Ich bettelte sie an, dafür zu sorgen, dass Vater zurückkam. Sie sagte, dass sie das nicht könne – sie könne es einfach nicht. Ich gab nicht nach, weil das alles keinen Sinn ergab. Schließlich ging sie so weit zu sagen: »Dein Vater hat ein paar wirklich schlimme Dinge getan.« Ich sagte ihr, dass ich wusste, sie könne ihm vergeben. Sie sagte, es wäre nicht so einfach.

Erst viele Jahre später erfuhr ich, dass es nicht seine Arbeit gewesen war, die ihn von unserer Familie fernhielt. Er hatte jahrelang ein Doppelleben geführt – komplett mit einer zweiten Frau und Kindern.

Das Risiko, das Mutter eingegangen war, als sie geheiratet und ihre Familie in Tennessee zurückgelassen hatte, konnte zu dem Zeitpunkt, als mein Vater auszog, für sie nicht gut ausgesehen haben. Und doch bin ich mir wohl bewusst, dass ich meine pure Existenz dem törichten Risiko zu verdanken habe, das eine arme, unschuldige und naive 13-Jährige vor so vielen Jahren einging.

Wir standen einem noch viel größeren Risiko gegenüber, nachdem mein Vater ausgezogen war. Er hörte bald auf, den geforderten Unterhalt für uns Kinder zu zahlen, sodass meine Mutter beschloss, sie und ihre beiden Söhne würden »es alleine schaffen«. Sie fand die einzige Arbeit, die sie tun konnte – putzen, Kinder betreuen und manchmal für zwei, drei oder mehr begüterte Familien gleichzeitig kochen. An vielen Tagen ging sie vor Morgengrauen aus dem Haus und kehrte von ihrem zweiten oder dritten Job erst nach Hause zurück, wenn Curtis und ich schon wieder im Bett waren. Es vergingen manchmal zwei oder drei Tage am Stück, an denen wir sie nicht zu Gesicht bekamen.

Die langen Stunden schwerer Arbeit und das Risiko, zwei Jungen alleine großzuziehen, belasteten meine Mutter schwer. Aber sie ließ es nie durchblicken. Erst nachdem wir erwachsen waren, erfuhren mein Bruder und ich die Wahrheit über die gelegentlichen »besonderen« Zeiten, in denen wir bei Freunden bleiben durften, während meine Mutter »fortging«. Mutter sagte uns lediglich, dass sie einen von »unseren Lieben besuchen« oder »betreuen« müsste; sie war dann manchmal ein paar Tage, manchmal bis zu drei oder vier Wochen weg. Wir hatten nie den Verdacht, dass dies Zeiten waren, in denen sie sich vom Leben so überwältigt und bedroht fühlte, dass sie sich vorübergehend in eine psychiatrische Pflegeeinrichtung einweisen ließ, um sich wegen Depressionen und emotionalem Stress behandeln zu lassen. Wenn sie das Gefühl hatte, sie könne wieder mit dem Leben zurechtkommen, ließ sie sich wieder entlassen, wir begrüßten sie als von ihrer »Reise« zurück und das Leben ging weiter.

Wenn ich jetzt in dem Wissen, was meine Mutter durchmachte, darauf zurückblicke, habe ich umso mehr Respekt vor ihr. In dieser gesamten enorm schmerzhaften und schwierigen Phase ihres Lebens – als sie sich plötzlich ganz allein in der Welt wiederfand, am Boden zerstört und desillusioniert durch das Ende ihrer Ehe und ganz und gar allein verantwortlich für die Erziehung von zwei jungen Söhnen – brachte sie die notwendigen Stärke- und Charakterreserven auf, es zu riskieren, ihren eigenen Schwächen ins Auge zu sehen *und* die Hilfe zu suchen, die sie brauchte um damit umzugehen.

Die ständigen finanziellen Belastungen forderten bald ihren eigenen Tribut. Statt mit den monatlichen Zahlungen in Verzug zu geraten und unser kleines Häuschen zu verlieren, traf Mutter eine weitere schwierige und etwas riskante Entscheidung. Wir vermieteten unser Haus zu einer Summe in Höhe der Abzahlungen an eine andere Familie und wir selbst zogen über den halben Kontinent nach Boston, wo wir einige Zeit bei der älteren Schwester meiner Mutter, Jean Avery, und ihrem Mann William einzogen – einem warmherzigen und wunderbaren Ehepaar, dessen eigene Kinder schon erwachsen waren.

In der Zeit, in der wir dort waren, unternahm Mutter noch zwei oder drei »Reisen zu Familienmitgliedern«, aber Curtis und mir machte es nichts aus, weil Tante Jean und Onkel William sich so gut um uns kümmerten, dass wir bei der Rückkehr unserer Mutter schon ein wenig verwöhnt waren. Die Zeit in Boston gab nicht nur unserer Familie eine Chance, sich finanziell etwas zu erholen, sondern Mutter schien auch viel ihrer emotionalen und körperlichen Stärke zurückzugewinnen, als wir bei den Averys wohnten.

Ironischerweise waren die Fortschritte an Stabilität, die wir während unserer Zeit in Boston als Familie machten, von einem Ausmaß an Risiko begleitet, das wir bis dahin nicht besonders gespürt hatten. Ich glaube wirklich, dass es mehr als nur die fehlende Vertrautheit war, die das Leben in den Mietshäusern von Boston viel gefährlicher erschienen ließ, als die Straßen zu Hause in Detroit. Die Ratten, die so groß schienen wie Katzen, die Alkoholiker, die in der Nachbarschaft überall auf den Bürgersteigen lagen, und die Polizeiautos, die ständig mit Blaulicht und heulenden Sirenen die Straßen auf und ab rasten, steuerten alle zu der bedrohlichen Atmosphäre bei.

Diese Empfindung der Gefahr war nicht nur das Ergebnis der überaktiven und produktiven Fantasie eines kleinen Jungen. Einer von Tante Jeans und Onkel Williams Söhnen wurde eines Nachts auf tragische Weise auf der Straße erschossen. Ich hatte meinen jungen erwachsenen Cousin gemocht und bewundert, aber zusätzlich zu der furchtbaren Trauer, die ich bei seinem Tod fühlte, wurde mir klar, dass er in seinem Umgang mit Drogendealern etwas getan hatte, was er nicht tun sollte, als er erschossen wurde. Ich erinnere mich, dass ich dachte: »Es gibt Dinge dort draußen, die das Risiko einfach nicht wert sind!«

Nach zwei Jahren entschied Mutter, dass sie jetzt die emotionalen und finanziellen Mittel hatte, mit uns wieder nach Detroit zurückzuziehen und dort auf uns alleine gestellt zu leben. Sie war sich nicht sicher, dass wir schon die Abzahlungen auf unser Haus alleine tragen konnten, also zogen wir in eine Wohnung unterm Dach eines alten Gebäudes in einem smogverseuchten Industriegebiet an den Bahngleisen.

Wir waren alle froh, wieder »zu Hause« zu sein, aber als es Zeit wurde, an der Higgins-Grundschule die fünfte Klasse anzufangen, war für mich ein unsanftes Erwachen vorprogrammiert. Ich hatte gedacht, dass ich in den ersten drei Schuljahren in den Schulen in Detroit eine gute Grundlage gelegt bekommen hatte. In Boston gingen Curtis und ich dann in eine kleine private christliche Schule, weil Mutter glaubte, wir würden dort eine bessere Ausbildung bekommen. Unglücklicherweise war sie nicht gut genug.

Der Unterricht an der überwiegend von weißen Schülern besuchten Higgins-Grundschule war schwer. Die andern Fünftklässler waren mir in allem weit voraus. Anstatt einer der besseren Schüler meiner Klasse zu sein wie in Boston, fand ich mich hier am unteren Ende wieder. Das Schlimmste daran war wohl, dass ich anfing, die Einschätzung einiger der anderen Kinder zu teilen, die mich hänselten und als »Klassenidiot« verspotteten.

Meine klarste Erinnerung an die fünfte Klasse ist der Tag, an dem wir einen Mathetest hatten und die Lehrerin uns bat, die Tests zum Korrigieren an unseren Hintermann zu geben, während sie die Antworten vorlas. Als die Tests korrigiert worden waren, wurden sie ihren Besitzern zurückgegeben, die dann auf den Aufruf ihres Namens warten mussten, um die Ergebnisse laut vorzulesen.

Ich wartete mit Grausen, bis ich endlich meinen Namen hörte. »Benjamin?«

Ich murmelte meine Antwort und die Lehrerin rief begeistert: »*Neun!* Benjamin, das ist ja wunderbar!« (Der Test hatte 30 Aufgaben, aber 9 von 30 wären bei mir unglaublich gewesen.)

Das Mädchen hinter mir kicherte laut und verkündete noch lauter: »Nicht *neun*! Er hat *keinen*!«

Der ganze Klassenraum explodierte vor Lachen. Am liebsten

wäre ich durch die Ritzen im Fußboden versunken. Ich war den Tränen nahe, aber ich weigerte mich zu zeigen, wie sehr das Gelächter mich verletzte. Also zauberte ich mir ein großes Lächeln ins Gesicht und tat so, als ob es mir egal sei.

Aber es machte mir etwas aus. Nicht nur, weil es mich verletzt hatte, sondern auch, weil ich wusste, dass meine derzeitigen Leistungen in der Schule meine Träume bedrohten.

Mehr als zwei Jahre zuvor war ich eines Tages in der Kirche eine von Herzen kommende Verpflichtung eingegangen, als ich eine denkwürdige Predigt darüber hörte, dass man »in Jesus Christus immer sicher ist, wenn man sein Vertrauen auf den Herrn setzt.« Am Ende des Gottesdienstes ging ich nach vorne, um meine Entscheidung und meine Entschlossenheit bekannt zu geben, ein Nachfolger von Jesus zu werden.

Ungefähr zur selben Zeit hatte ich mich entschieden, eines Tages Gott als Arzt zu dienen – als Missionsarzt. Die Blätter, die wir in den Kinderbibelstunden in der Kirche bekamen, berichteten oft von medizinischen Missionaren und ihrem Aufenthalt in faszinierenden weit entfernten Ländern wie Afrika und Indien und machten mich neugierig. Die Geschichten von engagierten Ärzten, die Leid linderten und Tausenden von Menschen halfen, ein gesünderes und glücklicheres Leben zu führen, inspirierten mich.

»Das ist es, was ich tun will«, verkündete ich eines Tages auf dem Weg nach Hause vom Gottesdienst. »Kann ich Arzt werden, Mutter?«

Sie hielt auf der Stelle an, legte ihre Hände auf meine schmalen Schultern und sah mir direkt in die Augen. »Hör mir gut zu, Benny. Wenn du den Herrn um etwas bittest und glaubst, dass er es tun wird, dann wird es passieren!«

»Ich glaube, dass ich Arzt werden kann«, sagte ich.

»Dann, Benny, wirst du Arzt sein«, versicherte sie mir und wir gingen weiter. Ab dem Zeitpunkt wusste ich, was ich mit meinem Leben anfangen wollte.

Natürlich hatte ich, wie die meisten Kinder, keine Ahnung, was nötig war, um Arzt zu werden. Aber ich war mir ziemlich sicher, dass der Klassenidiot zu sein nicht der sicherste, schnellste oder empfehlenswerteste Weg zu meinem auserkorenen Beruf war.

Ich glaube nicht, dass Mutter sich zu dem Zeitpunkt sehr viele Gedanken über meine Aussichten auf eine Karriere in der Medizin machte. Ihre unmittelbare Sorge war, ob ich jemals die Grundschule absolvieren würde. Curtis erging es in seinem ersten Jahr in der Mittelschule nicht viel besser, also setzte sie sich eines Nachmittags mit uns hin und sagte uns, sie sei so enttäuscht von unserer derzeitigen Schulleistung, dass sie nicht wüsste, was sie tun sollte. Wir liebten unsere Mutter und hassten es, sie zu enttäuschen. Aber wir lagen bei unserer Rückkehr nach Detroit so sehr hinter unseren Mitschülern zurück, dass wir auch nicht wussten, was wir tun sollten.

Mutter schickte uns schließlich ins Bett und sagte, dass sie noch aufbleiben wolle, um über unsere traurige Schulsituation zu beten. Sie wollte Gott fragen, was sie tun sollte, weil es in der Bibel schließlich viele Verse über Gottes besondere Fürsorge für die Armen, die Witwen und ihre Kinder gibt.

Ich weiß nicht, wie es Curtis ging, aber ich konnte in dieser Nacht nur schlecht einschlafen. Ich bin mir nicht sicher, ob es Neugierde oder Besorgnis war, die mich wach hielt, weil ich lauschte, nachdachte und mich fragte, was Gott wohl unserer Mutter sagen würde.

Wie befürchtet, fanden mein Bruder und ich das, was sie am nächsten Morgen zu sagen hatte, gar nicht gut. Mutter beharrte darauf, Gott habe ihr klargemacht, dass wir zu viel Zeit mit dem Fernsehen verbrachten und nicht genug mit dem Lernen! »Wir werden den Fernseher ausmachen und ab jetzt könnt ihr euch nur noch drei Sendungen pro Woche aussuchen …«

Drei? Wir protestierten schon. Aber sie sprach weiter.

»… und jede Woche werdet ihr zwei Bücher lesen – ihr könnt euch aussuchen welche – und für mich einen Bericht darüber schreiben.«

Wieder protestierten wir. Zwei Bücher pro Woche waren noch unzumutbarer als drei Fernsehsendungen. Aber sie blieb dabei.

Curtis und ich waren nicht die Einzigen, die Zweifel hatten, ob sie den Herrn richtig verstanden hatte. Sogar einige ihrer Freundinnen, andere Mütter, sagten ihr, sie wäre zu streng mit uns, dass Jungen Zeit brauchten, um draußen zu spielen. Es gab sogar Leute, die Mutter warnten, sie riskiere unseren Hass auf sie dafür, dass sie fordere, wir sollten den Fernseher ausmachen, um Bücher zu lesen und Aufsätze zu schreiben.

Aber die Leute irrten sich alle. Wir hassten Mutter nicht für die Umsetzung des neuen Plans. Ja, sicher, eine Zeit lang beschwerten wir uns regelmäßig, sie sei zu hart, und bettelten darum, sie solle die neue Strategie lockern. Aber tief im Innern zweifelten wir nie daran, dass sie uns liebte und nur das Beste für uns wollte. Also hielten wir uns an ihre Einschränkungen in Bezug auf das Fernsehen – auch wenn sie arbeiten war und wir allein zu Hause waren, weil wir sie zu sehr respektierten, um ihr nicht zu gehorchen.

Wir beschwerten uns genauso über das Bücherlesen. Ich hatte in meinem ganzen Leben noch nicht ein ganzes Buch gelesen, außer dem, was wir für die Schule lesen mussten. Ich konnte mir überhaupt nicht vorstellen, ein Buch pro Woche durchzulesen, ganz zu schweigen von zwei.

Aber Mutter bestand darauf: »Benny, Süßer, wenn du lesen kannst, dann kannst du so gut wie alles lernen, was du wissen willst. Die Türen zur Welt stehen Menschen offen, die lesen können.«

Also gingen Curtis und ich in unsere örtliche Bibliothek. Mutter hatte gesagt, wir könnten jedes Buch lesen, das wir wollten. Da ich Tiere schon immer geliebt hatte, begann ich Tierbücher zu lesen. Zwei pro Woche. Dann schrieb ich für Mutter Berichte über die Bücher, die uns dann bat, ihr unsere Berichte laut vorzulesen. (Wir erfuhren erst viel später, dass sie selbst nicht lesen konnte.) Als wir fertig waren, nahm sie uns die Blätter ab und sah sie sorgfältig durch, als ob sie sie wirklich las. Dann lächelte sie, machte einen großen Haken an den Bericht und gab ihn uns wieder.

Nachdem ich die interessantesten Tierbücher in unserer Filiale der Stadtbücherei von Detroit gelesen hatte, fing ich an, Bücher über Pflanzen auszuleihen. Dann machte ich mit Steinen weiter. Wir wohnten schließlich in einem heruntergekommenen Stadtteil von Detroit in der Nähe vieler Bahngleise. Was gibt es entlang der Gleise? Steine. Also sammelte ich Schachteln voller Steine, nahm sie mit nach Hause und verglich sie mit den Bildern in meinen Geologiebüchern. Nach kurzer Zeit konnte ich praktisch jeden Stein benennen, erzählen, wie er entstanden war und identifizieren, wo er herkam.

Ich war immer noch in der fünften Klasse, wurde langsam in einigen Fächern besser, galt aber immer noch als der Klassenidiot. In der Schule wusste niemand von meinem neuen Leseprogramm.

Dann kam eines Tages unser Lehrer für Naturwissenschaften ins Klassenzimmer und hielt einen großen, glänzenden Stein hoch. »Kann mir jemand sagen, was das ist?«, fragte er.

Ich hatte mich noch nie im Unterricht gemeldet. Ich hatte noch nie eine Antwort gegeben. Also wartete ich darauf, dass die schlauen Kinder etwas sagten. Keiner meldete sich. Ich wartete darauf, dass sich die langsameren Kinder meldeten. Von ihnen meldete sich auch keiner, also dachte ich mir, das wäre meine Chance.

Ich glaube, ich habe den Lehrer schockiert, als ich die Hand hob. Alle im Raum drehten sich um und schauten mich an. Klassenkameraden stießen sich gegenseitig an und flüsterten: »Guck mal, Carson hat die Hand gehoben. Das wird gut.«

Der Lehrer überwand endlich seine Überraschung und sagte: »Benjamin?«

Ich sagte: »Herr Jaeck … das ist Obsidian.«

Der ganze Raum wurde still. Meine Antwort hörte sich gut an, aber keiner wusste, ob es stimmte oder nicht. Also warteten sie einfach.

Schließlich brach der Lehrer das Schweigen und sagte: »Das ist richtig! Es ist Obsidian.«

Ich erklärte weiter: »Obsidian entsteht nach Vulkanausbrüchen. Lava fließt herab und wenn es auf Wasser trifft, gibt es eine Schockabkühlung. Die Elemente vereinigen sich, die Luft wird herausgepresst, die Oberfläche wird spiegelglatt und …« Plötzlich bemerkte ich, dass meine Klassenkameraden mich alle anstarrten, total erstaunt über die Worte, die aus dem Mund des »Klassenidioten« kamen.

Aber wissen Sie, wer der Erstaunteste von allen war? Ich selbst. Denn in dem Moment ging es mir auf, dass ich doch kein Idiot war. Ich konnte eine Frage beantworten, die kein anderer beantworten konnte, weil ich Naturkundebücher über Tiere, Pflanzen und Mineralien gelesen hatte. *Was, wenn ich Bücher über alle meine Fächer lesen würde?*, dachte ich. *Dann würde ich mehr wissen als alle diese Schüler, die mich ausgelacht und »Idiot« genannt hatten.*

An demselben Tag fing ich genau damit an. Als wir in der siebten Klasse waren, kamen die gleichen Schüler, die mich früher damit gehänselt hatten, der Dümmste in der Klasse zu sein, zu mir und fragten: »Benny, wie löst man diese Aufgabe?«

Ich sagte dann: »Setz dich zu meinen Füßen, Kleiner, während ich dich lehre.« Ich war vielleicht ein bisschen unausstehlich. Aber nach den Hänseleien, die ich von ihnen ertragen musste, war es ein gutes Gefühl, ihnen ein wenig davon zurückzugeben.

Innerhalb von zwei Jahren disziplinierten, wöchentlichen Lesens stieg ich vom schlechtesten Schüler meiner Klasse bis zum besten auf – in fast jedem Fach. Mutter war begeistert. Ich lief nicht mehr Gefahr, die Schule nicht zu bestehen, und ich war überzeugter denn je, dass ich Arzt werden würde. Sowohl meine Mutter als auch ich waren Gott dankbar für die Führung, die er ihr gab, als sie gebetet und ihn gefragt hatte, was sie mit ihren beiden Söhnen tun sollte. Curtis und ich waren dankbar, dass Mutter unseren Unmut riskiert hatte, als sie hart blieb und ihre Entscheidung durchzog, den Fernseher auszuschalten und uns stattdessen zum Lesen zu bringen.

Allerdings schützte mich die Tatsache, dass ich im Klassenraum die Kurve gekriegt hatte, nicht vor allen anderen Lebensrisiken, die meinem Bruder und mir beim Heranwachsen in dieser wenig begehrenswerten Nachbarschaft begegneten. Wir dachten damals nicht weiter darüber nach und meine Mutter wusste gar nicht um die Risiken, die wir eingingen, aber einfach nur von der und zur Schule zu gelangen, war in unserer neuen Nachbarschaft ein gefährliches Unterfangen. Die schnellste und aufregendste Art voranzukommen war, auf einen der Güterzüge aufzuspringen, die an der Route, die Curtis und ich zur Wilson-Mittelschule nehmen mussten, vorbeifuhren. Curtis mochte die Herausforderung, auf schnelle Züge aufzuspringen, wobei er seine Klarinette auf einen der Plattformwagen warf und dann hochsprang, um das Geländer des allerletzten Waggons zu greifen. Er wusste, er riskierte, sein Instrument nie wieder zu sehen, wenn er seine Chance verpasste. Aber er verlor die Klarinette nie.

Da ich kleiner war, wartete ich meistens auf langsamere Züge. Aber wir begaben uns beide in große Gefahr, über die wir niemals wirklich nachdachten. Wir mussten nicht nur laufen, hochspringen, das Geländer greifen und uns halsbrecherisch an dem fahrenden Frachtzug festhalten, wir mussten auch dem Bahnsicherheitsdienst aus dem Weg gehen, der immer nach Leuten Ausschau hielt, die auf ihre Züge aufsprangen.

Man hat uns nie erwischt. Und wir wurden nie ernsthaft verletzt, wie ein Junge, der, wie wir hörten, sein Leben lang verstümmelt blieb, nachdem er auf die Gleise unter einen fahrenden Zug gefallen war.

Diese Geschichte war es nicht, die unsere riskanten Fahrten beendete. Wir hörten nach einer andersgearteten Bedrohung damit auf, der ich begegnete, als ich eines Morgens allein auf dem Weg zur Schule die Gleise entlang trottete. In der Nähe einer Kreuzung kam eine Bande größerer Jungen, alle weiß, auf mich zu. Einer der Jungen, der einen großen Stock in der Hand hatte, brüllte: »He du! Niggerjunge!«

Ich erstarrte, stand da und blickte auf die Erde. Er schlug mir mit dem Stock über die Schultern, während seine Freunde sich um mich herumdrängten. Sie gaben mir jeden Schimpfnamen, der ihnen einfiel, und sagten mir, dass »Nigger« nicht auf die

Wilson-Mittelschule gehen sollten. Ich war zu klein, um mit ihnen zu kämpfen, und zu verängstigt um wegzurennen. Aber als sie mit ihren Beschimpfungen fertig waren, sagten sie mir: »Mach, dass du hier so schnell wegkommst, wie du rennen kannst. Und lass dich hier nie mehr erwischen; nächstes Mal bringen wir dich um.«

Ich fing an zu rennen und blieb nicht stehen, bis ich den Schulhof erreicht hatte.

Ich erzählte Curtis, was passiert war, und von dem Zeitpunkt an nahmen wir einen anderen Weg zur Schule. Ich bin nie wieder auf einen Zug aufgesprungen und habe die Bande nie wieder gesehen.

Das einzige andere Mal, dass ich eine solche direkte Bedrohung erlebte, war während unserer Mittelschulzeit, als Curtis und ich uns entschieden, uns für die Football-Mannschaft in unserer Nachbarschaft zu bewerben. Damals war Football in Detroit ganz groß – aber mein Bruder und ich waren es unglücklicherweise nicht. Verglichen mit allen anderen im Team waren wir ziemlich klein. Wir waren allerdings so schnell, dass wir im Training allen anderen auf dem Feld davonlaufen konnten – was offenbar einige unserer Teamkameraden aufregte, oder zumindest einige ihrer Freunde und Familien.

Als Curtis und ich eines Nachmittags nach dem Training das Feld verließen, umringte uns eine Gruppe weißer Männer. Wir konnten ihren Zorn spüren, bevor sie auch nur ein Wort sagten. Ein Mann trat vor und sagte: »Wenn ihr jemals wiederkommt, werfen wir euch in den Fluss!« Dann wandten sie sich alle ab und gingen davon.

Als wir nach Hause rannten, sagte ich zu meinem Bruder: »Wer will schon Football spielen, wenn die eigenen Fans gegen einen sind?«

»Ich glaube, wir können etwas Besseres mit unserer Zeit anfangen«, stimmte mir Curtis zu.

Und das war in etwa die Begründung, die wir unserer Mutter für unsere Entscheidung gaben. Wir erzählten ihr, dass wir vorhätten, noch mehr zu lernen. Da wir sie aber nicht aufregen wollten, sagten wir ihr nichts von der Drohung und auch keinem anderen. Wir gingen einfach nie wieder zum Training. Es fragte uns auch keiner warum.

Trotz der Vielzahl an Risiken, die uns damals umgaben, war das größte Risiko meiner Teenagerjahre die Gefahr, die ich mir selbst war.

7

Um Haaresbreite

Ich wollte noch immer Arzt werden. Ich hatte auch beschlossen, dass ich reich werden wollte. Das bedeutete, dass ich meine Pläne, Missionsarzt zu werden, aufgab und entschied, Psychiater wäre besser. Ich hatte noch nie einen Psychiater getroffen, aber im Fernsehen schienen sie immer in großen Villen zu leben, fuhren Jaguar und arbeiteten in großen, vornehmen Büros, wo sie sich nur den ganzen Tag lang mit Verrückten unterhalten mussten. Ich dachte: *Da ich mich sowieso schon den ganzen Tag lang mit Verrückten unterhalte, könnte das wohl ganz gut laufen.*

Mein Bruder schenkte mir ein Abonnement für *Psychologie Heute.* Obwohl ich nicht alles verstand, was ich da las, wurde mir die Sprache und Terminologie langsam vertraut. Ich fing an, sehr ernsthaft über mein neues Karriereziel nachzudenken.

Es gab aber noch ein sehr großes Hindernis auf meinem Weg, irgendeine Art von Arzt zu werden.

Ab dem Zeitpunkt, an dem ich als Achtjähriger meine erste persönliche Verpflichtung eingegangen war, als Christ zu leben, hatte ich versucht, mein Leben nach den biblischen Lehren zu führen, die ich in der Kirche lernte. Aber als junger Teenager war mein größtes Problem der Zorn. Ich kämpfte mit meinem oft heftigen und manchmal unbeherrschbaren Temperament. Der Zorn brach aus dem Nichts hervor und wurde so verzehrend, dass er nicht nur eine Gefahr für mich selbst war, sondern auch für alle um mich herum.

Eines Tages hatte ich einen lautstarken Streit mit meiner Mutter über eine Hose, die sie für mich gekauft hatte und die ich mich weigerte zu tragen. Ich bestand darauf, dass sie sie zurückbrachte. Sie informierte mich, dass sie die Hose nicht umtauschen konnte, weil sie im Sonderangebot gewesen war. Ich schrie, dass ich sie nicht anziehen würde, weil sie nicht das sei, was ich wollte.

»Benny«, sagte sie mir, »man bekommt nicht immer, was man will.«

»Ich schon!«, brüllte ich, als ich instinktiv meinen rechten Arm hob und ohne nachzudenken meine Hand auf meine Mutter zuschleuderte. Glücklicherweise stand Curtis in der Nähe. Er warf von hinten die Arme um mich und zog mich weg, bevor ich unserer Mutter körperlichen Schaden zufügen konnte.

Ich wusste tief in meinem Herzen, dass ich meine Mutter eigentlich nicht schlagen wollte. Ich war immerhin, sagte ich mir, ein guter Junge, der selten in Schwierigkeiten geriet. Aber die Wahrheit war, dass ich immer öfter Probleme mit Wutausbrüchen hatte. Ich war nie ein Kind gewesen, das schnell wütend wurde, aber als Teenager schien es, als ob ich, wenn ich mich aufregte, die Kontrolle verlor – schnell und vollständig. Und doch wollte ich sogar jetzt noch, nachdem ich fast meine eigene Mutter geschlagen hatte, nicht zugeben, wie ernst das Problem war.

Dann schlug ich eines Tages einen Jungen auf dem Schulflur. Weil ich in diesem Moment das Schloss meines Spindes in der Hand hatte, verursachte der Schlag eine acht Zentimeter lange klaffende Schnittwunde auf der Stirn des anderen Jungen. Natürlich landete ich, völlig zu Recht, im Büro des Schulleiters. Aber ich war so offenkundig entsetzt und voller Bedauern über mein Verhalten, dass der Junge, den ich geschlagen hatte, mir vergab und der Schulleiter mir keinen Schulverweis erteilte, wie er es hätte tun können.

Wieder schob ich die Sache beiseite, indem ich mir sagte: *Ich wollte keinen verletzen. Ich habe einfach vergessen, was ich in der Hand hatte. Mein Temperament ist kein so großes Problem. Ich bin ein guter Junge. Ich kann damit umgehen.*

Schließlich passierte etwas, das ich nicht ignorieren konnte und das mein Leben hätte ruinieren können.

Stattdessen *veränderte* es mein Leben. Für immer. Und ich bin dankbar.

Eines Tages, als Vierzehnjähriger in der neunten Klasse, hing ich bei meinem Freund Bob zu Hause herum und hörte Radio, als er sich plötzlich vorlehnte und einen anderen Sender einstellte. Mir hatte das Lied, das der erste Sender spielte, gerade gefallen, also griff ich hinüber und wechselte zurück. Bob schaltete den Sender wieder um. Da rastete irgendetwas in mir aus. Eine Welle des Zorns brandete in mir hoch und fast ohne darüber nachzudenken zog ich das Taschenmesser, das ich immer bei mir trug. In einer scheinbar einzigen fließenden Bewegung schnappte ich das Messer auf und stieß gewaltsam zu, direkt in den Magen meines Freundes. Unglaublicherweise traf die Spitze des Messers auf Bobs große metallene Gürtelschnalle und die Klinge zerbrach mir in der Hand.

Bob hob die Augen von den zerbrochenen Stücken Metall in meiner Hand zu meinem Gesicht. Er war zu überrascht, um etwas zu sagen. Aber ich konnte die Furcht in seinen Augen lesen.

»Es … es tut mir leid!«, stotterte ich, ließ den Griff des Taschenmessers fallen und rannte nach Hause, entsetzt über das, was ich gerade getan hatte. Ich platzte in das leere Haus, rannte direkt ins Bad, schloss mich ein, sank auf den Boden und versuchte vergeblich, die Erinnerung an die letzten paar Minuten auszuradieren. Ich drückte die Augen zu, aber ich konnte nicht verhindern, immer wieder die Bilder des entsetzlichen Ereignisses zu sehen – meine zustoßende Hand … das blitzende Messer … die Gürtelschnalle … die zerbrochene Klinge … Bobs schockiertes Gesicht. Ich wurde die Bilder nicht los.

Es gab kein Wegerklären mehr. *Ich habe versucht, meinen Freund umzubringen!* dachte ich. *Ich muss wohl verrückt sein. Nur ein Verrückter würde versuchen, seinen Freund umzubringen!*

Stundenlang saß ich auf dem Fußboden des abgeschlossenen Badezimmers. Dachte nach. Erinnerte mich. Und fühlte mich kränker, erbärmlicher und verängstigter als je zuvor in meinem Leben.

Endlich gab ich vor mir selbst zu, was ich nicht länger abstreiten konnte – ich hatte ein ernsthaftes Problem mit dem Zorn. Noch schwerer zuzugeben war die Tatsache, dass es mir nicht möglich war, das Problem selbst in den Griff zu bekommen.

An diesem Punkt betete ich: *Herr, bitte, du musst mir helfen. Bitte nimm diesen Zorn von mir weg!*

Ich hatte zu dem Zeitpunkt *Psychologie Heute* schon lange genug gelesen, um zu wissen, dass das Temperament eines Menschen als Persönlichkeitsmerkmal gesehen wird und dass viele Experten der Meinung waren, dass man seine Persönlichkeitsmerkmale akzeptieren und kompensieren muss – man kann sie meistens nicht ändern.

Aber mir war auch klar, dass ich meinen Traum, Arzt zu werden, mit diesem unkontrollierbaren Zorn nicht würde erreichen können. *Herr,* beharrte ich, *bitte verändere mich! Du hast in der Bibel versprochen, dass du, wenn ich etwas voller Glauben erbitte, es tun wirst! Und ich glaube, dass du mich verändern kannst!*

Ich schlüpfte aus dem Bad und holte eine Bibel. Wieder zurück auf dem Boden des Badezimmers öffnete ich die Bibel im Buch der Sprüche und die ersten Verse, die ich sah, handelten vom Zorn und wie zornige Menschen nichts als Ärger haben. Diese Worte von Gott schienen nur für mich geschrieben worden zu sein. Ein Vers, den ich immer wieder las, war Sprüche 16,32: »Es ist besser geduldig zu sein als mächtig; es ist besser, Selbstbeherrschung zu besitzen, als eine Stadt zu erobern.« Die Worte verurteilten mich, gaben mir aber auch Hoffnung.

Es war, als ob Gott wirklich direkt zu mir sprach. Mir versicherte, dass er alles an mir sah und über mich wusste, den unkontrollierbaren Zorn mit eingeschlossen. Dass er mich noch liebte. Und dass, weil er derjenige war, der mich geschaffen hatte, er auch der Einzige war, der helfen konnte mich zu verändern. Und er würde es tun.

Ich las und betete und weinte sehr lange an jenem Nachmittag im Badezimmer. Langsam wurde ich erfüllt von einem echten, unerklärlichen Gefühl des Friedens. Ich hörte auf zu weinen. Meine Hände hörten auf zu zittern. Das schreckliche Bild dessen, was ich getan hatte, schwand allmählich aus meinen Gedanken. Ich wusste, dass Gott mein Gebet erhört hatte.

Ich hatte mich vier Stunden lang allein mit Gott im Badezimmer eingeschlossen. Aber als ich herauskam, wusste ich, dass er etwas sehr Bedeutsames in meinem Herzen getan hatte. Er hatte mich auf eine unbestreitbare und greifbare Art verändert.

Ich *glaube* das nicht nur, ich *weiß* es.

Ich weiß es, weil das Problem unkontrollierbaren Zorns nie wieder eine Gefahr für diejenigen um mich herum, für mich oder meine Träume war. Ich kann nicht beschreiben, wie sehr es mich befähigte und erleichterte zu begreifen, dass andere Menschen mich nicht mehr dadurch manipulieren konnten, dass sie meinen Zorn weckten. Es ist heute noch eine große Sache, dass ich mir dessen bewusst sein kann, dass niemand anderes einen Ausbruch unkontrollierbaren Zorns in mir wecken kann; dass Gott alle Kraft, die ich brauche, um meinen Zorn und all meine anderen Emotionen zu beherrschen, zur Verfügung gestellt hat und stellen wird.

Ich habe eine noch viel wichtigere Lektion daraus gelernt, dass ich fast meinen Freund getötet und mich selbst zu Jahren im Gefängnis verurteilt hätte. Es war eine neue Überzeugung und ein Verständnis dafür, dass der Herr in der Bibel wirklich eine schier unerschöpfliche Quelle praktischer Weisheit zur Verfügung gestellt hat, die im täglichen Leben ein wertvolles Mittel darstellen kann.

Es dauerte ein wenig, bis ich anfing, einiges von dieser Weisheit anzuwenden, aber mit der Zeit zeigte vieles von dem Wirkung, was ich bei meiner täglichen Gewohnheit, die Bibel zu lesen, aufnahm. Die Sprüche enthalten zum Beispiel nicht nur hilfreichen Rat zu Zorn und Wut, sondern bieten auch so viele Warnungen über Narren und Torheit, dass ich anfing zu begreifen, wie anfällig ich für ein weiteres Risiko war, das drohte, meine Träume zu zerstören. Eine unterschwelligere Gefahr vielleicht, als mein Zorn das gewesen war, aber nichtsdestotrotz ein ernsthaftes Problem.

Als ich einen Teil der achten Klasse hinter mir hatte, erreichte meine Mutter ihr Ziel, dass wir wieder in unser eigenes Haus zurückziehen konnten. Nach fünf langen Jahren des Vermietens, nachdem mein Vater gegangen war, nach mehr als zwei Jahren in Detroit seit unserer Rückkehr aus Neuengland, fühlte sich der erneute Umzug in die Beacon Street für uns alle an, als ob wir endlich ganz nach Hause gekommen wären.

Allerdings war der Wechsel von der Wilson-Mittelschule zur Hunter-Mittelschule mitten im Schuljahr kein glatter oder willkommener Wechsel. An der Wilson hatte ich den Respekt meiner alten Klassenkameraden errungen, die meinen Fortschritt vom Klassendümmsten zum Klassenbesten beobachtet hatten. Aber meine neuen Klassenkameraden an der Hunter (die zu 75 Prozent Afroamerikaner waren) schienen längst nicht so beeindruckt von dem, was man *wusste*, als vielmehr von dem, was man *trug*.

Obwohl ich mich danach sehnte, akzeptiert zu werden, hatte unsere Familie einfach nicht das Geld, um die Kleidung zu kaufen, die ich brauchte, um in der Schule zu der coolen Gruppe zu gehören. Dieser Gruppenzwang, den ich spürte, wurde zwischen meiner Mutter und mir einige Jahre lang zum Streitpunkt. Ich flehte sie an, mir ein paar von den heißen neuen Klamotten zu kaufen, die meine Freunde cool fanden. Wieder einmal erklärte sie traurig, dass sie sich solche Kleider einfach nicht leisten konnte. Dann beschwerte ich mich, dass es ihr egal wäre, wenn ich ein Ausgestoßener ohne Freunde würde und sie sagte mir, dass jemand, der mich aufgrund meiner Kleidung beurteilte, sowieso kein guter Freund sei. Und so lief es immer wieder.

Curtis stellte sich meistens auf die Seite von Mutter. Sosehr ich ihr anfangs ihre Einstellung verübelte, wurde mir in meinem Herzen klar: Das, was sie sagte, war wahr. Als ich dann das Buch Sprüche in der Bibel las, erkannte ich, dass die vielen Verse über Narren und ihre Torheiten wirklich mich und meine Freunde beschrieben.

Ich war ein Narr, der Narren folgte, und der Gruppenzwang, den ich spürte, führte zu noch mehr Torheiten. Meine neuen Freunde legten nicht nur zu viel Wert auf Kleidung, sie legten auch einen geringen Wert auf das Lernen. Obwohl ich es mir nicht leisten konnte, mich cool zu kleiden, war ich zumindest immer bereit, nach der Schule rumzuhängen und im Park bis abends Basketball zu spielen. Als Resultat fingen die Noten, die ich mir so hart erarbeitet hatte, an zu fallen. Die durchgehenden Einsen, die ich in der achten und neunten Klasse bekommen hatte, fielen wieder auf Drei minus, was den Großteil der angesagten Gang in der zehnten Klasse an der *Detroit Southwestern High School* im folgenden Jahr zufriedenzustellen schien.

Zu ungefähr dieser Zeit ergab sich eine Gelegenheit, die mir einen willkommenen Ausweg aus dem Gruppenzwang bot, der meine Träume gefährdete, eine Gelegenheit, die erforderte, dass ich ein Risiko einging.

ROTC[8]-Einheiten spielten in den 1960er-Jahren an vielen der öffentlichen Oberschulen in Detroit eine aktive Rolle. Zu Beginn der zehnten Klasse war mein Bruder Curtis dem Programm beigetreten. Bis zur zwölften Klasse war er in den Rang eines Hauptmanns aufgestiegen und diente in der Kompanie unserer Schule als Kommandeur. Aber so sehr ich zu meinem Bruder aufblickte und ihn bewunderte, war ich nicht geneigt, in seine Fußstapfen zu treten. Die Disziplin und Forderungen des ROTC hatten wenig Anziehungskraft für die Jungen, mit denen ich herumhing, also interessierte ich mich auch nicht für das Programm.

Dann sah ich eines Tages Oberst Sharper den Schulflur entlangschreiten.

Wie Curtis war Sharper ein Zwölftklässler. Er hatte aber einen viel höheren Rang als Curtis erreicht und wurde einer von nur drei Jungen im Rang eines Oberst in allen ROTC-Programmen aller Oberschulen in Detroit. Die Autorität, die er ausstrahlte, und seine vielen Leistungen beeindruckten mich allerdings längst nicht so sehr wie seine Uniform. Er trug an jeder Schulter das Abzeichen mit den drei Rauten, reihenweise Medaillen und eine Vielzahl von Bändern und sogar ein paar schicke Kordeln. Mir kam der Gedanke, dass ich, wenn ich jeden Tag in einer solch todschicken Uniform in der Schule auftauchen könnte,

8 ROTC: Reserve Officers Training Corps; Ausbildungskorps für Reserveoffiziere, das Schülern bei Teilnahme am Programm und Ausbildung zu Offizieren weitere Bildungschancen bietet.

nicht mehr die Erniedrigung ertragen müsste, die altmodische Kleidung zu tragen, die meine Mutter, wie sie sagte, sich nur leisten konnte. So suspekt meine Motivation gewesen sein mag, war ich plötzlich von der Aussicht auf eine Uniform wie die von Oberst Sharper gefesselt.

Ich muss Curtis wohl sehr überrascht haben, als ich fragte, wie und wo ich mich zum ROTC melden könne. Das war der Zeitpunkt, als ich von einem ernsten und unerwarteten Hindernis erfuhr, jemals den Rang eines Oberst zu erreichen.

Nur Schüler im ersten Semester der zehnten Klasse bekamen die Chance, dem ROTC beizutreten. Das bedeutete, dass sie sechs ganze Semester hatten, um sich die Beförderungen zu verdienen, die nötig waren, um im Rang aufzusteigen. Wie alle guten militärischen Organisationen hatte das ROTC starr vorgeschriebene Schemata und Zeitabläufe für jede einzelne Beförderung.

Da ich ein ganzes Semester nach meinen Klassenkameraden beitrat, würde ich ihnen immer ein halbes Jahr hinterherhinken. Obwohl es nicht unmöglich war, den Rang eines Oberst in fünf Semestern zu erreichen, war es bestenfalls unwahrscheinlich. Also fragte ich mich: *Ist es das Risiko wert? Will ich wirklich die Härten des ROTC akzeptieren, wenn es nur eine entfernte Chance gibt, den obersten Rang zu erreichen?*

Obwohl die Chancen, jemals eine schicke Oberstuniform zu tragen, sehr gering waren, war ich doch schlau genug, um zu erkennen, dass ich, egal welchen Rang ich erreichte, trotzdem für den Rest meiner Schulzeit fast jeden Tag der Woche meine ROTC-Uniform zur Schule tragen konnte. Keine uncoole Kleidung mehr.

Ich verpflichtete mich.

Wie sich herausstellte, machte mir alles beim ROTC Spaß – Militärwissenschaft und Strategie, Gewehre auseinandernehmen und wieder zusammensetzen, Schießübungen, der militärische Drill, das ganze Drum und Dran. Ich machte mich so gut, dass ich am Ende meines ersten Semesters befördert wurde, nicht zum Obergefreiten oder zum Hauptgefreiten, sondern direkt zum

Feldwebel. Bis zum Anfang des nächsten Jahres wurde ich zum Oberfeldwebel und dann Hauptfeldwebel befördert. Das war der Punkt, an dem Sergeant Hunt, ein echter Stabsunteroffizier in der echten Armee, mich aufforderte, eine ROTC-Klasse in der fünften Stunde zu übernehmen, eine widerspenstige Bande von Kerlen, die notorische Unruhestifter, unkooperativ und zum Verzweifeln waren.

Sergeant Hunt versprach mir, wenn ich die Gruppe in die Reihe bekäme, mich zu Beginn meines dritten Semesters im ROTC zum Unterleutnant zu befördern. Wenn ich es schaffte, hätte ich nicht nur die anderen Kadetten eingeholt und überholt, die ein Semester vor mir begonnen hatten; ich hätte auch die Chance, an der Dienstgradprüfung teilzunehmen. Nur diejenigen, die den Rang eines Unterleutnants oder höher erreichten, qualifizierten sich für diese Prüfung, die wiederum festlegte, für welchen Beförderungsrang sie als Nächstes infrage kamen. Danach fanden alle Beförderungen nur noch strikt nach Verdiensten statt.

Natürlich war es möglich, dass ich auch versagen konnte, wenn ich diese Herausforderung von Sergeant Hunt annahm. Da ich die Rabauken in der Gruppe gut kannte, wusste ich, dass es durchaus wahrscheinlich war, dass ich zusammengeschlagen oder gedemütigt wurde. Aber ein Erfolg schien meine beste Chance, viele andere zu überspringen und mich für weitere Beförderungen aufzustellen. Es war diese Überlegung der »weiteren Perspektive«, die mir den Mut gab, die Herausforderung anzunehmen und die Risiken einzugehen.

Wie sich herausstellte, war die Klasse nur scheinbar unverbesserlich. Ich bekam schnell heraus, dass sie eigentlich eine Menge Stolz hatten, also nahm ich sie im Drill und in Waffenkunde hart heran. Dann appellierte ich an ihren Stolz und forderte sie heraus, nicht nur besser, sondern bis zum Semesterende die beste ROTC-Klasse in der Schule zu werden. Und sie taten es.

Ich erhielt meine Beförderung. Ich ging in die Prüfung und erhielt die höchste Punktzahl in der ganzen Stadt, nicht nur besser als die anderen Hauptfeldwebel, sondern besser als all die Oberleutnants, Hauptmänner, Majore und Oberstleutnants – alle. Der ROTC-Ausschuss bestellte mich zu einem Gespräch und danach beförderte man mich zum Oberstleutnant, ein nie da gewesener Sprung vom Unterleutnant.

Die neue Rolle gab mir nicht nur größere Verantwortung, sondern qualifizierte mich auch zur nochmaligen Teilnahme an der Dienstgradprüfung im nächsten Semester. Meine Leistung in der nächsten Prüfung brachte mir nicht nur die Beförderung zum begehrten Rang des Oberst, man gab mir auch den Titel des Stadtdirektors über alle ROTC-Programme in den Oberschulen des öffentlichen Schulsystems von Detroit.

Ich lernte, dass große Verantwortung oft mit großer Ehre und großen Chancen verknüpft ist. Als Stadtdirektor der ROTC hatte ich die Gelegenheit, General William Westmoreland kennenzulernen, mit Trägern der *Congressional Medal of Honor*[9] zu dinieren, die Parade am Memorial Day anzuführen und ein volles Stipendium für West Point angeboten zu bekommen.

Ich war von der gesamten ROTC-Erfahrung begeistert. Sie diente nicht nur als beeindruckender Vermerk auf Aufnahmeanträgen für die Universität, sondern lehrte mich eine breit gefächerte Vielzahl an Fähigkeiten. Sie bestärkte auch meine Zuversicht zu glauben, eine Karriere beim Militär könnte sehr befriedigend sein, wenn ich das Stipendium für West Point akzeptierte.

Als ich mich jedoch hinsetzte, um über meinen lebenslangen Traum – Arzt zu werden – nachzudenken, entschied ich mich, dass ich in dieser Hinsicht nichts riskieren wollte. Also entschied ich mich für einen anderen Weg, obwohl das ROTC eine wunderbare Zeit in meinem Leben war, die mir viel darüber beibrachte, wie große Risiken sich mit großem Gewinn bezahlt machen. Ich konnte das tun, weil die Lektionen des ROTC mir auf so vielerlei Art halfen, mich auf das nächste große Lebensrisiko – mich für eine Universität zu entscheiden – vorzubereiten, und mir den Weg ebneten.

Ich habe diese Geschichte schon oft erzählt, aber es war eine Fernsehsendung (eine der drei, die ich mir jede Woche aus-

9 Ehrenmedaille, höchste Auszeichnung der amerikanischen Streitkräfte.

suchte), die eine entscheidende Rolle bei meiner Wahl einer Universität spielte. Ich träumte davon, als Wettkämpfer in der Quizsendung *General Electric College Bowl* ausgesucht zu werden, die jeden Sonntagnachmittag im Fernsehen gesendet wurde. Studententeams von verschiedenen Universitäten nahmen jede Woche an dem Wettkampf teil, beantworteten Fragen zu Themen aus Wissenschaft und Mathematik über Sprachen und Geschichte bis zu Kunst und Musik. Es war mein Bestreben, eines Tages in der Show aufzutreten, die mich angespornt hatte, etwas über die großen klassischen Komponisten zu lernen und ihre Musik zu erkennen und zu schätzen – ein Wissen, das nicht zu meiner Beliebtheit in der Oberschule beitrug zu einer Zeit, in der meine Schulkameraden eher Rockgruppen wie die Beatles, die Rolling Stones und Three Dog Night sowie den populären neuen Motown-Sound von den Supremes, Smoky Robinson, Dionne Warwick und Marvin Gaye hörten.

Die Sendung *GE College Bowl,* die mich am meisten beeinflusste, wurde im Sommer vor meinem letzten Jahr auf der Oberschule gesendet. In der Sendung kämpfte ein Team von Studenten an der Harvard-Universität gegen eine Gruppe von Yale. Ich hatte mich noch nicht für eine Uni entschieden, aber die beiden Eliteschulen standen auf meiner Traumliste. Das Problem war, dass ich nur das Geld für eine der 10-Dollar-Aufnahmeantragsgebühren hatte. Also besiegelte diese Show, in der die Gruppe von Yale Harvard mit einem Ergebnis von etwa 510 zu 35 in Grund und Boden stampfte, meine Entscheidung. Ich würde die Aufnahme bei Yale beantragen!

Wenn ich damals gewusst hätte, was ich heute weiß, hätte ich niemals mein einziges Geld für Aufnahmeanträge eingesetzt, um mich bei Yale zu bewerben. Gemessen an dem Kaliber Tausender Studenten, die jährlich aus der ganzen Welt in Yale aufgenommen werden wollen, wie realistisch war meine Chance schon? Und doch …

Hin und wieder, wenn es um das Eingehen von Risiken geht, zahlt sich jugendliche Naivität besser aus als Wissen und Erfahrung, weil ich nicht ein einziges Mal in Betracht zog, mich bei einer weniger angesehenen Schule zu bewerben, obwohl ich dort garantiert aufgenommen worden wäre.

Als der Abgabetermin herankam, war das Risiko nicht allzu groß. Ich war nicht nur überzeugt davon, dass Gott wollte, ich solle Arzt werden; ich hatte auch viele Bibelverse gelesen, die mir sagten, Gott würde meine leidenschaftlichen Gebete erhören und das Sehnen meines Herzens beantworten. Mein Sehnen war es, an der Yale-Universität zu studieren, und darum betete ich inbrünstig. Ich erinnere mich, Sprüche 10 Vers 24 gelesen zu haben: »... die Hoffnungen der Gottesfürchtigen werden sich erfüllen.« Also hielt ich jeden Tag in der Post nach meinem Annahmebrief Ausschau, weil das meine Hoffnung war. Als er endlich kam, war ich gar nicht überrascht.

Ich war jedoch sehr aufgeregt.

Ich hatte viele Gründe zu feiern. Meine Träume waren ihrer Erfüllung einen Schritt nähergekommen. Obwohl ich zu der Zeit noch nicht so darüber dachte, hatte ich eine gefährdete Kindheit überlebt. Ich hatte Leistungen über jede Erwartung hinaus erbracht – außer den Erwartungen meiner Mutter und meinen eigenen. Ich fühlte mich gut vorbereitet auf das, was die nächste Phase meines Lebens bringen würde.

Aber ich hatte keine Ahnung, dass ich gerade erst damit angefangen hatte, die Lektionen über Risiko zu lernen, die ich benötigen würde, um in den kommenden Jahren zu überleben und persönlich und beruflich erfolgreich zu sein.

8

Risiken, die mein Leben für immer veränderten

Da ich nur genug Geld gehabt hatte, um mich auf eine einzige Uni zu bewerben, war schon allein die Aufnahme in Yale ein echtes Risiko gewesen. Ich entdeckte aber schon sehr bald, dass in Yale zu bleiben eine noch viel größere Herausforderung in sich barg – das Risiko zu versagen.

Als ich auf dem Campus der Universität eintraf, war ich selbstsicher, vielleicht sogar etwas eingebildet. Ich hatte in der Oberschule alle möglichen Auszeichnungen gewonnen, hatte im Jahr zuvor das höchste SAT[10]-Ergebnis in der öffentlichen Schule von Detroit erhalten und mit einer Reihe von Anwerbern von Universitäten gesprochen, die mir erzählt hatten, wie sehr ihre Hochschulen mich haben wollten. Ich war der Meinung, Yale sollte es eine Ehre sein, mich zu haben.

Während des Essens eines Abends in der ersten Woche meines ersten Studienjahres kamen die Studenten an meinem Tisch irgendwie darauf, ihre SAT-Bewertungen zu vergleichen. Ich hörte nur zu. Neugierig. Dann schockiert. Jeder einzelne von ihnen hatte mehr Punkte erreicht als ich. Ich glaube, dieses kleine Augen öffnende Erlebnis war mein erster echter Hinweis, dass die Eliteschule ein riesiges Stück über dem Niveau meiner Oberschule zu Hause lag.

Trotzdem wurde mir das Risiko des Versagens erst gegen Ende meines ersten Semesters richtig bewusst. Meine alte Lernroutine aus der Oberschule – das aufgegebene Material lesen, in die Vorlesung gehen, einen Tag oder zwei vor dem Test büffeln und

10 *Scholastic Aptitude Test:* in den USA vorgeschriebener Eignungstest des Allgemeinwissens zur Aufnahme in die Universität.

meinen Einser einheimsen – funktionierte in Yale nicht gut. Jeden Tag, jede Woche spürte ich, wie ich immer weiter zurückblieb, besonders in Chemie (ein vorgeschriebener Kurs für Medizinstudenten), wo ich in einer Klasse von 600 Studenten die schlechteste Note erhielt.

Ich war so schlecht, dass ich am Ende des Semesters wusste, ich hatte nur noch eine schwache Hoffnung, ein komplettes Versagen zu vermeiden. Der Chemieprofessor hatte eine Regel: Egal welche Noten ein Student während des Semesters bekommen hatte, wenn er in der Abschlussprüfung in der Lage war zu beweisen, dass er den Stoff beherrschte, würde er alle vorherigen Noten ignorieren und nur die Abschlussprüfung zählen lassen.

Ich war mir gar nicht sicher, ob ich lernen konnte, was ich für die Abschlussprüfung wissen musste, aber ich war fest entschlossen, es zu versuchen. Wenn ich mein Chemiebuch aufschlug um zu lernen, betete ich: »Herr, ich brauche deine Hilfe! Ich habe immer geglaubt, du wolltest, dass ich Arzt werde. Aber ich kann nicht in der Fachrichtung Medizin bleiben, wenn ich Chemie verhaue. Bitte, lass mich wissen, was ich sonst tun soll, oder tue ein Wunder und hilf mir diese Prüfung zu bestehen.«

Ich verbrachte Stunden damit, Formeln und Gleichungen auswendig zu lernen und den Text durchzulesen, um zu versuchen zu verstehen, was ich das ganze Semester lang nicht begriffen hatte. Schließlich begannen um Mitternacht die Worte auf dem Papier zu verschwimmen. Ich machte das Licht aus und bevor ich einschlief, flüsterte ich in die Dunkelheit hinein: »Herr, bitte vergib mir, dass ich dich im Stich gelassen habe.«

In der Nacht träumte ich, dass ich ganz allein im Chemie-Klassenraum saß. Eine Schattenfigur trat in den Traum und fing damit an, Chemieaufgaben an die Tafel zu schreiben. Dann löste die Figur die Aufgaben, während ich zuschaute.

Als ich am nächsten Morgen aufwachte, erinnerte ich mich an genug von dem Traum, um aufzustehen und die Aufgaben niederzuschreiben. Einige Antworten waren undeutlich, aber an die meisten Aufgaben erinnerte ich mich mit überraschender Klarheit.

Dann duschte ich, zog mich an und ging in den Chemieunterricht, wie betäubt vor Erschöpfung und in dem sicheren Wissen, dass ich elend schlecht auf die Prüfung vorbereitet war. Aber als der Professor die Prüfungsblätter austeilte, war ich schockiert, als ich die erste Seite ansah und feststellte, dass Aufgabe Nummer eins die erste Aufgabe an der Tafel aus meinem Traum war. Ich schaute mir schnell den Rest der Prüfung durch und stellte fest, dass alle Aufgaben mit denen aus meinem Traum identisch waren.

Mein Stift flog über die Seiten. Ich wusste Aufgabe für Aufgabe die Antwort. Gegen Ende, als die Erinnerung an meinen Traum verblasste, fehlten mir einige. Als ich aber am Ende der Stunde die Prüfungsblätter abgab, wusste ich, dass ich bestanden hatte.

Nachdem ich das Klassenzimmer verlassen hatte, spazierte ich eine Stunde lang über den Campus von Yale und dachte darüber nach, was geschehen war und was es alles zu bedeuten hatte. Meiner Meinung nach hatte Gott mir wieder bestätigt, dass ich Arzt werden sollte.

»Danke, Herr«, betete ich. »Du hast mir heute ein Wunder geschenkt!« Aber ich versprach Gott auch, dies sei das letzte Mal gewesen, dass ich ihn bat, mich vor schlechten Noten zu retten. Ich würde lernen, wie man den ganzen Kurs über richtig lernt, und nicht wieder meine Noten durch Büffeln in letzter Minute aufs Spiel setzen. Und das tat ich dann auch.

An der Uni entschied ich mich auch dazu, eine andere Art Risiko einzugehen – obwohl es eine Weile dauerte, bis ich es wagte. Ich lernte Candy Ruskin kurz vor meinem dritten Jahr in Yale kennen, obwohl ich fast meine Chance auf Romantik verpasst hätte, weil ich mich so auf meine Studien und andere Verpflichtungen konzentriert hatte.

Ich hatte auf der Uni einige Rendezvous gehabt und war ab und an mit Gruppen von Freunden ausgegangen. Aber da ich schwer arbeitete, um meinen Lebensunterhalt zu verdienen und die bestmöglichen

Noten zu erreichen, fand ich wenig Zeit auszugehen oder überhaupt über Frauen nachzudenken – bis ich Yale bei einem besonderen Empfang für Erstsemester aus Michigan repräsentieren sollte.

Ich konnte nicht umhin, die hübsche Frau mit dem übersprudelnden Lachen zu bemerken, die sich scheinbar mit allen unterhielt. *Das ist eine gut aussehende Frau!*, dachte ich. Ich sah zu, dass ich mich ihr vorstellte, und einige Wochen später sah ich sie über den Campus laufen. Ich lächelte und fragte sie, wie ihre Vorlesungen seien.

»Ich glaube, ich kriege lauter Einsen«, sagte sie.

Wow! ging mir durch den Kopf. *Sie muss wirklich schlau sein!*

Danach achtete ich immer darauf, kurz anzuhalten und mich mit Candy zu unterhalten, wann immer ich sie sah. Sie belegte nicht nur ebenfalls die Vorbereitungskurse für Medizin, sie spielte auch, wie ich erfuhr, Geige im Sinfonieorchester von Yale und in der Bach-Gesellschaft. *Das ist wirklich ein talentiertes Mädchen!*, schloss ich.

Vom ersten Jahr in Yale an hatte ich in einer nahe gelegenen Adventistengemeinde den Gottesdienst besucht und im Chor gesungen. Wir brauchten einen Organisten. Als Candy und ich uns eines Tages unterhielten, schlug ich ihr vor, mit mir in die Kirche zu kommen und sich um den Posten zu bewerben. Ein anderer bekam die Organistenstelle, aber Candy kam trotzdem mit mir in die Kirche und sang auch im Chor mit. Ich sah sie jetzt nicht nur regelmäßig auf dem Campus, sondern auch jedes Wochenende in der Kirche. Bald fingen wir an, eine Bibelstunde der Kirche zu besuchen und uns danach noch zu unterhalten. Trotzdem waren wir nur Freunde. Ich war zu beschäftigt mit dem Studium, um an mehr zu denken.

Während der Thanksgiving[11]-Ferien meines letzten Studienjahres wurden Candy und ich von der Universität angeheuert, zukünftige Studenten aus Michigan zu interviewen, die hohe SAT-Ergebnisse erzielt hatten. Yale stellte uns sogar ein Mietauto zur Verfügung, mit dem wir von Stadt zu Stadt fuhren, um die

---

11 Erntedankfest in den USA, großes amerikanisches Familienfest.

Interviews zu führen, und natürlich verbrachten wir auch Zeit mit unseren eigenen Freunden und Familien.

Am letzten Tag unserer Reise verließen wir Detroit später als geplant. Da ich den Mietwagen bis acht Uhr am nächsten Morgen in Connecticut abgeben musste, entschieden wir uns, die Nacht durchzufahren. Da die Route überwiegend Autobahn war, machte ich mir keine großen Gedanken über das Risiko einer Nachtfahrt. Aber ich war erschöpft. »Ich weiß nicht, ob ich wach bleiben kann«, sagte ich zu Candy.

Kurz nachdem wir über die Grenze nach Ohio gefahren waren, schlief Candy ein. Ich dachte mir, dass ich ihr Gelegenheit geben sollte, ein wenig zu schlafen, bevor ich sie etwas später bat zu fahren. Etwa um 1 Uhr morgens bemerkte ich ein Schild, auf dem »Youngstown, Ohio« stand. Die Geschwindigkeitsbegrenzung war 110 km/h, aber wir hatten seit fast einer halben Stunde kein anderes Auto zu Gesicht bekommen. Also fuhr ich etwa 140 km/h, zuversichtlich, dass wir es doch noch rechtzeitig schaffen würden.

Im Auto war es warm, Candy schlief ruhig neben mir, meine Lider wurden schwer wie Blei und die gestrichelte Linie auf der Autobahn verschwamm, als ich am Lenkrad in den Schlaf driftete.

Die Vibration der Reifen, als sie auf die metallenen Leuchtstreifen zwischen den Fahrbahnen trafen, weckte mich mit einem Ruck. Im Licht der Scheinwerfer konnte ich nur die Dunkelheit einer Schlucht vor uns erkennen, die steil abfiel, und wir steuerten direkt darauf zu. Instinktiv riss ich das Lenkrad so fest ich konnte herum, um das Auto zurück auf die Straße zu zwingen. Wir hätten uns überschlagen können. Stattdessen drehte sich das Auto wild um sich selbst – immer wieder, ich weiß nicht wie oft – in die ostwärts führenden Fahrbahnen der Autobahn hinein. Szenen aus meiner Kindheit blitzten mir zusammen mit dem Gedanken durch den Kopf: *So ist es also zu sterben.*

Als wir endlich aufhörten uns zu drehen, standen wir auf der äußersten rechten Fahrbahn, mit noch laufendem Motor und in der richtigen Fahrtrichtung.

Zitternd lenkte ich das Auto auf die Standspur der Straße und machte den Motor aus – nur Sekunden, bevor ein zu schnell fahrender riesiger Lastwagen vorbeidonnerte. »Wir leben. Gott hat uns das Leben gerettet. Danke, Gott«, sagte ich laut.

Meine Stimme weckte Candy. »Was ist los?«, fragte sie. »Warum haben wir gehalten?« Sie dachte, es stimmte vielleicht mit dem Auto etwas nicht.

»Nichts ist«, sagte ich zu ihr. »Schlaf wieder ein!«

Aber sie spürte die Spannung in meiner Stimme. »Ben, sei nicht so. Es kann nicht nichts sein, wenn wir nicht fahren. Warum hast du angehalten?«

Ich drehte den Schlüssel im Anlasser und versuchte lässig zu sein, als ich wieder auf der Straße beschleunigte. »Ach, nur eine kleine Pause …«

»Ben! Bitte …«

Ich fuhr wieder auf den Standstreifen, stellte den Gang auf »Parken« und machte den Motor aus. »O.K.«, seufzte ich. »Ich bin dort hinten eingeschlafen … und … ich dachte, dass wir sterben würden.« Ich konnte die letzten Worte kaum herausbringen.

Candy streckte ihre Hand aus und legte sie in meine. »Der Herr hat uns das Leben gerettet, Ben«, sagte sie mit Gewissheit. »Er hat Pläne mit uns.«

»Ich weiß«, erwiderte ich, genauso gewiss wie sie.

Wir schliefen in dieser Nacht keinen Augenblick mehr. Wir unterhielten uns frei und ungehindert, bis wir am Campus ankamen. Irgendwann in Pennsylvania oder New York wandte sich Candy mir zu und fragte: »Ben, warum bist du so nett zu mir? So wie heute Nacht. Ich hätte wach bleiben müssen, um dir zu helfen aufmerksam zu bleiben, aber du hast mich schlafen lassen.«

»Ich bin wohl einfach ein netter Kerl.«

»Es ist mehr als das, oder?« Sie gab nicht nach.

»Ich bin immer nett zu Studenten im zweiten Studienjahr«, neckte ich sie.

»Ben. Sei ernst.«

Das war wohl der Kernpunkt – ob ich es riskieren sollte ernst zu sein. Es war schwer, keine Witze zu reißen. Schwer, das zu riskieren, was ich dann zu ihr sagte. »Es ist wohl, weil ich dich mag. Ich mag dich sehr.«

»Ich mag dich auch sehr, Ben. Mehr als jeden, den ich bisher kennengelernt habe.«

In mir stieg ein ungewohntes Gefühl hoch, als sie das sagte. Ich antwortete nicht – zumindest nicht mit Worten. Ich spürte, dass ich eines der wichtigsten Risiken meines Lebens einging. Aber es fühlte sich so richtig an, dass ich nicht zögerte. Ich nahm den Fuß vom Gas und fuhr wieder vorsichtig auf den Standstreifen. Dann legte ich meine Arme um Candy und küsste sie. Sie erwiderte meinen Kuss. Unser erster Kuss. Also war es das Risiko definitiv wert.

Keiner von uns beiden verstand wirklich, worauf wir uns einließen, und doch wussten wir, dass wir verliebt waren. Ab da waren wir unzertrennlich. So eigenartig das scheinen mag, brachte unsere Beziehung niemals unser Studium in Gefahr. Wir verbrachten viel Zeit damit, zusammen Hausaufgaben zu machen. Wir ermutigten einander. Und mit Candy an meiner Seite war ich entschlossener denn je, hart zu arbeiten und meine Träume wahr werden zu lassen.

Damals war es mir nicht klar, aber die Art der Risiken, denen ich gegenüberstand, hatte begonnen sich zu verändern. Viele der Gefahren, mit denen ich beim Aufwachsen konfrontiert gewesen war, waren einfach ein natürlicher Teil meines Lebens – Risiken, über die ich keine Kontrolle hatte. Aber als junger Erwachsener in der Schule und dann als junger Berufstätiger danach hatten immer mehr der Lebensrisiken, auf die ich traf, mit unklaren Entscheidungen zu tun, die ich treffen konnte oder in manchen Fällen treffen musste.

Einigen Risiken ging ich aus dem Weg. Andere nahm ich an. Aber ich versuchte immer, weise und gute Entscheidungen zu treffen, welche Risiken ich eingehen sollte. Ich traf nicht immer die besten Entscheidungen, zum Teil, weil ich noch nicht auf die einfache Formel zur Risikoanalyse gekommen war, die ich seitdem zu einem wichtigen Bestandteil meines normalen Entscheidungsprozesses mache, persönlich sowie im Beruf.

Doch denke ich, dass einige Beispiele meiner frühen Begegnungen mit dem Risiko hier lehrreich sein können, wenn auch nur um zu zeigen, wie diese Erfahrungen mit persönlicher Risikoanalyse (eine Zeit lang ein sich entwickelnder Prozess von Versuch und Irrtum) mich mit der Zeit zu dem einfachen und effektiven Rezept führten, das ich als Schlüsselpunkt dieses Buches anbieten möchte. Bevor wir zu diesem Rezept gelangen, möchte ich, dass Sie ein Gespür dafür bekommen, wie ich dazu kam, es zu entwickeln, zu verstehen und es bei der Entscheidungsfindung bei meinen eigenen Lebensrisiken anzuwenden.

Eines der größten, entscheidendsten Risiken, das ich je einging, war mein erstes Jahr an der Hochschule für Medizin. Es ist sogar nicht nur möglich, sondern wahrscheinlich, dass ich dieses Buch nicht schreiben würde, wäre ich dieses Risiko nicht eingegangen oder wäre meine Entscheidung, das Risiko einzugehen, nicht so ausgefallen, wie sie das tat. Ich wäre heute noch nicht einmal Arzt. Lassen Sie mich es erklären.

Nach einem erfolgreichen medizinischen Grundstudium in Yale und überzeugter denn je, dass Gott wollte, ich solle Arzt werden, war ich nicht im Geringsten eingeschüchtert von dem, was ich über die akademischen Härten der Hochschule für Medizin gehört hatte. Ich glaubte, ich sei bereit.

Aber im ersten Semester an der *University of Michigan School of Medicine* fand ich mich sechs bis acht Stunden am Tag im Vorlesungssaal wieder, einer solchen Flut von Fakten und Information ausgesetzt, dass ich verstand, warum man den Lernprozess des ersten Jahres mit der Herausforderung verglich, einen Feuerhydranten aufzudrehen und zu erwarten, man solle alles herausströmende Wasser schlucken. Den Umfang des Materials, das wir lernen sollten, mit »überwältigend« zu beschreiben, wäre eine schwere Untertreibung. Ich hatte solche schlechten Ergebnisse in der ersten Runde der Prüfungen sechs Wochen nach Beginn des Semesters, dass ich zu meinem Studienberater geschickt wurde, um mir Rat und Hilfe zu holen.

Nachdem er einige Minuten damit verbracht hatte, sich meine Akte anzuschauen, sagte er: »Herr Carson, Sie scheinen ein sehr intelligenter junger Mann zu sein … es gibt bestimmt viele Dinge, die Sie tun könnten, außer Arzt zu werden.«

Sein empfohlener Plan A für mich war das Ausscheiden aus der medizinischen Ausbildung. Seiner Meinung nach hatte ich nicht die nötigen Fähigkeiten, um Arzt zu werden. Er dachte, ich könnte mir – und vielen anderen – erheblichen Kummer ersparen, wenn ich jetzt aufhören würde, bevor ich noch mehr Zeit und Mühe in ein sinnloses Bemühen einbrachte.

Was für eine verheerende Einschätzung für jemanden, der seit seinem achten Lebensjahr geplant hatte Arzt zu werden! Ich hatte nie ernsthaft etwas anderes in Betracht gezogen. Offenbar bemerkte mein Studienberater mein Widerstreben, seiner Empfehlung zu folgen. Also schlug er Plan B vor: Vielleicht sollte ich weniger Kurse nehmen. Nur einen oder zwei Kurse auf einmal belegen statt mehreren. Obwohl es länger dauern würde, meinen Abschluss zu machen, würde ich eventuell irgendwann fertig werden können.

Ich dankte ihm für seinen Rat und ging mit wirren Gedanken im Kopf nach Hause. Ich konnte spüren, wie meine Träume anfingen zu zerbröckeln. Ich wusste einfach nicht, was ich tun sollte. Also betete ich. Ich bat Gott darum, mir Weisheit zu geben, und in einem ruhigeren Moment begann ich, darüber nachzudenken, wie riskant meine Situation war. *Was, wenn ich aufhöre?* fragte ich mich. Ich befürchtete ernsthaft, dass mein Selbstwertgefühl so tief fallen würde, dass ich mich vielleicht nie davon erholen und ein absolut trostloses Leben führen würde. Diese Aussicht war so beunruhigend und inakzeptabel für mich, dass es in diesem Punkt eigentlich nichts weiter zu analysieren gab.

Also fragte ich mich weiter: *Wie kann ich die Situation wenden?*

Ich dachte über die Kurse nach, in denen ich immer gut abgeschnitten hatte, und die Fächer, mit denen ich Schwierigkeiten gehabt hatte. Es ergab sich ein offensichtliches Muster: Ich hatte meistens Schwierigkeiten mit den Kursen, die sich überwiegend um langweilige Vorlesungen drehten, weil ich nicht gut beim Zuhören lerne. Im Gegenzug lernte ich gut in den Fächern, die sich auf viel Lesen stützten, um die Grundinformation zu vermitteln. Ich lernte auch viel besser durch Wiederholung.

Was konnte ich also mit dieser Selbsteinschätzung anfangen?

Ich entschied mich für keine der beiden Alternativen, die mein Studienberater aufgezeigt hatte. Dann ging ich ein scheinbar (und wohl auch tatsächlich) noch dramatischeres Risiko ein. Da ich vom Zuhören bei den Vorlesungen den notwendigen Stoff nicht lernte, hörte ich gänzlich damit auf, zu den Vorlesungen zu gehen, und nutzte die Stunden mit den für mich effektivsten Techniken – erst lesen, dann Wiederholung mit Karteikarten, die ich für jeden meiner Kurse anfertigte.

Ich ignorierte die Vorlesungen nicht ganz. Wir hatten an der medizinischen Hochschule »Schreiber«, Leute, die sich damit Geld verdienten, dass sie von jedem Vortag in jedem Kurs detaillierte Aufzeichnungen machten. Man konnte zu einem angemessenen Preis ihre Aufzeichnungen abonnieren, was ich auch tat. Ich stellte sehr schnell fest, dass ich durch das Lesen der Vorlesungsaufzeichnungen viel mehr Informationen viel schneller aufnahm, als ich beim Besuch der Vorlesung selbst je getan hatte.

Außerdem machte ich in dem Wissen, dass das Lesen meine optimale Lernmethode ist, ausführlich Gebrauch von der Fülle alter Examen, die in der Bücherei zugänglich waren. Durch das Lesen der Prüfungen des letzten Jahres, des vorletzten Jahres und des Jahres davor konnte ich mir eine ziemlich gute Vorstellung davon machen, was in diesem Jahr in den Examen vorkommen könnte. Wenn die Fragen sich auch verändern mochten, so war doch das Gros der Information, das in den Fragen des letzten Jahres vorkam, in diesem Jahr wieder relevant, es sei denn, es hätte eine dramatische Veränderung in der Wissenschaft gegeben.

Ich erkannte zum Beispiel, dass ich, um eine Frage zu beantworten, die ersten drei Teile des Krebs-Zyklus, der mit bestimmten Typen des Stoffwechsels und Energieproduktion zu tun hat, verstehen musste. Anstatt zu versuchen, die Antwort auf die bestimmte Frage auswendig zu lernen, wurde mir klar, dass es viel schlauer war, den Text unter der Voraussetzung zu lesen, dass ich die drei ersten Teile des Krebs-Zyklus verstehen musste, weil das bestimmt im Examen wieder auftauchen würde.

Sobald ich gelernt hatte, so zu lesen, die entsprechenden Karteikarten anzulegen und die Aufzeichnungen der Schreiber zusammen mit meinem Lehrbuch zu lesen, gab es so gut wie kein Risiko mehr, dass ich je wieder eine schlechte Note in irgendeiner Prüfung auf der medizinischen Hochschule bekam. Noch wichtiger, diese Art des Lernens ermöglichte es mir, ein erstklassiger Arzt zu werden, weil ich das Material in einer Weise verstand, die ich nie vergessen würde.

Candy und ich heirateten im Sommer zwischen meinem zweiten und dritten Jahr an der medizinischen Hochschule, etwa einen Monat, nachdem sie an der Yale Universität ihren Abschluss in Musik und Psychologie gemacht hatte. Wir begannen unser lebenslanges Abenteuer der Ehe mit der Einsicht in die Tatsache, dass noch viele Jahre Ausbildung in meinem Beruf vor mir lagen. In den Jahren begegneten uns einige weitere bedeutende Risiken, die wir analysierten und entsprechend handelten. Wir werden uns hier kurz drei davon anschauen.

Risiko Nr. 1 – Eine neue Denkweise

In meinem klinischen Jahr an der medizinischen Hochschule, während eines vierwöchigen neurochirurgischen Turnus, beobachtete ich eines Tages einen meiner Ausbilder bei einem heiklen chirurgischen Eingriff an einem Patienten.

»Der schwierigste Teil«, erklärte mein Ausbilder, »ist es, das

Foramen ovale zu lokalisieren«, und er sondierte mit einer langen Nadel auf der Suche nach diesem winzigen Loch, das jeder Mensch an der Schädelbasis hat.

Während ich die mühsame Methode beobachtete, wie der Chirurg diesen winzigen Durchgang durch den Knochen zum Gehirn durch Probieren suchte, dachte ich immerzu: *Es muss einen besseren Weg, eine weniger invasive Art geben, diesen Punkt zu lokalisieren, als mit einer Nadel an der Schädelbasis herumzustochern.*

Nach der Visite an jenem Tag ging ich ins Radiologielabor, wo ich einen Sommer lang gearbeitet hatte, und bat um die Erlaubnis, die Ausrüstung zu benutzen. Ich brauchte mehrere Tage, um meine Idee weiterzuentwickeln. Ich fing bei einer simplen Tatsache an: Zwei Endpunkte bestimmen eine gerade Linie. Ich setzte voraus, dass ich in der Lage sein müsste, an der Vorderseite des Schädels einen sehr kleinen Metallring zu befestigen und einen weiteren am Hinterkopf. Wenn ich dann einen Röntgenstrahl durch den Kopf schickte und den Kopf so drehte, dass die Ringe auf einer Linie lagen, müsste das *Foramen ovale* auf dieser Linie liegen.

Das Grundkonzept schien einfach genug, sobald ich es durchdacht hatte, aber ich konnte nicht umhin mich zu wundern, dass noch keiner früher darauf gekommen war. Ich riskierte mehrere Tage lang nicht, meinen Ausbildern etwas über meine Entdeckung zu erzählen. Ich dachte: *Wenn ich falsch liege, blamiere ich mich. Wenn ich recht habe, sind diese erfahrenen Chirurgen vielleicht beleidigt, dass ein einfacher Medizinstudent ein neues Verfahren vorschlägt.*

Dann benutzte ich die Methode bei einigen Fällen und entdeckte, dass sie wirklich funktionierte. Also erklärte ich meinen neurochirurgischen Professoren, was ich tat, und demonstrierte ihnen die Methode. Der Chefneurologe schaute zu, schüttelte langsam den Kopf und lächelte. »Das ist fabelhaft, Carson«, sagte er zu mir.

Mir schlug von den Chirurgen keine Ablehnung entgegen; manche fingen sogar an, meine Methode selbst zu benutzen. Die

Bereitschaft, auf eine andere Art über ein Problem nachzudenken und dann das Risiko einzugehen, anderen die Idee mitzuteilen, hatte sich bezahlt gemacht.

Risiko Nr. 2 – Die Alternativen abwägen

Sobald ich mich an der medizinischen Hochschule schon früh für eine Spezialisierung in der Neurochirurgie entschieden hatte, war es nicht schwer, ein Assistenzarzt-Programm auszusuchen. Ich wollte ans Johns-Hopkins-Krankenhaus, das von vielen als beste medizinische Lehr- und Ausbildungsklinik ihrer Art weltweit angesehen wurde. Diese Erfahrung erwies sich als alles, worauf ich gehofft hatte – und mehr. Sie gab mir unter vielen anderen Dingen eine erste Einführung in die Risiken, die in der Karriere eines Neurochirurgen häufig auftreten.

Während meines vierten Jahres in Baltimore arbeitete ich als Chef der Assistenzärzte der Neurochirurgie am *Francis Scott Key Medical Center*, das zum Johns Hopkins gehört. Eines Nachts erhielt ich einen Anruf von der Notaufnahme wegen eines Teenagers, der gerade eingeliefert worden war und dem man mit einem Baseballschläger schwere Schläge auf den Kopf zugefügt hatte. Unglücklicherweise fand diese Prügelei an einem Wochenende statt, an dem die jährliche Konferenz der *American Association of Neurological Surgeons*[12] in Boston stattfand. Mein Chefchirurg, den ich informieren sollte und dessen Zustimmung ich für jeden nicht routinemäßigen Fall einholen musste, war zu dieser Tagung gefahren. Als Alternative konnte ich den Ausbilder am Johns Hopkins anrufen, der in der Nacht Notdienst hatte und der alle Neurologen in allen Kliniken vertreten sollte.

Ich versuchte immer wieder, den Bereitschaftsarzt zu erreichen, aber ich kam nicht durch. Jeder Versuch wurde immer verzweifelter, weil mein Patient im Koma lag und sein Zustand sich schnell verschlechterte. Er hatte einen so starken Hirnschaden erlitten, dass ich überzeugt war, er würde bald sterben, wenn ich

12 Vereinigung amerikanischer Neurochirurgen.

keine Lobektomie machte und das zerstörte Gewebe entfernte, um dem Mann Zeit und Raum zu geben, damit die Gehirnschwellung nachließ. Aber ich hatte den Eingriff noch nie selbst vorgenommen. Und die Klinikregeln verboten es mir selbst als Chef der Assistenzärzte, einen solchen Eingriff ohne die Anwesenheit eines Chefarztes durchzuführen.

Während ich meinen Patienten beobachtete, wurde mir klar: *Er braucht die Operation jetzt!* Und doch dachte ich: *Was passiert, wenn ich drin bin und dort Blutungen sind, die ich nicht unter Kontrolle bringen kann? Was ist, wenn es ein Problem gibt, das ich noch nie gesehen habe? Wenn etwas schiefgeht, dann werden Leute die Entscheidung infrage stellen und wissen wollen, warum ich die Regeln gebrochen habe, um zu operieren.*

Aber dann musste ich mich fragen: *Was passiert, wenn ich nicht sofort operiere?* Die Antwort war sonnenklar: Dieser junge Mann würde sterben.

Der Assistenzarzt, der in dieser Nacht mit mir Dienst machte, sah, in welchem Dilemma ich steckte. Er sagte: »Tu es!«

Bis wir den Schädel offengelegt hatten, war ich ruhig und erinnerte mich genau, welche Schritte ich unternehmen musste, um die Vorder- und Schläfenlappen (die erstaunlich entbehrlich sind) von der rechten Seite des Gehirns dieses jungen Mannes zu entfernen. Es gab während des Eingriffs keine Komplikationen.

So erleichtert ich auch war, als der junge Mann einige Stunden später ohne neurologische Schäden erwachte, machte ich mir doch einige Tage lang Sorgen über die Konsequenzen, die ich vielleicht tragen musste, weil ich ein solches Risiko eingegangen war. Glücklicherweise gab es keine. Das ganze medizinische Personal, das in jener Nacht Dienst getan hatte, erkannte, dass der Patient gestorben wäre, wenn ich ihn nicht schnell in den OP gebracht hätte.

Ich bin dem Patienten vor Kurzem begegnet. Er kam auf mich zu, nachdem ich irgendwo einen Vortrag gehalten hatte, und stellte sich vor. Heute führt er ein normales Leben, ist verheiratet, hat eine Familie und arbeitet als Psychiater und Berater für die öffentlichen Schulen von Baltimore.

Risiko Nr. 3 – Die eigene Entscheidung treffen

Als das Ende meiner Zeit als Oberarzt nahte, lernte ich einen Neurochirurgen kennen, der aus Australien zu Besuch war, Dr. Bryant Stokes, der mich einlud, meine Ausbildung um noch ein weiteres Jahr zu verlängern und mit ihm in einer Position ähnlich unserem »Chef der Assistenzärzte« in einem der großen Lehrkrankenhäuser im Westen Australiens zu arbeiten.

Natürlich verbrachten Candy und ich viel Zeit damit, das Für und Wider abzuwägen. Bryant war ein ausgezeichneter Chirurg und ein großartiger Mann und er versicherte mir, dass ich einen ständigen Fluss interessanter und herausfordernder Fälle haben würde. Aber eine Menge Freunde und Kollegen warnten mich vor dem Rassismus in Australiens bunter Geschichte. Sie warnten mich, dass Candy und ich dort vielleicht nicht willkommen sein würden, dass dort zu arbeiten ein großer Fehler sein könnte und dass ich, sollte ich gehen, die Entscheidung bereuen würde und wahrscheinlich innerhalb weniger Wochen wieder zu Hause wäre.

Bei solchen Ratschlägen war es nicht schwer, sich gegen Australien zu entscheiden, besonders weil Candy mit unserem ersten Kind schwanger war. Aber in den folgenden Tagen und Wochen fingen wir beide an, uns mit unserer hastigen Entscheidung unwohl zu fühlen. Wir trafen ständig, wo immer wir auch hingingen, auf Australier, und sie schienen warmherzig, freundlich und entgegenkommend zu sein. Jedes Mal, wenn wir den Fernseher anmachten, lief eine Spezialsendung über den kleinsten Kontinent der Welt; es schien ein wunderbar attraktiver Ort zu sein. War dieses ganze Australienzeug nur Zufall oder versuchte Gott, uns etwas zu sagen? Waren wir vielleicht zu hastig gewesen mit unserer Ablehnung der australischen Einladung?

Also entschieden Candy und ich uns, weitere Nachforschung anzustellen. Nach Australien zu gehen würde ein weiteres Jahr Ausbildung bedeuten – aber eines, das versprach, mir viel wertvolle OP-Erfahrung unter der Leitung der besten Neurochirurgen Australiens zu verschaffen und mir eine Chance zu geben, mit den kompliziertesten Fällen zu arbeiten. Wir würden vielleicht in einem anderen, interessanten Teil der Welt Freundschaften schließen. Nicht zu gehen würde bedeuten, dass ich meine Karriere als Neurochirurg direkt nach der Beendigung meiner Assistenzzeit beginnen würde. Ich hatte schon viele Jahre der Ausbildung hinter mir, sodass die Vorstellung, die Ausbildung zu beenden und endlich mit meiner eigenen Karriere zu starten, einen enormen Reiz hatte. Dann war da noch die Rassismus-Sache, zu der wir nun sehr unterschiedliche Meinungen hörten.

Am Ende entschieden wir uns zu gehen. Unser Jahr in Australien entpuppte sich als fabelhafte Erfahrung. Man gab mir die Gelegenheit, die größte Anzahl von Operationen durchzuführen, die ich je innerhalb eines Jahres durchgeführt hatte. Viele davon waren sehr komplex. In den zwölf Monaten in Australien wurde ich geübt in vielen neuen Methoden und erreichte ein Niveau des Könnens und der Erfahrung, für das ich Jahre gebraucht hätte, wenn ich in den USA geblieben wäre. Dort hätte ich der Herausforderung gegenübergestanden, mit der jeder neue Facharzt in seinem ersten Jahr konfrontiert ist – eine Stelle finden; versuchen, eine Praxis aufzubauen; ein erstes Gespür für den Beruf entwickeln und so weiter. Im Endeffekt hatte ich, als ich in die USA zurückkehrte und am Johns Hopkins eine Stelle im Lehrkörper annahm, Erfahrung, Fähigkeiten und Selbstvertrauen weit über mein Alter hinaus. Als dann im nächsten Jahr die Stelle des Direktors für pädiatrische Neurochirurgie frei wurde, gab man mir den Posten – im unerhörten Alter von 32 Jahren. Das wäre nie geschehen – und vieles von dem, was danach in meiner Karriere passierte, wäre auch nicht so gekommen –, wenn ich nicht das Risiko eingegangen wäre, die Unsicherheit akzeptiert hätte und mit meiner schwangeren Frau für ein Jahr nach Australien gezogen wäre, um Hirnchirurgie zu praktizieren.

Die Entscheidung, nach dem Jahr an das Johns Hopkins zurückzukehren, war ebenfalls ein Risiko. Einige Leute, die mir andere Möglichkeiten vorschlugen, glaubten, ich mache einen törichten Fehler, wenn ich in der Lehrmedizin bleibe, statt in die viel lukrativere Privatmedizin zu wechseln. Eine Person, die mir eine Stelle an einem anderen Krankenhaus in Baltimore anbot, warnte mich sogar, dass ich in einem solch »rassistischen« organisatorischen Umfeld wie dem Johns Hopkins niemals glücklich werden oder eine faire Behandlung erfahren würde.

In meinem medizinischen Praktikumsjahr als Arzt im Praktikum und den fünf Jahren als Assistenzarzt hatte ich mich niemals als Opfer institutioneller Vorurteile oder Voreingenommenheit gefühlt, noch hatte ich jemals irgendeinen Beweis für eine Kultur des Rassismus sehen können. Ich war immer glücklich am Johns Hopkins und die Besorgnis dieser Person wegen einer möglichen Diskriminierung wurde schon im nächsten Jahr widerlegt, als man mir die Stelle des Direktors der pädiatrischen Neurochirurgie anbot.

Finanzielle Überlegungen wurden aber doch früher ein Thema, als ich es gedacht hatte, wenn auch nicht in der Art, in der alle, die mich beraten hatten, es erwartet hatten. Am Ende meines zweiten Jahres in der Lehrmedizin am Johns Hopkins war ich ebenso desillusioniert wegen meiner Sorge um die Finanzen der Abteilung wie um mein persönliches Gehalt. Ich wurde informiert, dass es nicht genug Geld im Budget gab, um mir eine Sekretärin zu stellen; ich musste mir eine mit andern Ärzten teilen. Es gab auch nicht genug Geld für einen eigenen Computer; den musste ich mir ebenfalls teilen.

Wenn man das zu meinem Gehalt dazunahm, das weit unter dem üblichen Standard für Neurochirurgen lag, dann war es nicht überraschend, dass ich trotz des großartigen Arbeitsumfeldes, der Gelegenheit, schwierige Fälle zu behandeln und der großen Bereicherung, die darin lag, so vielen Menschen zu helfen, das Gefühl hatte, ich verpasse im Beruf etwas.

Ich begann anderweitig vorzufühlen, mir einige andere Gelegenheiten anzuschauen und bekam schließlich die Gelegenheit geboten, zu einer Praxis einer Gruppe von Privatärzten in Texas zu stoßen, die mir etwa sechsmal so viel zahlen würde wie das Johns Hopkins.

Die Entscheidung schien völlig klar. Also reichte ich meine Kündigung ein und fing mit den Vorbereitungen an, nach Texas zu ziehen. Aber mein Kündigungsschreiben wurde vom Chef der neurologischen Abteilung nie akzeptiert. Dr. Donlin Long, der für mich seit meiner Ankunft in Baltimore zur Assistenzarzt-Zeit ein Mentor gewesen war, kam sogar begleitet vom Vorsitzenden der neurologischen Abteilung in mein Büro marschiert. Sie wollten über meinen Brief reden, den sie »lächerlich« fanden.

»Natürlich gibt es genug Geld im Budget, damit du eine eigene Sekretärin haben kannst«, sagten sie zu mir. »Und natürlich solltest du deinen eigenen Computer haben.« Sie schlugen sogar ein Leistungsprogramm vor – und überredeten den Dekan es abzusegnen –, das die Höhe der Gehälter an die Anzahl Fälle und Einnahmen koppelte, die durch meine Patienten ans Johns Hopkins kamen.

Obwohl ich meinen Brief nicht als Verhandlungsgrundlage vorgesehen hatte, eignete er sich doch großartig dazu. Plötzlich waren alle meine Anliegen angesprochen und meine Probleme gelöst.

Trotzdem blieb ein gewisses Maß an Restrisiko. Ich würde einen Grad an Unabhängigkeit und größerem finanziellen Potenzial aufgeben, den die private Praxis bieten könnte. Gleichzeitig schien es ein akzeptables Risiko, weil ich glaubte, dass Gott aus irgendeinem Grund wollte, dass ich in der Lehrmedizin blieb.

Im Rückblick sehe ich sehr viele verschiedene Wege, auf denen sich diese Entscheidung bezahlt gemacht hat.

Vielleicht der größte Gewinn aus dem Verbleiben am Johns Hopkins ist das Privileg, bei einigen erstaunlichen Fällen mitzuwirken. Viele – so wie die Bijanis und die anderen siamesischen Zwillinge, die Hemisphärektomien wie Marandas und verzweifelt komplexe Falle wie Bo-Bos – stellten an sich schon einige bedeutsame und erinnerungswürdige Risiken dar.

Aber ich gebe Ihnen hier noch ein weiteres Beispiel, weil es dasjenige ist, das mich zwang, alle Möglichkeiten der Risikoanalyse, die ich bis dahin entwickelt hatte, heranzuziehen, alle Lektionen, die ich über die Begegnung und das Eingehen von Risiken gelernt hatte, und sie alle in eine einfache Formel zu gießen, die ich seitdem im persönlichen und beruflichen Leben nutze.

Denise Baca kam den weiten Weg aus New Mexiko ans Johns Hopkins. Sie war 13 Jahre alt und im *status epilepticus*, was bedeutete, dass sie ständig epileptische Anfälle hatte, und das schon über zwei Monate. Aufgrund der Anfälle war sie nicht in der Lage, ihre Atmung zu kontrollieren. Also hatte man bei ihr einen Luftröhrenschnitt vorgenommen und so konnte sie seit einigen Monaten nicht mehr sprechen.

Noch einige Jahre zuvor war Denise ein normales, gesundes Kind gewesen. Seit Beginn der epileptischen Anfälle war sie im ganzen Land bei verschiedenen Ärzten gewesen, während sich ihr Zustand ständig verschlechterte. Die meisten Experten waren sich einig, dass der vorherrschende Herd der Anfälle im Broca-Areal (dem Sprachzentrum) und dem Motorcortex lag, den zwei wichtigsten Teilen der dominanten Hemisphäre.

Die Experten hatten ihren Eltern gesagt: »Man kann nichts für sie tun.« Aber dann las ein Freund der Familie einen der Artikel, die über Maranda Fransisco geschrieben worden waren, und rief die Bacas an, die sich mit uns in Verbindung setzten, um zu fragen, ob wir ihre Tochter untersuchen würden. Wir sollten prüfen, ob sie vielleicht eine Kandidatin für eine Hemisphärektomie sei.

Am Johns Hopkins brach sofort eine Kontroverse aus. Mehrere Neurologen fanden es verrückt, den Eingriff für diese Patientin auch nur in Erwägung zu ziehen. Sie hatten gute Gründe für ihre Meinung. Mit 13 war Denise älter als unsere früheren Patienten. Da ihr Gehirn nicht so viel Elastizität hätte wie die Gehirne unserer jüngeren Patienten, wäre der permanente Verlust von Funktionen wahrscheinlicher. Ihre Anfälle konzentrierten sich in besonders schwierigen Bereichen ihres Gehirns, was einen Eingriff noch riskanter machen würde. Die ständigen Anfälle hatten sicherlich ihren Tribut gefordert, sodass sie bereits in einem schrecklichen medizinischen Zustand war. Beispielsweise hatte sie aspiriert und Lungenprobleme, die für sich genommen schon ein chirurgisches Risiko darstellten.

Unser heftigster Kritiker sagte voraus: »Sie wird wahrscheinlich allein wegen ihrer medizinischen Probleme auf dem OP-Tisch sterben, ganz zu schweigen von einer Hemisphärektomie!« Ich wusste, dass der Mann ernsthaft besorgt war.

Aber meine Kollegen, Dr. Freeman und Dr. Vining, und ich (die drei Menschen, die unmittelbar mit allen Hemisphärektomien, die bis dahin am Johns Hopkins durchgeführt worden waren, zu tun hatten), waren anderer Meinung. Wir glaubten, durch unsere wachsende Erfahrung mit dem Eingriff die größten Entscheidungsrechte zu haben, wer als Kandidat für diesen Eingriff infrage kam und wer nicht.

Aus Respekt vor denjenigen, die gegen die Idee waren, hielten wir über mehrere Tage eine Reihe von Konferenzen ab. Wegen der Kontroverse verschoben wir die Operation und trafen diese spezielle Entscheidung langsam und sorgfältig. Wir stimmten zu, dass unsere Opposition eine faire Anhörung verdiente, aber wir bestanden darauf, das letzte Wort zu haben.

Unser hauptsächlicher Kritiker ging so weit, einen sehr harten Brief an den Vorsitzenden der neurologischen Abteilung zu schreiben (mit Kopien an den Vorsitzenden der Neurochirurgie, den Präsidenten des Krankenhauses und noch einige andere). Der Brief erklärte, dass das Johns Hopkins seiner medizinischen Meinung nach unter keinen Umständen diese Operation in Betracht ziehen sollte. Und er führte seine Argumentation nochmals auf.

Zwangsläufig entwickelten sich einige Unstimmigkeiten. Ich schaffte es, mich aus dem Konflikt herauszuhalten, indem ich mich weigerte, seine Argumente als persönlichen Angriff zu sehen. Ich glaubte an die Ernsthaftigkeit und echte Besorgnis unseres Kritikers bezüglich dessen, was das Beste für Denise und für das Johns Hopkins war. Er hatte ein Recht auf seine Meinung. Meine war anders.

Trotzdem wollten wir nicht vorangehen und eine noch größere Kontroverse riskieren, die vielleicht die Arbeitsmoral des ganzen Krankenhauses beeinflussen würde. Tagelang betete ich und bat

Gott, uns bei diesem Problem zu helfen, konnte jedoch nicht sehen, wie es gut werden könnte.

Dann löste sich das Problem plötzlich von selbst. Unser führender Gegner verließ zur Teilnahme an einer langen Konferenz in Übersee das Land und unser Hemisphärektomie-Team beschloss, mit unserem Plan fortzufahren, solange keine laute Entrüstung ausbrechen konnte.

Ich erklärte den Bacas wie auch allen Eltern anderer Kinder, die die radikale Maßnahme einer Hemisphärektomie brauchten: »Wenn wir nichts tun, wird Denise sterben. Wenn wir diesen Eingriff probieren, könnte sie vielleicht trotzdem sterben, aber wir haben wenigstens eine Chance.«

Ihre Eltern verstanden vollkommen. Sie wollte Denise »wenigstens jede mögliche Chance« geben.

Der Eingriff selbst verlief im Großen und Ganzen, wie wir es uns vorgestellt hatten. Aber wie es manchmal bei Hemisphärektomie-Patienten der Fall ist, blieb Denise mehrere Tage im Koma. Wir konnten nur abwarten. Als sie endlich aufwachte, hatten ihre Anfälle aufgehört. Als sie sich genügend erholt hatte, um nach Hause zu gehen, sprach Denise schon. Wochen später begann sie wieder zur Schule zu gehen und machte beständige Fortschritte.

Als unser Kollege aus Übersee zurückkehrte, zeigte Denise so viele Fortschritte, dass es keinen Grund für ihn gab, seinen Protest weiter aufrechtzuerhalten. Die Kontroverse verflog und das Ergebnis hatte eine definitiv beruhigende und besänftigende Wirkung auf das, was in den kommenden Jahren noch umstrittenere Fälle hätten sein können. Also zahlte sich das eingegangene Risiko beim Baca-Fall auf vielfältige Weise aus.

Der Erfolg dieses Falles bescherte mir einen überraschenden Gewinn, von dem ich seitdem profitiert habe und von dem ich erwarte, bis ans Ende meines Lebens zu profitieren. Während jener schwerer Wartetage nach der Operation – in denen wir das Resultat der Operation nicht einschätzen konnten, ob der Eingriff Denise geholfen hatte, wer im Hinblick auf das Vorgehen recht gehabt hatte oder welchen Einfluss das Resultat auf die Patientin, ihre Familie, die Ärzte und das Krankenhaus haben würde – dachte ich viel über das Risiko nach, das ich willens gewesen war einzugehen. Wie war ich zu der Meinung gekommen, die ich hatte? Was machte mich so sicher, es sei die richtige Entscheidung? Wann war es überhaupt wert, ein Risiko einzugehen? Wie und wann würde ich ein chirurgisches Risiko als zu groß einschätzen? Und so weiter, und so weiter.

Ich rang für diesen Fall wahrscheinlich mehr um eine Begründung als für andere, weil mir klar wurde, dass ich, wenn doch etwas schiefging, in der Lage sein musste, meine Entscheidung zu verteidigen, die zugegebenermaßen riskante Operation durchzuführen. Die Kritiker würden zu Wort kommen. Also bewegte ich in Gedanken immer wieder die Fragen, rekapitulierte den Entscheidungsprozess von allen Seiten. Dann fing ich an, die Risikoanalyse, die ich im Baca-Fall gemacht hatte, mit anderen Risiken zu vergleichen, denen ich gegenübergestanden hatte. Was hatte ich über meinen Entscheidungsprozess gelernt? Wie hatte ich gelernt, mit dem Risiko umzugehen?

Und dann kamen mir die vier Fragen für meine Bestenfalls-/Schlimmstenfalls-Analyse (B/SA):

- Was ist das *Beste*, das passieren kann, wenn ich es *tue*?
- Was ist das *Schlimmste*, das passieren kann, wenn ich es *tue*?
- Was ist das *Beste*, das passieren kann, wenn ich es *nicht tue*?
- Was ist das *Schlimmste*, das passieren kann, wenn ich es *nicht tue*?

Sie schauen sich wahrscheinlich die Fragen an, schütteln den Kopf und denken: *So einfach soll das sein?*

Ich glaube, es ist so einfach, und wir werden den Rest dieses Buches nutzen, uns Beispiele anzusehen, die Ihnen helfen werden zu verstehen, wie dieser einfache Ansatz zur Risikoanalyse in unserem persönlichen und beruflichen Leben angewendet werden kann – und wie dasselbe Rezept auf einige der komplexesten und beunruhigendsten Fragen, mit denen unsere Nation – und unsere Welt – heute konfrontiert sind, angewendet werden kann.

9

Vier einfache Fragen zur Risikoanalyse

Nicht lange nach dem Fall von Denise Baca dienten mir die gleichen vier Bestenfalls-/Schlimmstenfalls-Analysefragen sehr gut im Umgang mit dem Risiko in dem sehr schwierigen und denkwürdigen Fall von Christopher Pylant.

Die Ärzte hatten bei Christopher im Alter von vier Jahren einen großen, komplexen Tumor am Stammhirn diagnostiziert. Jeder, der den Jungen untersuchte, stellte die gleiche entmutigende Prognose. Sein Zustand würde zum Tod führen; die Größe und Lage des Tumors machten ihn inoperabel. Als die Eltern ihn endlich ins Johns Hopkins brachten, um eine weitere Meinung von mir zu hören, untersuchte ich jede der radiologischen Aufnahmen und musste den anderen zustimmen. Der Tumor schien so umfassend mit dem Rest des Stammhirns verwoben zu sein, dass ich keinen Weg sah zu operieren, ohne dem Jungen verheerenden oder sogar tödlichen Schaden zuzufügen.

Vom ersten Beratungstermin an war ich beeindruckt vom Gottvertrauen von Christophers Familie. Seine Eltern sagten mir offen, dass sie glaubten, Gott hätte sie ins Johns Hopkins geführt, wo sie einen Neurochirurgen finden würden, der einen starken christlichen Glauben hatte und ihrem Sohn helfen könnte.

So respektvoll und behutsam, wie ich konnte, sagte ich ihnen, dass ich möglicherweise der Neurochirurg sein konnte, den sie finden sollten, dass ich einen starken persönlichen Glauben an Gott habe und gerne alles mir möglich Erscheinende für ihren Sohn tun würde.

Aber vielleicht war die beste Hilfe, die ich anbieten konnte, ihnen zu versichern, dass sie alles für ihren Sohn getan hatten, was sie nur hatten tun können, und dass sie ihn jetzt in Gottes Händen lassen mussten.

Das offensichtliche Widerstreben der Pylants, diese Erklärung zu akzeptieren, störte mich. Ich war natürlich schon öfter Eltern begegnet, die mit dem Akzeptieren der Situation zu kämpfen hatten. Aber die Eindringlichkeit ihrer Bitte, ich möge doch mein Urteil noch einmal überdenken, war irgendwie anders. *Konnte ich nicht etwas – irgendetwas – für ihren Sohn tun?*

Ich war innerlich zerrissen. Ich hatte großes Mitgefühl für diese verzweifelten Eltern. Mein eigener Sohn war in Christophers Alter. Ich glaube nicht nur an einen mächtigen Gott, sondern ich hatte in meiner kurzen medizinischen Karriere auch schon Fälle gesehen, die nur als Gebetserhörung erklärt werden konnten. Trotzdem wusste ich, dass ich nicht rechtfertigen konnte zu handeln, nur weil die Eltern den Glauben hatten, dass ich das sollte. Ich brauchte eine logische Basis, eine rationale Rechtfertigung dafür, eine gefährliche Operation durchzuführen. Also musste ich ernsthaft in mich gehen: *Gibt es irgendeine Möglichkeit, dass dies etwas anderes ist als ein invasiver bösartiger Stammhirntumor? Gibt es eine Möglichkeit, dass wir uns alle irren? Sollte ich hier weitermachen?*

Am Ende kam ich wieder auf die gleichen einfachen Fragen zurück:

Was ist das Schlimmste, das passieren kann, wenn wir operieren? Wir würden die tödliche Diagnose bestätigen, weil wir einen schrecklich bösartigen und fortgeschrittenen Hirnstammtumor fanden. Es gab auch die Möglichkeit, dass Christopher wegen des Traumas eines solch gefährlichen und heiklen Eingriffs auf dem Operationstisch starb.

Was ist das Beste, das passieren kann, wenn wir operieren? Wir könnten etwas anderes vorfinden, als was wir aufgrund der Untersuchungen erwartet hatten und dann eine Chance haben, etwas zu tun, das einen Unterschied bewirken könnte.

Was ist das Schlimmste, das passieren kann, wenn wir nicht operieren? Nichts zu tun bedeutete, dass er langsam aber sicher schwächer werden und schließlich sterben würde.

Was ist das Beste, das passieren kann, wenn wir nicht operieren? Aufgrund dessen, was ich wusste, gab es kein »Bestes«, das passieren konnte, wenn ich nichts tat. Christopher würde sterben.

Als ich über alle vier Fragen nachdachte, wurde mir schnell klar, dass die Antwort auf drei davon praktisch dieselbe war. Das half mir, meine Gedanken zu sammeln – nur eine Möglichkeit bot überhaupt eine Chance auf ein positives Resultat. Aber war die Chance groß genug?

Ich kam zu dem Schluss, dass es bei der Durchführung einer ersten Sondierung nichts zu verlieren gab und das taten wir dann. Nachdem wir einen Schnellschnitt gemacht hatten (eine ultradünne Gewebeprobe, die in gefrorenem Zustand schnell unterm Mikroskop untersucht werden kann) stellten wir fest, dass tatsächlich ein schrecklich bösartig aussehender Tumor vorlag, genau wie auf den vielen Aufnahmen, die wir gesehen hatten. Ich weiß nicht, wann ich je so enttäuscht war, recht gehabt zu haben.

Nachdem wir den Patienten geschlossen und den Eltern das niederschmetternde Ergebnis mitgeteilt hatten, war ich ziemlich entmutigt. Eine angenehme Überraschung war allerdings das Ansprechen des Kindes auf die Behandlung und seine Genesung. Christopher zeigte nach der OP keine der möglichen negativen Nebeneffekte. Tatsächlich schien es ihm sogar besser zu gehen, nachdem wir durch das Öffnen seines hinteren Schädels ein Nachlassen des Drucks, den der wachsende Tumor auf den gequetschten Hirnstamm ausgeübt hatte, erreicht hatten. *Das ist sehr eigenartig!*, dachte ich. Also ließ ich eine weitere Kernspintomografie machen.

Auf diesem neuen Bild schien es tatsächlich *zwischen* dem Tumor und dem Gehirnstamm eine freie Fläche zu geben. Könnte es sein, dass der Gehirnstamm so sehr zusammengedrückt worden war, dass es in den vorhergehenden Tomografien unmöglich gewesen war, zwischen dem Gehirnstamm und dem einwachsenden Tumor zu unterscheiden?

Ich war mir nur in dem einzigen Punkt sicher, dass jetzt, nach nur ein klein wenig Dekompression, etwas zu sehen war, das sich ausnahm wie eine winzige klare Grenzlinie zwischen dem Tumor und dem Hirnstamm. Grund genug, uns zu entscheiden, noch einmal hineinzugehen, um die Möglichkeiten zu sondieren. Diese Nachricht erfreute die Eltern, die absolut überzeugt blieben, dass wir etwas anderes finden würden als einen infiltrierenden bösartigen Tumor.

Die kurze und knappe Version des Endes der Geschichte ist dies: Weitere Untersuchungen enthüllten, dass der Tumor den Gehirnstamm stark einengte und den Jungen weiterhin behindert und schließlich getötet hätte. Aber er war noch nicht in den Hirnstamm selbst vorgedrungen. In mühsamer und vorsichtiger Kleinarbeit zogen und schnitten wir jedes mögliche Stückchen des Tumors heraus. Als nichts mehr auf seinen Hirnstamm drückte, ging es Christopher bald sehr viel besser. Er wuchs auf, ging zur Uni und wurde Pastor – ein glückliches Ende, das nicht eingetreten wäre, wenn ich nicht eine ansatzweise B/SA gemacht hätte, die mir half, das Risiko abzuwägen und mich für eine Vorgehensweise zu entscheiden.

Ich möchte aber darauf aufmerksam machen, dass auch die sorgfältigste Durchführung der B/SA keinen Bilderbuch-Ausgang garantiert. Nur wenige Monate nach dem Pylant-Fall kam ein Kind aus Ohio ins Johns Hopkins mit einem bemerkenswert ähnlichen Tomografie-Ergebnis und genauso besorgten Eltern, die nicht bereit waren, die trostlose Prognose ihrer Ärzte zu akzeptieren. Natürlich dachte ich an den Fall von Christopher Pylant und brauchte erheblich weniger Zeit dazu, eine erneute B/S-Analyse durchzuführen und dieselbe Entscheidung zu treffen, wenigstens den Tumor zu untersuchen.

Aber dieses Mal entpuppte sich der Tumor doch als bösartiger Primärtumor des Hirnstamms. Ich entfernte einen großen Teil davon, um einen Teil des Drucks zu mindern, aber ich kam nicht an alles heran. Also wuchs der Tumor weiter und schließlich starb das Mädchen.

Das soll nicht heißen, dass die Bestenfalls-/Schlimmstenfalls-Analyse in diesem Fall versagte. Das Vier-Fragen-Hilfsmittel leistete uns tatsächlich recht gute Dienste. Im Ergebnis war das Beste, was hätte passieren können, dass wir ihr keinen Schaden zufügten. Und das haben wir auch nicht. Wir haben ihr möglicherweise sogar ein bisschen mehr Zeit mit ihrer Familie gegeben. Das Beste, was hätte passieren können, wenn wir nichts getan hätten, war, dass ihr Zustand sich weiter verschlimmerte und sie auch gestorben wäre. Aber in dem Fall hätten die Eltern vielleicht nicht das Gefühl gehabt, dass sie alles getan hätten, und sie hätten vielleicht immer Zweifel gehabt. Das Schlimmste, das im Fall der Behandlung hätte passieren können, war, dass wir ihr schweren Schaden zufügten oder ihren Tod beschleunigt hätten, was nicht zu einem dramatisch anderen Resultat geführt hätte. Und das Schlimmste, das hätte passieren können, wenn wir nichts getan hätten, wäre, dass ihr Zustand sich weiterhin verschlechtert hätte und sie gestorben wäre, was am Ende auch geschah.

Auch wenn die Bestenfalls-/Schlimmstenfalls-Analyse keinen besonders guten Ausgang hat, ist es unwahrscheinlich, dass man einen schlimmeren Ausgang hat, weil man die Analyse durchgeführt hat. Was eine B/SA garantiert, ist, dass man sich die verschiedenen Möglichkeiten sinnvoll und logisch überlegt, bevor man eine unsichere oder riskante Entscheidung trifft. Das muss die Chance dafür erhöhen, dass man zu einer glücklichen Lösung kommt – oder wenigstens die Chance auf eine sinnvolle und vertretbare Vorgehensweise, die das Risiko reduziert, am Ende etwas zu bereuen.

Die gleiche B/SA der vier Fragen diente mir als unschätzbares Hilfsmittel zur Entscheidung bei dem letztendlich kritischsten – oder zumindest lebensveränderndsten – Fall meiner medizinischen Karriere.

Als Josef und Theresa Binder Anfang 1987 mit ihren Söhnen Patrick und Benjamin ins Johns Hopkins kamen, war mir sofort klar, dass diese Operation ein viel größeres Risiko wäre als jede andere berufliche Herausforderung, die mir bis dahin begegnet war. Diese Jungen waren in jeder Hinsicht gesund auf die Welt gekommen – sie waren nur am Hinterkopf zusammengewachsen. Alle medizinischen Spezialisten in Europa, bei denen die Binders gewesen waren, hatten von einer Operation abgeraten, weil sie glaubten, dass der Eingriff bedeuten würde, einen der Zwillinge zu opfern.

Und doch weigerten sich die Binders aufzugeben. Als wir uns das erste Mal sahen, gab Theresa zu, sie habe seit der Geburt der Zwillinge »mit einen Traum gelebt, der mich aufrecht hielt. Dem Traum, dass wir irgendwie Ärzte finden würden, die in der Lage wären, ein Wunder zu vollbringen.« Ich berichte über dieses Wunder ausführlich in meinem Buch *Begnadete Hände;* Sie können die medizinischen Details und einen vollständigen Bericht über die OP dort nachlesen. Hier möchte ich mich im Wesentlichen auf den Entscheidungsprozess konzentrieren, den ich durchlief.

Bisher hatte niemand jemals erfolgreich okzipitale (am Hinterkopf zusammengewachsene) Craniopagus-Zwillinge getrennt. Der Grund ist die extreme Komplexität der Blutgefäßverbindungen am Hinterkopf. Die wenigen Male, die man es versucht hatte, starben eines oder beide der Kinder. Eine solche Operation war nicht nur riskant, sie bedeutete, sich in unerforschtes Gebiet vorzuwagen.

Weniger als achtzehn Monate waren seit dem Fall von Denise Baca vergangen, sodass mein persönliches Bestenfalls-/Schlimmstenfalls-Analysesystem mir noch nicht ganz in Fleisch und Blut übergegangen war. Aber ich stellte mir sofort die vier Grundfragen und versuchte, sie zu beantworten:

Was ist das Beste, das passieren kann, wenn wir operieren? Wenn es uns gelingt, die Zwillinge zu trennen, haben sie (und ihre Eltern) endlich eine Chance, ein normales Leben zu führen.

Was ist das Schlimmste, das passieren kann, wenn wir operieren? Wegen der extremen Komplexität einer solchen noch nie da gewesenen Operation gab es ein bedeutendes Risiko, dass etwas schiefging. Einer oder beide Jungen könnten sterben oder einen schweren Gehirnschaden davontragen.

Was ist das Beste, das passieren kann, wenn wir nicht operieren? Die Jungen wären weiterhin zusammengewachsen und könnten sich für einige Jahre relativ guter Gesundheit erfreuen – so guter Gesundheit, wie eben möglich, wenn man nie laufen, krabbeln, sitzen oder sich umdrehen kann. Sie konnten sich noch nicht einmal drehen, um einander anzuschauen.

Was ist das Schlimmste, das passieren kann, wenn wir nicht operieren? Da die meisten Craniopagus-Zwillinge alle möglichen medizinischen Probleme entwickeln, die verhindern, dass sie bis ins Erwachsenenalter überleben (was die Bijani-Zwillinge 15 Jahre später so einzigartig machte), war die Wahrscheinlichkeit hoch, dass einer oder beide Jungen mit der Zeit lebensbedrohliche Komplikationen entwickelten. Und wenn der eine starb, dann starb auch der andere.

Diese ersten Antworten auf die vier Fragen halfen dabei, meine Überlegungen zu bündeln, aber dieser Fall hatte so viele komplexe und komplizierenden Faktoren, dass ich ein verzweifeltes Bedürfnis nach weiteren Informationen hatte, um die Antworten zu ergänzen und die daraus folgenden Entscheidungen mit irgendeinem Maß an Sicherheit zu treffen. Ich brauchte viel mehr Wissen und eine Schiffsladung Weisheit, bevor ich im Fall Binder handelte.

Aber wo sollte ich die zusätzlichen Kenntnisse und die Weisheit finden, die nötig waren, um einer solch schwierigen medizinischen Herausforderung zu begegnen? Was ist der Unterschied zwischen beidem? Wie weiß ich, dass ich genug von beidem habe, um die richtige Entscheidung zu treffen? Und warum glaube ich, dass es überhaupt eine »richtige« Entscheidung gibt? Das sind alles wichtige Fragen, über die man nachdenken muss, bevor man sich an einen noch nie da gewesenen medizinischen Eingriff macht – oder so gesehen, bevor man überhaupt eine unsichere oder riskante Entscheidung trifft.

In dem Versuch, mein Rezept so einfach wie möglich zu gestalten, möchte ich gerne eine leicht zu merkende Strategie vorschlagen, wie man die in unserer gefährlichen Welt zur Entscheidungsfindung nötigen Kenntnisse und Weisheit erlangt. Denken Sie einfach

- Wer?
- Was?
- Wo?
- Wann?
- Wie?
- Warum?

Die vertrauten Fragen im Rahmen der vier Grundfragen der Bestenfalls-/Schlimmstenfalls-Analyse werden bei jeder Risikoanalyse den Blick schärfen und die Präzision verfeinern.

Lassen Sie uns die Anwendung der Fragen am Fall Binder demonstrieren:

Wer?

Ich gewann hilfreiche Einsichten durch die Feststellung, wer von den getroffenen Entscheidungen im Fall Binder am meisten betroffen sein würde, und dann ging ich die vier Fragen der B/SA noch einmal aus ihrer Perspektive durch.

Zum Beispiel die Perspektive der Eltern:

Was ist das Beste, das passieren kann, wenn wir operieren? Eine erfolgreiche Operation würde die tiefsten Wünsche der Eltern erfüllen; außerdem würde es das Familienleben der Binders auf fast unglaubliche Weise vereinfachen. Sich einfach nur um ihre Kinder zu kümmern und sie irgendwohin mitzunehmen, stellte riesige Herausforderungen dar, ganz zu schweigen von dem Schmerz, den aussichtslosen Kampf der Jungen um die grundsätzlichsten Entwicklungsschritte zu beobachten.

Was ist das Schlimmste, das passieren kann, wenn wir nicht operieren? Das Schlimmste wäre, den Schmerz noch zu vergrößern, wenn einer oder beide Jungen starben oder bei der OP einen ernsten Hirnschaden erlitten.

Was ist das Beste, das passieren kann, wenn wir nicht operieren? Ohne Operation könnten die Jungen gesund genug bleiben, damit die Familie sie erfolgreich lieben und umsorgen könnte. Sie könnte lernen, ihre Einschränkungen und Behinderungen zu akzeptieren und wäre in der Lage, die Fortschritte und Leistungen, die die Jungen erreichten, zu feiern und sich daran zu freuen, solange die Jungen noch lebten.

Was ist das Schlimmste, das passieren kann, wenn wir nicht operieren? Das Schlimmste war die Wahrscheinlichkeit von Komplikationen – vielleicht eher früher als später –, weil die Jungen zusammengewachsen waren und ihr Lebensstil stark eingeschränkt war, was zu einer Verschlechterung ihres Zustands und schließlich zum Tod führen würde.

Natürlich machte ich die Bestenfalls-/Schlimmstenfalls-Analyse auch aus der Perspektive der Jungen – die eigentlich mehr Gewicht hatte als die Perspektive der Eltern, aber die Perspektive der Eltern musste irgendwie in der letztlichen Entscheidungsfindung eine Rolle spielen.

Wer könnte noch betroffen sein? Man denke einen Moment lang an andere Craniopagus-Zwillinge in der Zukunft. Für sie wäre das Beste, was im Fall Binder passieren konnte, eine erfolgreiche Trennung, die das nächste Mal nachvollzogen werden könnte. Auch eine erfolglose Operation könnte im Ergebnis wertvolle Erkenntnisse bringen, die ihre Chancen erhöhten. Es gab für siamesische Zwillinge, an denen wir in der Zukunft operieren würden, keine positiven Auswirkungen, wenn wir nicht operierten, und die mögliche negative Seite wäre die verlorene Gelegenheit, medizinisches Wissen voranzubringen und etwas Neues und Hilfreiches für zukünftige Trennungseingriffe zu lernen.

Weil ich als Wissenschaftler an der Erweiterung des Wissens in meinem Fachgebiet interessiert bin, konnte ich die Zukunft nicht einfach außer Acht lassen. Trotzdem, da sich bei mir keine weiteren Craniopagus-Zwillinge für einen Eingriff gemeldet hatten, den ich damals für eine zeitlebens einmalige Erfahrung für mich hielt, musste meine vorrangige Sorge den Binders gelten.

Zu irgendeinem Zeitpunkt musste ich die Bestenfalls-/Schlimmstenfalls-Analyse auch von meiner eigenen Perspektive aus betrachten. Ich erkannte, dass die Entscheidung für die Operation nicht nur der Familie die einzig reelle Chance auf einen positiven Ausgang gab, sondern dass das für sie »Beste, das passieren könnte« vielleicht auch »das Beste« für das Johns Hopkins und für mich sein könnte. Eine erfolgreiche Operation wäre auf jeden Fall eine Auszeichnung für unsere neurochirurgische Abteilung.

Gleichzeitig wäre das Schlimmste, das aus meiner persönlichen Perspektive geschehen könnte, ein bedeutendes Risiko für meine eigene Reputation. Ich war zu der Zeit gerade 35, erst einige Jahre aus der Assistenzzeit heraus, obwohl ich schon Chefarzt der pädiatrischen Neurochirurgie an der wohl führendsten Forschungs- und Lehrklinik der Welt war. Ich hatte meine 15 Minuten Ruhm mit den Hemisphärektomien gehabt. Ebenso hatte ich erfolgreich bei einem Eingriff in der Gebärmutter einen Wasserkopf bei einem ungeborenen Zwillingskind korrigiert, indem ich einen künstlichen Abfluss für das Hirnwasser einsetzte, einen sogenannten ventrikuloamniotischen Shunt. Nicht nur meine persönliche Karriere war im Aufschwung; auch das Johns Hopkins machte sich einen Namen als starke neue Größe in der pädiatrischen Neurochirurgie. Ein aufsehenerregender Fall wie der der Binders könnte, wenn er schlecht ausging, für mich ein herber Rückschlag sein – ein Schlag, von dem ich mich vielleicht nur schlecht erholen würde.

Die Feststellung, *wer* betroffen sein würde, und die verschiedenen Perspektiven zu beleuchten half bei der Entscheidung im Fall Binder.

Was?

Was musste ich im Fall Binder wissen? Alles, was nur möglich war! Deswegen las ich alles und jedes, was ich über frühere Fälle siamesischer Zwillinge finden konnte. Dabei achtete ich besonders darauf, was falsch lief und welche Komplikationen auftraten. Ich achtete auch auf Ähnlichkeiten und Unterschiede zwischen früheren Versuchen und dem Binder-Fall, um zu überlegen, was man anders machen könnte. Dann beriet ich mich mit anderen sachkundigen Personen über einige der Ideen, die ich langsam entwickelte.

Hierbei spielt das Lernen eine wichtige Rolle – nicht nur, was ich in der Vergangenheit gelernt hatte, sondern das, was ich willens war jetzt zu lernen. Ich wollte so viel wie nur möglich über Zwillinge wissen, die am Kopf zusammengewachsen waren.

Ich habe über die Jahre hinweg bemerkt, dass es, wann immer ich mir eine besonders herausfordernde oder riskante Handlung oder Idee überlege, meistens genügend Leute gibt, die eine lange Liste Gründe anführen können, warum es nicht funktionieren wird und ich es nicht versuchen sollte. In diesem Fall war es nicht so. Statt Neinsagern gab es ständig Leute, die sagten: »Das scheint eine gute Idee zu sein. Ich glaube, du bist da einer Sache auf der Spur. *Was* kann ich tun, um zu helfen?« Dann stellten sie mich anderen Menschen vor, die bereit waren zu helfen und die selbst auch gute Ideen hatten.

Wo?

Mindestens nach drei *Wo* muss bei einer Entscheidungsfindung gefragt werden:

- *Wo gehen Sie hin?* (Ihre Ziele)
- *Wo sind Sie jetzt?* (Ihre Fähigkeiten, Ihre Kenntnisse, Ihr Denken und Ihre Einstellungen)
- *Wo werden Sie anfangen?* (Ihre Vorbereitungen)

Im Fall der Binders war mein letztendliches Ziel, den Jungen und ihren Eltern zu helfen, indem ich die sicherste Art fand, die Kinder zu trennen. Damit war die Frage *Wo gehen Sie hin?* beantwortet.

Als Antwort auf *Wo sind Sie jetzt?* kam ich nach sorgfältiger und langer Untersuchung zu dem Schluss, dass meine Kollegen am Johns Hopkins und ich die Fähigkeiten besaßen, die Operation durchzuführen.

Ich wusste auch, dass die Antwort auf *Wo werden Sie anfangen?* ein enormes Ausmaß an Vorbereitung erfordern würde. Also nahm sich unser chirurgisches Team am Johns Hopkins fünf Monate Zeit, um sich vorzubereiten, einschließlich fünf dreistündiger Generalproben, bei denen wir den Eingriff an lebensgroßen Puppen, die am Kopf mit Klettband miteinander verbunden waren, übten und weiterentwickelten. Wir versammelten ein Team von sieben Kinderanästhesisten, fünf Neurochirurgen, zwei Herzchirurgen, fünf plastischen Chirurgen und – ebenso wichtig – Dutzende Schwestern und Medizintechniker – im Ganzen 70 Personen. Es würde ein gedrängter und gut choreografierter Operationssaal sein, weil wir buchstäblich festlegen mussten, *wo* genau jeder stehen würde.

Wann?

Oft beeinflusst der Zeitpunkt einer Bestenfalls-/Schlimmstenfalls-Analyse unsere Schlussfolgerungen. Wäre ich 20 Jahre früher Mediziner gewesen und die Binders wären zu mir gekommen, hätte ich wahrscheinlich nie eine solche Operation in Betracht gezogen. Die Vorgeschichte der Trennungsversuche war einfach zu entmutigend. Aber die dazwischenliegenden Jahre hatten genug neue Techniken hervorgebracht, um die Chancen genügend zu verbessern, dass ich willens war, die Möglichkeiten abzuwägen.

Ich empfehle auch, dass man eine Bestenfalls-/Schlimmstenfalls-Analyse wiederholt, wann immer man glaubt, dass sich etwas Wesentliches geändert hat: ein Jahr später, zu einem anderen Zeitpunkt im Leben oder vielleicht, nachdem man sich einige der Fragen nach dem *Wer, Was, Wann, Wo, Wie und Warum* hat durch den Kopf gehen lassen. Die Zeiten ändern sich. Umstände ebenso. Manchmal beeinflussen diese Veränderungen Ihre Bestenfalls-/Schlimmstenfalls-Analyse, wandeln Ihre Gedankengänge ab – kehren vielleicht sogar Ihre Entscheidung um.

Dazu ein denkwürdiges Beispiel für einen solchen Zeitfaktor aus meiner Kindheit. Als wir bei unserer Tante und unserem Onkel in Boston lebten, spielten mein Bruder Curtis und ich oft im nahe gelegenen Park, wo wir uns unsere eigenen Bergsteiger- und Wild-West-Abenteuer ausdachten, während wir auf, über und um die großen Felsen kraxelten, die das herausragendste Merkmal des

Parks waren. Wenn der Park heute noch existiert, bin ich sicher, die Felsen sind eingezäunt, um Kinder vor Verletzungen und die Stadt vor Klagen zu schützen. Aber in den späten 1950er-Jahren spielten wir auf diesen Steinen, ohne uns wirklich je Gedanken um eine Gefahr zu machen. Bis zu einem Nachmittag ...

Ich erinnere mich nicht mehr, ob mich jemand dazu herausgefordert hatte oder es nur eine persönliche Herausforderung war, die ich mir gesetzt hatte, aber aus irgendeinem Grund überquerte ich eine Felsenwand auf einem gefährlich hohen und schmalen Felsvorsprung. Eine Hand fest in einen Spalt geklemmt, drückte ich meinen Körper so dicht wie möglich gegen den Felsen, während ich mich langsam vorwärts schob und mit der anderen Hand eine Möglichkeit suchte mich festzuhalten. Plötzlich gab ein Stück des Vorsprungs unter meinen Füßen nach, sodass ich an einem Arm in der Luft hing, während ich die fallenden Steine weit unter mir aufschlagen hörte.

Nur eine Armeslänge entfernt sah der restliche Vorsprung breiter und stärker aus, aber ich brauchte eine zweite Griffmöglichkeit um heranzukommen. Von meiner hängenden Position aus konnte ich einen Spalt sehen, den ich meinte mit meiner freien Hand erreichen zu können. Das Problem war, dass ich ein Spinnennetz über der Öffnung erkennen konnte. Ich habe erzählt, wie ich Tiere liebte. Was ich noch nicht erzählt habe, ist, dass ich Spinnen absolut hasste. Sie versetzten mich in Angst und Schrecken. Und ich hatte zwischen den Steinen dieses Parks schon einige riesige Wolfsspinnen mit genau solchen Netzen gesehen. Unter keinen wie auch immer gearteten Umständen hätte ich mir je vorstellen können, meine Hand in ein Nest von Wolfsspinnen zu stecken. Dann blickte ich hinunter. Meine abgrundtiefe Spinnenphobie und das Risiko gebissen zu werden verblassten im Vergleich zu dem ernsthaften Schaden, den ich bei einem 15 Meter tiefen Sturz in die Tiefe erleiden konnte. Ich brauchte eine Haltemöglichkeit in dem Spalt. Also streckte ich mich, krallte mich fest, schwang meine Füße auf den Felsvorsprung und huschte schnell und sicher von der Felswand herunter.

Andere Zeiten, andere Umstände, andere Entscheidungen.

Wie?

Man muss die Fragen *Wer, Was, Wo, Wann, Wie und Warum* nicht in einer bestimmten Reihenfolge angehen. Es kann nötig sein, sie gleichzeitig zu betrachten, weil sie sich manchmal ergänzen oder zusammengenommen werden müssen. Im Fall Binder zum Beispiel gab die Antwort auf *Wann* dem *Wie* ein ganz anderes Gesicht.

Um während des Eingriffs Patricks und Benjamins Gehirn so wenig Schaden wie möglich zuzufügen, ließ ich mir einen ziemlich kühnen dreiteiligen Plan einfallen, eine Kombination aus Hypothermie, Kreislauf-Bypass und induziertem Herzstillstand. Die Körpertemperatur der Babys würde reduziert werden, um ihre Körperfunktionen zu verlangsamen. Ein Bypass würde das Blut der Jungs durch eine Herz-Lungen-Maschine zirkulieren lassen und mit Sauerstoff angereichert halten. Und für eine kurze Zeit, während des kritischsten Augenblicks der Operation, würden wir bei den Jungs einen Herzstillstand herbeiführen, um den Blutverlust besser kontrollieren zu können. Noch nie zuvor waren alle drei dieser Techniken gleichzeitig bei einem neurochirurgischen Eingriff bei Kindern eingesetzt worden, also sprach ich mit vielen Experten darüber, wie man es am besten anstellen könnte. Ich kam zu der Schlussfolgerung, dass zu diesem Zeitpunkt jeder dieser Eingriffe meinem chirurgischen Team vertraut genug war, um alle drei sicher und effektiv kombinieren zu können.

Als ich diese bestimmte *Wie*-Schlussfolgerung erreichte, veränderte sich meine Risikoanalyse gänzlich. Wir hatten nun eine durchführbare Strategie, die so aussah, als gäbe sie uns eine begründete Hoffnung auf Erfolg.

Warum?

Ich finde es fast unmöglich, eine effektive B/SA zu machen, ohne das *Warum* zu betrachten. Bei fast jedem Risiko erfordert die Entscheidung für eine Handlungsweise beinahe immer von mir, meine Gedankengänge im Licht meiner Motive, einschließlich meiner persönlichen Werte, zu untersuchen und oft auch zu überprüfen. Ich wäge diese Werte sorgfältig gegen meine Analysen und Schlussfolgerungen ab. Das setzt voraus, dass ich tatsächlich Werte habe, sie kenne und Übung darin habe, sie in meinem Leben anzuwenden.

Im Fall Binder hatte ich das Risiko schon aus verschiedenen Perspektiven untersucht. Aus meiner eigenen Perspektive gab es ein enormes persönliches Risiko für meinen Ruf, falls der Eingriff negativ ausging. Aber mein persönliches Wertesystem machte es relativ einfach, die Besorgnis um meinen Ruf abzutun und mich mehr auf die Perspektive meiner Patienten zu konzentrieren. Mein christlicher Glaube (darüber sage ich später mehr) beeinflusst mein Wertesystem sehr. Jesu Goldene Regel »Tue anderen, was andere dir tun sollen« und andere biblische Ermahnungen, andere Menschen »wichtiger als sich selbst zu nehmen« geben mir meistens eine klare Anweisung, wie viel Gewicht verschiedene Perspektiven erhalten sollten, besonders meine eigene.

Meine eigenen Erfahrungen haben bestätigt, wie weise die biblischen Lehren sind. In meinem Beruf habe ich oft gesehen, wie Ego und Selbstsucht die Wurzel von Konflikten im Leben von Menschen ist. Zu viele Menschen sind mehr um ihren Ruf besorgt und um das, was andere Leute denken, als um die beste Vorgehensweise oder welche Risiken sie wirklich eingehen sollten.

Es reduziert sich am Ende alles auf die Werte. Wenn es Ihre Priorität ist, vor anderen Menschen gut auszusehen, dann wird Ihr Leben eine andere Richtung nehmen, als wenn Ihre Priorität darin liegt, die Talente einzusetzen, die Gott Ihnen gegeben hat, um Positives in der Welt zu bewirken. Solche Werte haben einen Einfluss darauf, für welche Risiken Sie sich entscheiden.

Sie werden sich erinnern, dass es bei meiner Entscheidung, eine Mitwirkung an dem Fall der Bijanis zu riskieren, auf ein Gefühl der Verpflichtung (meine Werte) ankam. Nach meiner ursprünglichen Bestenfalls-/Schlimmstenfalls-Analyse in dem Fall hatte ich befunden, dass es zu viel Schlimmstenfalls und wenig Hoffnung auf Bestenfalls gab, und mich deswegen gegen eine Mitwirkung entschieden. Was meine Meinung änderte, war die Erkenntnis, dass ich Wissen, Fähigkeiten und Erfahrungen in den Fall einbringen konnte, die die Aussicht auf einen Erfolg erhöhen könnten. An dem Fall nicht mitzuwirken, hätte mir das Gefühl gegeben, mich wie diejenigen in Jesu Gleichnis vom barmherzigen Samariter zu verhalten, die den Verletzten am Straßenrand ignorierten und weitergingen. Das konnte ich nicht tun. Also änderte ich meine Meinung und brachte mich in den Fall ein.

Ganz ehrlich spielt der *Warum*-Faktor bei jedem Risiko, das ich eingehe, eine entscheidende Rolle. Schließlich hat Jesus einmal gesagt: »Was ihr für einen der Geringsten meiner Brüder und Schwestern getan habt, das habt ihr für mich getan!« Die meisten Kinder, die ich in meinem Büro sehe, sind mit ernsthaften medizinischen Risiken konfrontiert. Sie und ihre Familien leiden, sind hilflos und wenn sie ins Johns Hopkins kommen oft schon hoffnungslos. Sie gehören definitiv zu »diesen Geringsten«. Wegen meines persönlichen Wertesystems, weil ich weiß, *warum* ich tue, was ich tue, bin ich meistens eher willens, das Risiko einzugehen, sie zu behandeln.

Dieses Risiko ging ich bei den Binder-Zwillingen ein und meine B/SA hat sich enorm bezahlt gemacht. 24 Stunden nach Beginn der Operation verließ das chirurgische Team den OP. Einer der Ärzte ging auf die Mutter der Jungen zu und fragte lächelnd: »Welches Kind möchten Sie zuerst sehen?«

Einige Monate später kehrten Theresa und Josef Binder mit ihren geliebten Söhnen nach Deutschland zurück und begannen ein ganz neues Leben.

Inzwischen hatte die Medienberichterstattung aus mir eine recht bekannte Persönlichkeit gemacht. Ärzten aus dem ganzen Land und dem Ausland begannen, mir herausfordernde Fälle zu überweisen. Plötzlich war ich als Redner begehrt. Mein Leben hatte sich auch durch den positiven Ausgang des Falles für immer verändert.

Wenn ich mir heute die Welt anschaue, dann sehe ich, dass viele riskante Entscheidungen getroffen werden, aber ich wünschte mir, mehr von ihnen würden aufgrund einer Bestenfalls-/Schlimmstenfalls-Analyse getroffen.

Good Morning America machte zum Beispiel eine Sendung über mich und wollte sich einige der frühen Einflüsse auf mein Leben anschauen. Ich fuhr mit ihnen zurück zu der Grundschule, an der die Schüler mich »Klassenidiot« genannt hatten, um Mr. Jaeck zu treffen, den gepflegten jungen Naturwissenschaftslehrer, der den Obsidian hochgehalten hatte und so beeindruckt von meinem Wissen war, dass er mich einlud, nach der Schule in seinen Klassenraum zu kommen und bei den nötigen Arbeiten dort zu helfen. Er fachte mein Interesse an der Naturwissenschaft weiter an, indem er mir erlaubte, die Labortiere der Schule zu füttern und zu betreuen: ein rotes Eichhörnchen, eine Vogelspinne, einen Buntbarsch, ein paar Krebse und andere.

Ich tauchte mit einem Kamerateam von ABC im Schlepptau dort auf und fand einen kahlköpfigen und etwas zerzausten Mr. Jaeck vor, der dort immer noch unterrichtete. Er und ich freuten uns über das Wiedersehen und schwelgten eine Zeit lang in Erinnerungen; dann wollte ich der Videocrew die wunderbare Sammlung der Tiere in seinem Labor zeigen. Er schüttelte traurig den Kopf und sagte: »Wir haben in unserem Labor keine Tiere mehr, weil einer der Schüler gebissen oder gekratzt werden könnte. Die Schulbehörde kann sich die Haftpflichtversicherung nicht leisten.«

Ich konnte es nicht glauben! Nun ja, ich *konnte* es schon glauben. Ich wollte es nur nicht glauben, weil ich es hasste, an die Generationen junger Schüler zu denken, die genau das verpassten, was mein Interesse an der Biologie entfacht und den Traum genährt hatte, der dazu führte, dass ich heute ein Medizinwissenschaftler bin.

Die Behörden, die eine solch bedauernswerte Entscheidung getroffen hatten, schienen nur eine Frage der Risikoanalyse gestellt zu haben: *Was ist das Schlimmste, das passieren kann, wenn wir Schülern weiterhin erlauben, lebende Tiere in unserem Labor zu beobachten und für sie zu sorgen?* Ein Schüler könnte verletzt werden und seine Familie könnte die Schule verklagen.

Aber scheinbar haben sie nicht gefragt: *Was ist das Beste, das passie-*

ren kann, wenn wir Schülern erlauben, in unserem Labor für lebende Tiere zu sorgen und sie zu beobachten? Unser Naturwissenschaftsprogramm wird verbindlicher, Schüler interessieren sich vielleicht für die Biologie und vieles mehr. Sie haben gefragt: *Was ist das Beste, das passieren kann, wenn wir die Tiere abschaffen?* Wir reduzieren unsere potenzielle »Haftpflicht«, indem wir ein »Risiko« beseitigen, das nie ein Problem war, und vielleicht geben wir unseren paranoiden Versicherungsgesellschaften einen Grund weniger, die Beiträge zu erhöhen. Aber scheinbar haben sie nicht gefragt: *Was ist das Schlimmste, was passieren kann, wenn wir die Tiere abschaffen?* Wir werden nie wissen, wie viele gefährdete Schüler wie Ben Carson vielleicht die Begeisterung und Inspiration verpassen, die sie brauchen, um in der Schule und in ihrem Leben ihr volles Potenzial zu erreichen.

Wenn man nur nach dem Schlimmsten fragt, dann kann ich verstehen, warum in unserer klagefreudigen Kultur die Schulbehörde eine reflexartige Entscheidung trifft, die Tiere zu verbieten. Wenn man aber alle vier Fragen stellt, dann wäre es für die meisten Menschen schwer, nicht auf eine andere und besser durchdachte Regelung zu kommen.

Wenn wir »die Entfernung jeglichen Risikos« zu unserer Priorität machen, werden wir bald eine sterile, stagnierende und langweilige Lernumgebung haben. Wie lässt sich solch ein Risiko mit der Gefahr vergleichen, dass ein Eichhörnchen jemanden am Finger kratzt? Meinen Sie, das wäre vielleicht eine relevante Frage in einer Zeit, in der Länder wie Indien und China uns jedes Jahr weit überholen mit der Anzahl (und der Prozentzahl) ihrer Universitätsabsolventen in Naturwissenschaften und Technologie?

Sehen Sie, wie einfach sich die B/SA in vielen Bereichen anwenden lässt? Hier ein weiteres, sehr viel weniger ernstes persönliches Beispiel:

Vor einigen Jahren erhielt ich einen Anruf aus Hollywood, bei dem man mich fragte, ob ich Interesse hätte, in einer Filmkomödie einen kurzen Auftritt zu haben. Sie wollten, dass ich einen Chirurgen spielte, der siamesische Zwillinge trennte, die von Matt Damon und Greg Kinnear gespielt wurden.

»Die sind Erwachsene«, erwiderte ich. »Ich bin in der pädiatrischen Medizin.«

Sie sagten, das spiele keine Rolle.

»Wo sind sie zusammengewachsen?«, wollte ich wissen.

»An der Leber.«

»Aber ich bin Neurochirurg.«

Sie sagten, das spiele auch keine Rolle.

Ich war schon dabei zu lachen und unwillkürlich eine schnelle Teilanalyse zu machen:

Was ist das Schlimmste, das passieren kann, wenn ich das tue? Das größte Risiko, das ich sehen konnte, betraf mein Image als Wissenschaftler, der seine Berufung ernstnimmt. Ich nehme meine Rolle ernst, als erfolgreicher Arzt und Christ jungen Leuten als Inspiration und Vorbild zu dienen. Also würde ich meine moralischen und beruflichen Standards nicht kompromittieren wollen. Es könnte auch etwas Kritik geben von Leuten, die glaubten, es sei nicht angemessen für jemanden in meiner Position, bei einem solchen Projekt mitzumachen. Ich konnte viele Gründe erkennen, Nein zu sagen.

Was ist das Beste, das passieren kann, wenn ich das tue? Ich war mir nicht sicher, wie ich das beantworten sollte. Ich brauchte mehr »Was«-Informationen und ich musste daran meine Werte mit der Frage anlegen: *Würde ich es nur tun, um es zu tun? Wegen des Spaßes oder des Glanzes, in einem Film aufzutreten?* Die Antwort darauf war Nein. *Aber würde ich es tun, wenn daraus ein bedeutender Vorteil gewonnen werden konnte?* Vielleicht.

Der Gedanke animierte mich dazu, meinem Anrufer zu antworten: »O.K., ich schaue mir das Skript an. Wenn es nicht zu haarsträubend ist, würde ich mir überlegen, in Ihrem Film aufzutreten, wenn Sie die Weltpremiere in Baltimore abhalten, und zwar als Benefizveranstaltung für zwei gemeinnützige Organisationen, die ich gegründet habe. Der eine ist unser *Carson Scholars Fund*, der besondere schulische Leistungen herausstellt und unterstützt, und *Angels of the OR* (Engel des OP), eine Stiftung, die Menschen hilft, die Operationen brauchen und nicht genügend Versicherungsschutz haben.«

Mein Gesprächspartner stimmte zu, meinen Vorschlag zu überdenken. Ich schaute mir das Drehbuch an, das zugegebenermaßen albern war, aber nicht zu ungeheuerlich schien. Dann stimmte ich zu, in dem Film *»Unzertrennlich«* als ich selbst aufzutreten und die Filmemacher stimmten zu, die Weltpremiere in Baltimore abzuhalten.

Wir sammelten letztendlich bei dieser Veranstaltung fast eine halbe Million Dollar. Ich geriet wegen des Films nicht allzu sehr unter Beschuss; die Leute waren eher interessiert als kritisch. Also wog der Gewinn viel schwerer als das Risiko, so wie ich es mir gedacht hatte, als ich meine B/SA zu Ende führte und mich dazu entschied, den Film zu machen.

Eines Tages, nur Wochen, bevor ich das Manuskript für dieses Buch beendete, erhielt ich eine E-Mail von einem Naturschutzbiologen, der für den *National Marine Fisheries Service*[13] in Honolulu auf Hawaii gefährdete Mönchsrobben beobachtet. Er und seine Kollegen hatten ein Interview gehört, das ich im *National Public Radio* gegeben hatte, in dem ich etwa dreißig Sekunden lang die Grundversion meiner Bestenfalls-/Schlimmstenfalls-Analyse zur kritischen Entscheidungsfindung in schwierigen medizinischen Fällen erklärt hatte. »So eigenartig das klingen mag, ist uns aufgefallen, dass genau diese Strategie benutzt werden könnte, um unsere Argumentation in Bezug auf ein biologisches Phänomen, das die Mönchsrobbe betrifft, zu strukturieren.«

Das Problem war folgendes: In einem der sechs Brut-Atolle für diese Spezies im Gebiet der Nordwestlichen Hawaii-Inseln zerstörten Galapagos-Haie den Bestand der säugenden Mönchsrobben-Jungtiere. Die Situation hatte sich so verschlimmert, dass die Biologen begonnen hatten zu überlegen, dass der einzige Weg, die gefährdeten

13 Nationaler Dienst für Meeresfischerei.

Robben zu erhalten, in der drastischen Maßnahme lag, die räuberischen Haie (die in den Gewässern reichlich vorkamen) zu keulen.

Allein die Diskussion über das Töten von 20 aktiven Räubern war kontrovers, weil die fraglichen Gewässer Teil eines staatlichen Reservats waren, in dem alle Tierarten besonderen Schutz genossen. Es war keine Entscheidung, die diesen Naturschützern leichtfiel – bis sie die vier einfachen W-Fragen daran anlegten.

Sie baten in ihrer E-Mail um die Erlaubnis, meine Fragen aufzunehmen und zu nutzen, und sie nannten außerdem noch meinen Namen in einem Artikel in einem wissenschaftlichen Journal, den sie geschrieben hatten und dem sie den vorläufigen Titel »Galapagos Sharks and Monk Seals: A Conservation Conundrum« (»Galapagos-Haie und Mönchsrobben: Ein Naturschutzproblem«) gegeben hatten.

Nach einer Darlegung des Grundproblems kam der Artikel zu dem Schluss:

Im Endeffekt konzentriert sich unsere Analyse auf eine Feststellung der relativen Vorzüge eines Handelns gegenüber dem Nicht-Handeln. Unsere Argumentation kann günstig im Rahmen von vier Fragen strukturiert werden:

- *Was ist das Beste, das passieren kann, wenn wir eingreifen?*
- *Was ist das Schlimmste, das passieren kann, wenn wir eingreifen?*
- *Was ist das Beste, das passieren kann, wenn wir nicht eingreifen?*
- *Was ist das Schlimmste, das passieren kann, wenn wir nicht eingreifen?*

Das optimale Ergebnis der Intervention *wäre die erfolgreiche Eliminierung aller aktiven und hartnäckigen Räuber aus dem Pool der Galapagos-Haie, um dadurch die Überlebensrate von säugenden Jungtieren auf ein vergleichbares Niveau mit anderen Brutplätzen zu heben (>90%) …*

Das Schlimmste, das bei einer Intervention passieren kann ist, *dass 1) wir die Bevölkerung der im Atoll lebenden Galapagos-Haie deutlich reduzieren, sodass die Funktion des Ökosystems durch die Entfernung eines der Haupträuber unterbrochen wird, oder 2) wir erfolgreich die 20 zur Eliminierung anvisierten Haie beseitigen, aber das räuberische Verhalten fortdauert, weil der Pool der aktiven Räuber ständig durch neue Individuen aufgestockt wird, die sich an eine neue Quelle angreifbarer Beute gewöhnen. Wir haben die erste Möglichkeit anhand des EcoSim Modells untersucht und festgestellt, dass die Eliminierung von 20 Haien einen kaum wahrnehmbaren Effekt auf die Dynamik des Ökosystems hat …*

Das beste Szenario ohne Intervention ist, *dass das Räubern mit der Zeit auf natürliche Weise nachlässt. Die einzige Bedingung, unter der wir dies für möglich halten, ist, wenn die Größe der Kohorten (oder die Jungtierdichte an jeder Insel) auf ein solches Niveau sinkt, dass die Effizienz der Nahrungssuche und der Energieertrag aus anhaltender Räuberei unter den kritischen (und unbekannten) Grenzwert sinken. Alternativ könnten wir effektive nicht-tödliche Abwehrmittel einsetzen, die mit der Zeit das Raubrisiko mindern, aber diese Abwehrmittel müssten noch gefunden werden …*

Schließlich ist das Schlimmste, das ohne Intervention passieren kann, *dass das räuberische Verhalten sich so weit verbreitet, dass es jede Brutstätte des Atolls erfasst und sich möglicherweise auf andere Brutbereiche der Nordwestlichen Hawaii-Inseln ausbreitet. Die Räuber sind in der Lage, Beutepopulationen ernsthaft zu schädigen … Solch ein Szenario könnte ernsthaft die Erholungsmöglichkeiten der Subpopulation und der Spezies behindern.*

Die Untersuchung dieser Antworten macht klar, dass die mit der Intervention verbundenen Risiken relativ gering sind im Vergleich zu den möglichen Vorteilen einer erfolgreichen Intervention. Des Weiteren sind die Risiken bei einer Nicht-Intervention groß. Wenn die Optionen innerhalb dieses Rahmens bewertet werden, neigt sich die Waagschale für eine Intervention.

Der Wissenschaftler, der mich dazu kontaktierte, bot mir eine ermutigende Bestätigung meiner Idee, als er am Ende seiner E-Mail hinzufügte: »Ich weiß, dass viele Bücher über formelle Entscheidungstheorien in unklaren Situationen geschrieben worden sind, aber wir finden Ihr einfaches System sehr ansprechend.«

Das tue ich auch, weil es in allen möglichen Situationen funktioniert.

10

Glaube ist immer ein Risiko

Glaube ist per Definition ein Risiko.

Sogar der Versuch, eine ernsthafte Diskussion über das Thema anzufangen, scheint oft ein großes Risiko zu sein. Ist der Glaube das Risiko wert? Ist das Reden über den Glaube zu riskant?

Um diese Fragen zu beantworten, will ich Ihnen von einer Grundsatzrede erzählen, die ich vor einigen Jahren bei der *National Science Teachers Convention*[14] in Philadelphia hielt. Mein Thema? Evolution gegen Schöpfungslehre – ein riskantes, heißes Thema vor all diesen 15 000 Lehrern und Verwaltungsleitern öffentlicher Schulen.

Ich begann meine Rede mit einer gekürzten Version meines persönlichen Werdegangs – angefangen bei meiner gefährdeten Kindheit bis zu meiner Rolle in einigen der herausfordernden medizinischen Fälle, an denen ich mitwirken durfte. Ich achtete darauf, Mr. Jaeck und anderen Naturwissenschaftslehrern der öffentlichen Schulen, deren Unterricht, Ermutigung und persönliches Interesse mein eigenes Interesse an den Naturwissenschaften geweckt hatte, Anerkennung zu zollen. Ich beklagte die Tatsache, dass die Angst vor der Haftpflicht die Tiere aus dem Labor verbannt hatte und die heutigen Schüler an meiner alten Schule daher der Chance beraubt waren, so beflügelt zu werden, wie ich es wurde. Ich drückte auch meine Sorge darüber aus, wie neue Studien zeigten, dass Schüler in den USA unter den 22 bildungsstärksten Ländern der Erde bei den Naturwissenschaften und Mathematik auf Platz 21 lagen.

Ich sprach über die unglaubliche Kapazität des menschlichen Verstandes und der Tragödie, dass so viele es nicht schaffen, das fantastische Potenzial des Gehirns in Anspruch zu nehmen. Ich

14 Nationaler Kongress der naturwissenschaftlichen Lehrkräfte.

berührte einige der Faktoren, die zu dieser Unterlassungssünde führen, diese erstaunlichste uns von Gott gegebene Ressource zu nutzen. Unter anderem nannte ich den mit der »Political Correctness« einhergehenden Gruppenzwang, der – sogar als objektive Wissenschaftler – oft unsere Bereitschaft einschränkt, eine durchdachte, rationale Diskussion über Evolution im Gegensatz zur Schöpfungslehre zu führen.

Dieses Thema also wollte ich angehen. Ich begann auf der Makroebene, indem ich darüber sprach, wie viel die Astronomie über die umwerfende, ungeheure Weite und unfehlbare Ordnung unseres Universums gelernt hat. Wir können heutzutage den exakten Kurs und die Ankunftszeit eines Kometen in 75 Jahren berechnen. Denken Sie nur einmal über die erstaunliche Präzision nach, die das erfordert!

Natürlich fragen wir uns, wie das zustande gekommen ist. Manche Wissenschaftler glauben, es sei alles nur das Resultat eines großen Urknalls, der unsere Erde auf ihre korrekte Achse setzte, mit genau der richtigen Geschwindigkeit, mit genau dem richtigen Abstand zur Sonne, damit sie nicht verbrennt, aber nah genug, um nicht einzufrieren, mit anderen Planeten in ihren Umlaufbahnen und anderen Galaxien so platziert, dass schädigende Strahlen uns und unseren Planeten nicht zerstören. Ich sagte zu meinem Publikum: »Ich habe einfach nicht genug Glauben, um zu glauben, dass das alles durch reinen Zufall geschehen ist.«

Ich habe noch nie verstanden, wie dieselben Wissenschaftler, die die Urknall-Theorie aufstellen, auch den zweiten Hauptsatz der Thermodynamik (Entropie) akzeptieren, der besagt, alle Dinge neigen natürlich dazu, sich auf einen Zustand der Desorganisation zuzubewegen, nicht der Organisation. Und doch stützt sich ein Großteil der Urknalltheorie auf den Glauben, dass alles, was uns umgibt (Materie), zufällig aus dem Nichts durch eine große Explosion entstand. Dann hat es sich, anstatt sich weiter auszubreiten und noch desorganisierter zu werden, irgendwie zusammengetan und organisiert in die Ehrfurcht gebietenden Muster der Planeten und Umlaufbahnen und Sonnensysteme und Sterne und Galaxien, die sich in die Unendlichkeit erstrecken und in einer himmlischen Choreografie bewegen, die zugleich wunderschön mysteriös und mathematisch berechenbar ist. Wie deckt sich das mit dem zweiten Hauptsatz der Thermodynamik? Ich habe mich mit nobelpreisdotierten Physikern unterhalten, die Hypothesen ablassen, die nichts weiter sind als ein Haufen astrophysischer Kauderwelsch, bevor sie schließlich zugeben: »Wir lernen noch. Es gibt vieles, das wir nicht verstehen.« Mir ist bis jetzt noch niemand begegnet, der sich sicher genug war, um eine überzeugende Erklärung abzugeben.

Ich zeigte den Lehrern, dass viele Menschen die Urknalltheorie einfach glauben, trotz jeglicher Beweise für oder wider. Aber sagen Sie mir, fragte ich, wo kam die allererste lebende Zelle her? Darwin baute seine ganze Evolutionstheorie auf der Prämisse auf, dass die Zelle der einfachste, fundamentalste Baustein des Lebens ist.

Das Elektronenmikroskop und zahllose andere moderne Instrumente haben erst damit angefangen uns zu zeigen, wie unglaublich komplex eine Zelle wirklich ist. Es gibt eine Zellmembran mit Lipoproteinen, phasisch zwischengeschaltet mit positiven und negativen Ladungen, die bestimmten Arten von Molekülen erlauben können zu passieren oder nicht. Es gibt einen sehr komplexen Nucleus und Nucleolus, endoplasmatisches Retikulum mit Ribosomen, die genetische Muster verstehen und duplizieren können, und Golgi-Apparate, die Energie erzeugen. Ganz zu schweigen von Genen, den komplizierten Kommunikationsmustern der DNS oder der ganzen Anzahl zusätzlicher subzellulärer Einzelteile und ihrer Funktionen. Wenn Zellen der ursprüngliche Ausgangspunkt des Lebens sind, wie haben sich all diese komplexen zusammenhängenden Teile und Prozesse ergeben?

Aber sagen wir einmal, dass irgendwie, auf mysteriöse Weise, die erste Zelle entstand. Wo kam die große Vielfalt der anderen Zellen her? Der Darwinismus behauptet, dass sich alles Leben langsam, progressiv, Schritt für Schritt vom Einfachen zum Komplexen entwickelt hat. Wie sind also die früheren, einfacheren einzelnen Zellen alle zusammengekommen und haben komplexere Multizellen-Organismen gebildet?

Vergessen Sie einmal die Gesamtorganismen. Lassen Sie uns ein einzelnes Auge betrachten. Wie hat eine Stäbchenzelle Abermillionen von Jahren nur dagesessen und darauf gewartet, dass sich eine Zapfenzelle entwickelt? Wie haben sich dann mehrere Stäbchenzellen und Zapfenzellen zu einem komplizierten Sinnesorgan zum Sehen zusammengetan, eingebettet in die Netzhaut als Teil eines komplexen Netzwerks aus Nerven und Blutgefäßen, das Bilder in elektrische Informationen umwandelt, das Ganze durch das neurale Netzwerk am Sehnerv entlang geschickt und im okzipitalen Cortex des Gehirns als erkennbares Bild interpretiert wird? Schon bevor man zur Netzhaut kommt, was ist mit der Pupille? Wo und wie ist sie in der Isolation entstanden – weil es dafür ohne die anderen Dinge keinen Zweck gab? Noch gäbe es einen Zweck für die Iris ohne die Pupille und die vordere Augenkammer. Es gäbe keinen Zweck für die Hornhäute, keinen Zweck für die kurzen Ziliarnerven, für nichts davon gäbe es einen Zweck ohne alles andere.

Hat sich jede Art von Zelle ganz von sich aus entwickelt und ein paar Milliarden Jahre gewartet in der Hoffnung, dass eine vollkommen passende Zellart kommt, um sich endlich nicht nur relevant, sondern unverzichtbar zu machen als Teil eines ausgeklügelten Systems, das selbst noch viel komplexere Systeme ergänzt, die wiederum Teil eines größeren Organismus sind? Wie verträgt sich das mit der Prämisse »Überleben des Stärkeren«, in der die Funktion ein Schlüsselfaktor bei der Entscheidung ist, welche genetisch nützlichen Eigenschaften weitergegeben werden und letztendlich welcher Organismus eine weitere Generation überleben wird? Sollen wir dann glauben, dass spezialisierte Zellen Millionen von Jahren überlebt haben, für keinen wirklichen Zweck geeignet, bis andere spezialisierte und total wertlose und untaugliche Zellen vorbeikamen, welche auch ungezählte Zeitalter überlebt haben, um sich eines Tages zusammenzutun in der Erwartung, ein zukünftiges Bedürfnis zu erfüllen, das Millionen weitere Generationen und evolutionäre Schritte benötigt?

Zu glauben, dass der Ursprung des Lebens durch die Darwinsche Evolutionstheorie erklärt werden kann, erfordert mehr Glauben, als ich habe. Ich erklärte den Naturwissenschaftslehrern: »Evolution und Schöpfungslehre erfordern beide Glauben.« Nach allem, was ich über die Biologie weiß (und allem, was wir darüber nicht wissen), finde ich es genauso schwer, die Behauptungen der Evolution zu akzeptieren, wie zu denken, dass ein Wirbelsturm über einen Schrottplatz brausen könnte und irgendwie eine voll ausgestattete flugbereite Boeing 747 zusammensetzt. Sie könnten über unendliche Zeitabschnitte hinweg eine Milliarde Wirbelstürme durch eine Billion Schrottplätze fegen lassen und ich glaube nicht, dass Sie auch nur einen aerodynamischen Flügel erhalten würden, ganz zu schweigen von einem ganzen Jumbo Jet, komplett mit komplexen Verbindungen für ein Düsenantriebssystem, Radarsystem, Treibstoffeinspritzsystem, Abgassystem, Belüftungssystem, Kontrollsysteme, elektronische Systeme sowie Sicherungssysteme für das alles und noch viel mehr. Es gibt in der Weltgeschichte einfach nicht genug Zeit, um all das geschehen zu lassen. Was der Grund dafür ist, dass nicht einer von uns je daran gezweifelt hat, dass die Boeing 747 allein schon durch ihre Existenz den überzeugenden Beweis für das intelligente Design eines Menschen liefert.

Was also sollen wir vom menschlichen Körper und dem menschlichen Gehirn halten, die beide auf unglaublich vielerlei Art und Weise unermesslich viel komplexer, wandlungsfähiger, erstaunlicher sind als jedes Flugzeug, das der Mensch je erschaffen hat? Sind sie nicht der noch stärkere Beweis für intelligentes Design? Das, sagte ich den Lehrern, ist der Grund, warum die Evolution mehr Glauben erfordert, als ich aufbringen kann.

Auf der anderen Seite, sagte ich weiter, wenn wir die Möglichkeit eines Schöpfers erwägen, ist es wirklich relativ einfach zu glauben und zu verstehen, wie solch ein komplexes, intelligent entworfenes Universum entstehen kann. Tatsächlich ist es einfach, sich einen intelligenten Schöpfer vorzustellen, der Geschöpfe erschafft, die die beeindruckende Fähigkeit haben, durch die Anpassung an ihre Umgebung zu überleben.

Im Gegensatz dazu verschwindet Darwin kurz nach dem Tod seiner Tochter auf die Galapagos-Inseln. Früher ein Pastor, ist er so bitter über seinen Verlust, dass er Gott nicht nur die Schuld gibt; er ist bereit abzustreiten, dass Gott überhaupt existiert. Als er also einige Finken sieht, die im Gegensatz zu allen anderen Finken auf der Welt breite Schnäbel haben, sucht Darwin nach einer Erklärung. Wie sich herausstellte, gab es auf den Galapagos-Inseln einige Jahre lang eine starke Dürreperiode, wodurch die übliche Nahrung der Finken knapp wurde. Deswegen überlebten nur die Finken, die dicke Schnäbel hatten, stark genug, um die härtesten Kerne zu knacken, um überleben und brüten zu können. Nach kurzer Zeit gab es auf den von der Dürre geplagten Inseln nur noch Finken mit dicken Schnäbeln und ihre Nachkommen, die die wertvolle Eigenschaft geerbt hatten.

Darwin nannte dieses Phänomen »Überleben des Stärkeren«, was nach seiner Argumentation die Vielfalt des Lebens nicht mehr als beeindruckenden Beweis für die Existenz eines mächtigen und kreativen Gottes erklärte, sondern als vorhersehbares Resultat des rationaleren und wissenschaftlicheren Prozesses der »natürlichen Auslese«. Dann entwickelte er seine Schlussfolgerungen aus der Finkengeschichte weiter und machte die natürliche Auslese zum Eckstein einer breiteren Evolutionstheorie, durch die er den Ursprung des Lebens, der Menschheit und des Universums erklären konnte, ohne weiterhin die Existenz eines Schöpfergottes zugeben oder in Betracht ziehen zu müssen.

In Darwins System war die Anpassungsfähigkeit der Finken ein klares Zeichen einer natürlichen (das heißt gottlosen) Auslese und so ein starker Beweis für die Evolution. In einem anderen System könnte es aber das Zeichen eines weisen und intelligenten Schöpfers sein, der seinen Kreaturen die Fähigkeit gab, sich anzupassen, sodass sie nicht von jeder Umweltveränderung, die auftritt, ausgerottet werden.

Es kommt letztlich darauf an, welches System Sie bereit sind zu akzeptieren. Wie ich den Lehrern sagte, ist für beide Systeme Glauben nötig.

Für mich wird die Glaubwürdigkeit der Evolution weiterhin durch Darwins Behauptung belastet, dass innerhalb von fünfzig bis hundert Jahren nach seiner Zeit Wissenschaftler geologisch fortgeschritten genug sein würden, um die fossilen Hinterlassenschaften der gesamten Evolutionskette in einer eindeutigen schrittweisen Entwicklung des Lebens von der Amöbe bis zum Menschen zu finden – einschließlich aller dazwischenliegender Spezies.

Natürlich war das vor 150 Jahren und es gibt immer noch keine solchen Beweise. Sie sind einfach nicht da. Aber wenn man das Befürworten von Darwin darlegt, ist die beste Erklärung, die ihnen dazu einfällt: »Na ja … äh … sie sind verlorengegangen!« Das erfordert nach meiner Meinung wieder zu viel Glauben, um mich diese Erklärung glauben zu lassen, angesichts der vielen Fossilien, die wir gefunden haben, ohne jeglichen fossilen Beweis einer direkten, schrittweisen evolutionären Entwicklung von einfachen zu komplexen Organismen oder von einer Spezies zu einer anderen Spezies. Mit den Schultern zu zucken und zu sagen: »das Ganze ist unter mysteriösen Umständen verlorengegangen und wir werden es wohl nie finden«, scheint mir keine besonders zufriedenstellende, objektive oder wissenschaftliche Antwort zu sein. Noch schwerer zu schlucken ist, wie so viele Menschen, die es nicht erklären können, trotzdem willens sind zu behaupten, dass die Evolution nicht Theorie, sondern Fakt ist. Gleichzeitig beharren eben diese Menschen darauf, dass jeder, der die Schöpfungslehre als Möglichkeit erwägt oder diskutiert, kein echter Wissenschaftler sein kann.

Bis zum Ende meines Vortrags hatte ich klargemacht, dass ich glaube, wir haben unsere enormen Gehirne mit der Fähigkeit, so viel Information zu verarbeiten, zu einem bestimmten Zweck – weil wir in Gottes Bild erschaffen sind, nicht im Bild einer Amöbe. Ich wies auch darauf hin, dass wir, wenn wir wirklich klug sind, unsere Gehirne nutzen und unsere Schüler herausfordern werden, ihre Gehirne nicht nur zum Lernen der Fakten in Wissenschaft, Mathematik, Geschichte, Literatur und allen anderen Disziplinen zu nutzen, sondern auch, um darüber nachzudenken, was wir glauben und warum – und dann willens zu sein, objektive Diskussionen zu riskieren.

Ich weiß nicht, wann ich je eine ermutigendere Reaktion auf eine Rede erhalten habe als die überwältigende Reaktion, die ich von den Lehrern der Naturwissenschaften erhielt. (Ich denke, stehender Beifall von 15 000 Menschen darf als überwältigend gelten.) Viele Lehrer kamen nachher auf mich zu oder schrieben mir später, um zu sagen, wie sehr sie es schätzten, dass ich dieses Thema angesprochen hatte. Sie wollten, dass ich weiß, dass ich vieles gesagt hatte, was sie wirklich glaubten, aber nie riskieren konnten zu sagen. Manche sagten sogar, nachdem sie gehört hatten, wie ich diese Dinge ansprach, hätten sie sich vorgenommen, offener über ihre eigenen Ansichten zu reden.

Ich empfand ihre Reaktion als besonders ermutigend, weil es mir den Wert der B/SA bestätigte, die ich davor durchgeführt hatte, als ich abwog, ob ich das Risiko eingehen sollte oder nicht, die Evolutionstheorie im Gegensatz zur Schöpfungslehre auf einer Konferenz von Lehrern der Naturwissenschaften zu diskutieren.

Ich hatte mir alle vier Grundfragen der B/SA gestellt:

Was ist das Schlimmste, das passieren kann, wenn ich über meinen Glauben rede? Das Publikum würde wahrscheinlich nicht mit Tomaten werfen oder mich von der Bühne buhen, aber sie könnten mich abschreiben und sagen, dass meine Gedanken absurd seien oder dass meine Rede nur ein weiteres Beispiel dafür sei, wie das Christentum die Gesellschaft schwächt und zerstört. Dann könnte mein Vortrag als Keil genutzt werden, um Menschen, die sich ohnehin schon uneins sind, weiter auseinanderzutreiben.

Was ist das Beste, das passieren kann, wenn ich etwas sage? Eine große Anzahl Menschen findet vielleicht den Mut, über das zu reden, was sie wirklich glauben. Es könnte helfen, eine objektive Diskussion zu eröffnen.

Was ist das Beste, das passieren kann, wenn ich nicht über dieses kontroverse Thema rede? Alles geht ungefähr weiter, wie es ist und nichts verändert sich.

Was ist das Schlimmste, das passieren kann, wenn ich dieses Thema nicht anspreche? Zumindest würde ich eine wunderbare Möglichkeit verlieren, vielen Mitgliedern der wissenschaftlichen Gemeinschaft zu zeigen, dass der Glaube an Gott nicht antiwissenschaftlich ist.

Schon diese anfängliche Bestenfalls-/Schlimmstenfalls-Analyse überzeugte mich, dass es wenig zu erreichen gab, wenn ich nicht das Risiko einging, über die Evolution im Gegensatz zur Schöpfungslehre zu reden. Die beste Chance, mehr offene Diskussionen anzuregen, reizte mich sehr, und nachdem ich einige der *Wie-* und *Warum*-Faktoren abgewogen hatte, fühlte ich mich sicher, dass ich die Wahrscheinlichkeit für einige der schlimmsten Dinge verringern konnte.

Also entschied ich mich, das Risiko einzugehen. Und ich bin froh, dass ich es getan habe.

Was waren die Wie- und Warum-Faktoren?

Im Laufe der Jahre habe ich einige Dinge darüber gelernt, wie ich über meinen Glauben reden kann, sodass andere nicht vor den Kopf gestoßen, sondern eher interessiert werden. Ich beginne meine Rede immer mit einer Zusammenfassung oder Teilen meiner persönlichen Geschichte. Ich habe festgestellt, dass ein Publikum, wenn es ein wenig versteht, wer man ist, wo man herkommt, was man durchgemacht hat und wie man zu den Ideen und Werten kommt, die man hat, eher geneigt ist zuzuhören, wenn man erklärt, warum man glaubt, was man glaubt.

Wann immer ich das Thema Glauben anspreche, hat sich herausgestellt, dass es die beste Strategie ist, darüber zu sprechen, welche Auswirkungen der Glaube auf mich persönlich hat, und nicht darüber, was er meiner Ansicht nach für jemand anderen bedeuten oder tun sollte. Offen gesagt bin ich überzeugt davon, dass diese Strategie der Grund ist, warum meine Bücher trotzdem von Tausenden Schülern jedes Jahr in den öffentlichen Schulsystemen der USA gelesen und besprochen werden. Obwohl ich meinen Glauben in all meinen Publikationen klar und regelmäßig erwähne, geschieht das immer im Kontext meiner persönlichen Erfahrung eingebettet. Ich versuche nicht zu missionieren. Ich bin sensibel für die Tatsache, dass andere vielleicht andere Dinge glauben. Ich würde mich nie erdreisten, jemanden mit meinem Glauben zu erschlagen, noch argumentiere ich, dass meine Glaubensgrundsätze die einzig *wahren* sind und dass andere *falsch* liegen. (Trotz der Tatsache, dass ich starke Überzeugungen zur *Wahrheit* habe.) Aber wenn ich über den Glauben rede, stelle ich ihn immer als meinen Glauben vor und erkläre, wie und warum er zu meinem Glauben wurde und was er für mich getan hat.

Eine der Herausforderungen für gläubige Menschen, die von ganzem Herzen an einen Schöpfergott glauben, ist es, im Umgang mit denen, die das nicht glauben, nicht total engstirnig und unvernünftig zu wirken. In der wissenschaftlichen Gemeinschaft ist ein Abtun christlichen Gedankengutes oft nicht so sehr eine Feindseligkeit gegenüber der Vorstellung, dass es Gott gibt, wie eine Feindseligkeit gegenüber den Haltungen, die diese Idee begleiten. Eine selbstgefällige Einstellung und die Weigerung, die Ansicht anderer zu respektieren oder auch nur anzuhören, stellt tatsächlich für beide Seiten ein Risiko dar.

Warum also überhaupt über den Glauben reden?

Als ich nach den ersten Hemisphärektomien anfing Interviews zu geben – und besonders nach der Trennung der Binder-Zwillinge –, kam das Thema Glauben immer wieder auf. Ich hätte leicht sagen können: »Das ist eine private Sache und in der Diskussion nicht von Bedeutung.« Das wäre der sicherste Ausweg gewesen und die meisten Interviewer wären froh gewesen, auf ein anderes Thema zu sprechen zu kommen. Aber das erschien mir einfach nicht richtig.

Ich musste noch nicht einmal formal eine B/SA anstellen, um zu diesem Schluss zu kommen. Angesichts der Werte, die ich als Teil meiner tief verwurzelten geistlichen Glaubensgrundsätze habe, entschied ich mich aus ein paar ziemlich einfachen Gründen dazu, das Risiko einzugehen, über meinen Glauben zu reden. Jesus wies seine Nachfolger klar an, dass es ein wichtiger Teil ihres christlichen Lebens ist, seine Lehren im täglichen Leben auszuleben und die gute Nachricht des Glaubens an andere weiterzugeben. Nicht willens zu sein, über meinen Glauben zu reden, würde bedeuten, Jesu gezielte Anweisung zu missachten. Aber meine Schlussfolgerungen gingen noch darüber hinaus. Ich glaube, Gott hat für mich eine besondere Bestimmung – und für jeden anderen Menschen, dem er das Geschenk des Lebens gegeben hat. Seit ich acht Jahre alt war und anfing zu glauben, Gott wolle, dass ich Arzt werde, habe ich erkannt, dass mein Leben nicht mir gehört. Mein Weg ist nicht immer geradeaus gegangen; es gab Zeiten, wo ich auf der Suche nach meinem eigenen Weg weggelaufen bin. Aber Gott hat mich geführt und so oft eingegriffen, dass ich unehrlich und undankbar wäre, wenn ich seine Rolle und seinen Einfluss auf mein Leben *nicht* anerkennen würde.

Ich glaube auch, dass Gottes Plan für mich die bemerkenswerte Gelegenheit beinhaltet, die mir gegeben wurde, zu reden, zu schreiben und für viele Jugendliche in unserem Land als Vorbild hochgehalten zu werden. Weil ich solche Gelegenheiten nie gesucht oder erwartet habe, muss ich zu dem Schluss kommen, dass sie mehr Gottes Werk sind als meines. Wenn das wahr ist, dann folgt daraus, dass Gott wohl möchte, dass ich diese Gelegenheit nutze, nicht um mich wohlzufühlen und auf Nummer sicher zu gehen, sondern damit ich versuchen kann, etwas zu bewirken. Für mich ist das ein Risiko, das es wert ist einzugehen.

Tatsächlich hilft mir meine B/SA zu erkennen, dass eines der schlimmsten Dinge beim Auf-Nummer-sicher-Gehen ist, dass es nicht nur einen Mangel an Ehrlichkeit und Dankbarkeit zeigt, sondern auch einen Mangel an Vertrauen. Auf Nummer sicher zu gehen würde eine ganz eigene Botschaft senden – dass ich Gott mein Leben nicht wirklich anvertraue, dass ich nicht glaube, dass er in der Lage ist, Menschen, Begebenheiten und Umstände zu führen und zu lenken. Solch eine Botschaft wäre falsch, weil ich mich daran erinnere, was Sprüche 21 Vers 1 sagt: »Das Herz des Königs ist wie ein Bach, vom Herrn gelenkt, er lässt ihn fließen, wohin er will.« Das sagt mir, wenn der Herr die Macht besitzt, Bäche und Könige zu kontrollieren, dann kann ich ihm sicherlich alle Aspekte meines Lebens anvertrauen. Ich muss nicht vorsichtig sein, wenn es darum geht, über meinen Glauben zu reden oder nach meinem Glauben zu leben.

Lassen Sie mich einen Punkt wiederholen, den ich schon einmal angesprochen habe. Wenn ich nicht vorsichtig bin, kann Selbstvertrauen so wie feste Überzeugungen, wie Arroganz wirken. Deswegen achte ich ständig auf meine Einstellung und versuche bei dem, was ich sage und wo ich es sage und sogar, was andere darüber denken könnten, sensibel zu sein. Mir sind einige Christen begegnet, die behaupten, dass Gläubige egal wo oder unter welchen Umständen erklären müssen: »Jesus ist der Weg!« Aber wenn Sie in einer jüdischen Synagoge sprechen, ist das einfach keine kluge Herangehensweise. Tatsächlich glaube ich nicht, dass es überhaupt sehr viele Situationen gibt, in denen ein beharrliches *Ich habe recht und du liegst falsch!* jemals effektiv ist.

Menschen, die glauben, dass sie ihre christliche Verantwortung nicht wahrnehmen oder Jesu Missionsbefehl nicht ausführen, wenn sie keine schrille Botschaft predigen, sehen einfach nicht das ganze Bild. Es ist egal, ob Ihre Herangehensweise Hundert Menschen abstößt oder Hunderttausend. Was haben Sie Gutes erreicht? Im Gesamtbild ist das letztendliche Ziel, die wahre Anleitung, die Jesus seinen Nachfolgern gab, andere anzuziehen, nicht abzustoßen.

Das ist auch der Grund, warum ich nie versuche, mit Menschen zu diskutieren, darauf beharre, dass sie sich irren, oder unterstelle, dass mit ihnen etwas nicht stimmen kann, weil sie nicht meiner Meinung sind. Im Grunde habe ich wegen der Stärke meiner Glaubenssätze kein Problem damit, jede Diskussion über den Glauben mit der aufgeschlossenen Bereitschaft zu führen, jede Wahrheit zu bedenken.

Wenn wir uns Wissenschaftler nennen wollen, dann sollten wir nicht automatisch unsere Augen und Ohren vor Dingen verschließen, nur weil wir sie nicht verstehen. Wenn wir etwas sehen, das nicht durch wissenschaftliche Beweise belegt oder auf sinnvolle Weise erklärt werden kann, dann sollten wir wenigstens objektiv genug sein, das Thema ruhig im Licht der verschiedenen Theorien zu diskutieren und abzuwägen, wie jede davon die Frage am besten erklärt. Ich habe festgestellt, dass Menschen, die nicht mit mir übereinstimmen, einem solchen Appell gegenüber längst nicht so feindselig sind und oft tatsächlich zu hören scheinen, was ich zu sagen habe, und darüber nachdenken.

Nichtsdestotrotz muss ich zugeben, dass eines der Risiken, denen man begegnet, wenn man bereit ist, öffentlich über seinen Glauben zu sprechen, die Gefahr ist, missverstanden und von Menschen in eine Schublade gesteckt zu werden, die nur ein sehr oberflächliches Verständnis vom Glauben haben. Ich kann mich an ein Interview mit *NPR* relativ früh in meiner beruflichen Laufbahn erinnern. Die Interviewerin sagte: »Wie man hört, sind Sie ein sehr religiöser Mensch.« Ich korrigierte sie sofort und erklärte ihr, dass ich mich oft von der Tatsache gestört fühle, dass die organisierte Religion in der Geschichte zeitweilig auf falsche Weise eingesetzt wurde, um Menschen zu kontrollieren. Aus diesem Grund, sagte ich zu der Interviewerin, betrachte ich mich überhaupt nicht als »religiösen« Menschen. Ich bin jedoch ein Mensch mit enormem Glauben. Ich habe eine tiefe, persönliche, wachsende Beziehung zu Gott, die meine Gedanken und Handlungen leitet.

Im Laufe der Jahre habe ich auf diesen Punkt immer wieder hingewiesen, dass es zwischen Religiosität und einem Glauben, der mir erlaubt, mich an einer persönlichen Beziehung zu Gott zu erfreuen, einen Unterschied gibt. Millionen von Menschen sind durch bedauerliche Begegnungen mit »religiösen« Gruppen abgeschreckt und manchmal sogar verletzt worden. Diese Menschen müssen verstehen, dass das Wesen des christlichen Glaubens nicht so sehr eine Verbindung zu einer organisierten Gruppe von Menschen ist, als vielmehr eine persönliche Beziehung mit einer einzigen Person – Jesus.

Ich stehe nicht sehr auf christliche Traditionen. Ich habe kein Problem mit anderen Menschen, die große Inspiration und Bedeutung in Riten oder Zeremonien finden, aber religiöse Rituale haben mir noch nie viel gebracht. Was mir wirklich sehr viel bedeutet, ist die ständige Kommunikation mit Gott.

Ich weiß, das alles hört sich für manche überheblich an. Sie fragen sich, was Christen so egoistisch macht zu glauben, der allmächtige Schöpfer würde mit ihnen eine Beziehung pflegen. Aber diese Menschen müssen verstehen, dass diese unglaublich gute Nachricht einer persönlichen Beziehung von Anfang an Gottes Idee war und dass dieses Vorrecht der Bibel zufolge allen zugänglich ist, nicht nur ein paar Auserwählten.

Eines der für mich ermutigendsten Beispiele dafür ist König David. Wenn je einer ein Schuft war, dann David. Er log, er betrog, er mordete, er beging Ehebruch. Was immer Ihnen einfällt, er hat es getan. Und doch beschreibt die Bibel David als »Mann nach dem Herzen Gottes«.

Wie kann das sein?

Die Antwort findet sich in Psalm 51, wo der missratene König voller Reue zu Gott kommt und fleht: »Gott, erschaffe in mir ein reines Herz und gib mir einen neuen, aufrichtigen Geist. Verstoße mich nicht aus deiner Gegenwart und nimm deinen Heiligen Geist nicht von mir [auch wenn ich ein Schleimbeutel bin – *Carsonsche Umschreibung*]. Lass mich durch deine Hilfe wieder Freude erfahren.« David wusste aus Erfahrung, welche Freude es ist, mit Gott zu kommunizieren. Es ist nicht etwas, das man logisch erklären kann, aber wenn man sich in Harmonie mit Gott befindet, dann erlebt man eine bestimmte Freude, ob man nun im Taj Mahal lebt oder in einer schäbigen Wohnung im Slum. Diese Beziehung gibt Zufriedenheit und hält einen aufrecht und das war es, was David verstanden hatte.

Da stand er also, dieser König von Israel. Er hatte Reichtum, Macht und Ehre, aber er wusste, dass seine eigensüchtigen und unrechtmäßigen Handlungen ihn von Gott getrennt hatten. Er hatte diese Wärme dieser engen Beziehung – von Gottes Errettung – verloren und er wollte sie zurück. Er war bereit zu flehen, zu betteln, was auch immer nötig war, um wieder in Gottes Gnade zu gelangen. Und Gott nahm ihn zurück, sodass er ewig als »Mann nach Gottes Herzen« gelten konnte.

Davids Geschichte gibt mir Hoffnung, weil sie mir sagt, dass ich, um eine persönliche Beziehung mit dem Schöpfer des Universums zu pflegen, nicht jedes kleinste Detail richtig hinbekommen und in allen Dingen perfekt sein muss. Ich muss noch nicht einmal »religiös« sein. Es bedeutet einfach nur, dass ich nach Gott suche und versuche, in meiner Beziehung zu ihm zu wachsen, sie zu stärken und zu erhalten, weil sie die bedeutungsvollste und zentrale Motivation in meinem Leben ist.

Obwohl ich diese Beziehung definitiv als etwas Besonderes empfinde, macht sie mich nicht zu etwas Besonderem oder besser als andere. Im Gegenteil, sie erinnert mich ständig daran, dass ich genauso unvollkommen bin wie jeder andere auch. Die Ehre, eine Beziehung zum Herrn und Herrscher des ganzen Universums zu haben und ihm zu dienen, macht mich also demütig und zwingt mich dazu, meine Schwächen zu erkennen und zuzugeben.

Das ist die Einstellung, von der ich glaube, dass sie Gott in einer Beziehung zu ihm von Anfang an von uns haben will. Ich glaube, er möchte auch, dass wir an diese Wahrheit denken, wenn wir anderen von unserem Glauben erzählen. Wenn wir das tun, ist die Chance größer, dass sie zuhören.

11

Den Glauben in einer unsicheren Welt leben

Lassen Sie mich von einer Gelegenheit erzählen, als ich mir gar nicht so sicher war, ob ich erklären wollte, was ich glaube – vor dem erlesensten Publikum, vor dem ich je gestanden hatte. Vor 15000 Naturwissenschaftslehrern über Evolution im Gegensatz zur Schöpfungslehre zu sprechen, war kein Vergleich dazu, auch nicht die Gelegenheit, vor einigen Jahren beim *President's Annual National Prayer Breakfast*[15] zu den mächtigsten Führern unserer Nation zu sprechen.

Mein erlesenstes Publikum war die hoch angesehene *Academy of Achievement*[16]. Sie hatten mich eingeladen, an einer Podiumsdiskussion zum Thema »Glaube und Wissenschaft« während ihres jährlichen internationalen Gipfeltreffens teilzunehmen. Die Einladung brachte mich ernsthaft ins Grübeln. Die Mitgliedschaft dieser Organisation ist beeindruckend. Jeder noch lebende Altpräsident der USA ist aufgenommen worden, zusammen mit vielen anderen Staatsoberhäuptern und Friedensnobelpreisträgern wie Polens ehemaligem Staatspräsident Lech Wałesa und der frühere sowjetische Premier Michail Gorbatschow. Die *Academy* ehrt außerdem herausragende Leistungsträger aus dem Bereich

- der Künste – von Maya Angelou bis John Grisham, von Quincy Jones bis Stephen Soundheim;
- der Wirtschaft – von Disneys Michael Eisner bis Jeff Bezos, dem Gründer und Firmenchef von Amazon.com, und Fred Smith, dem Gründer von Federal Express;

15 Jährliches Gebetsfrühstück des amerikanischen Präsidenten.
16 Akademie der besonderen Errungenschaften.

- des Dienst an der Öffentlichkeit – Erzbischof Desmond Tutu aus Südafrika und Verbraucherschützer Ralph Nader sind beide Mitglieder, so wie die verstorbene Rosa Parks es ebenfalls war;
- der Wissenschaft und Forschung – vom verstorbenen Ökonom Milton Friedman bis zum Bezwinger des Mount Everest, Sir Edmund Hillary (die Anzahl an Nobelpreisträgern aus Medizin und Naturwissenschaften kann ich noch nicht einmal zählen);
- des Sports – unter dessen Leistungsträgern solche Koryphäen wie Dorothy Hamil, Willie Mays und John Wooden sind.

Wollte ich wirklich meine geistlichen Überzeugungen vor solch einer illustren Gesellschaft erörtern? In den Jahren meiner Mitgliedschaft in der *Academy* hatte ich einige wunderbare Erlebnisse und ich hatte viele Freunde gewonnen, deren Meinung, Wohlwollen und Respekt mir immer noch viel bedeuten. Aber wollte ich das alles riskieren, um ihnen ehrlich meine Ansichten zu Glaube und Wissenschaft mitzuteilen? Wie groß mochte das Risiko wohl sein?

Meine Bestenfalls-/Schlimmstenfalls-Analyse war ähnlich der, die ich vor der *National Sciences Teachers Convention* in Philadelphia vorgenommen hatte, aber der Einsatz schien dieses Mal viel höher zu sein. Die Möglichkeit, mich vor all den Nobelpreis-Wissenschaftlern zu blamieren, schien ein potenziell schlimmeres *Schlimmstenfalls*, als von einer Gruppe Lehrer im öffentlichen Schuldienst abgeschrieben zu werden. Trotzdem, dasselbe positive Potenzial, die Chance, dass diese Gelegenheit eine objektive Diskussion anstoßen und anderen vielleicht helfen könnte, den Mut zu finden, darüber zu reden, was sie wirklich glauben – schien genauso ein besseres *Bestenfalls* zu sein. Nicht so sehr, weil ich glaubte, irgendetwas von dem, was ich sagte, würde das Denken der angesehen Mitglieder der *Academy* verändern. Der Grund war vielmehr, dass wir jedes Jahr zu unserem Gipfel etwa 300 der Besten und Klügsten der nächsten Generation (Rhodes-Stipendiaten, Fulbright-Stipendiaten, White House Fellows und Ähnliche) einladen, die vielleicht davon profitieren könnten zu hören, dass der Glaube an Gott nicht anti-wissenschaftlich sein muss.

Also entschied ich mich anzunehmen. Diese Erfahrung erwies sich als genauso herausfordernd und interessant wie erwartet. Einer der anderen Podiumsredner war Dr. Donald Johanson, der bekannte Paläoanthropologe, der für seine Behauptung berühmt ist, der fossile Knochenfund namens »Lucy«, den er in Afrika gemacht hat, repräsentiert eine ausgestorbene Spezies, von der die menschliche Rasse abstammt. Im Verlauf unserer Diskussion machte er eine Bemerkung, die mir ziemlich herablassend erschien, als er feststellte, »wahre Wissenschaftler« gründen alles, was sie tun und entscheiden, auf Fakten, anders als diejenigen, die sich auf Gott verlassen. Als ich dann mit meinem Beitrag an der Reihe war, bemerkte ich, dass »wahre Wissenschaftler« oft viele, viele Lücken übersehen bei dem, was sie als Fakt bezeichnen, während sie auf ihren hohen Rössern sitzen und ihre Hingabe an die Wahrheit der Fakten erklären, wenn in Wirklichkeit die Akzeptanz mancher ihrer eigenen Theorien einen großen Teil Glauben erfordert.

An diesem Punkt sprang Dr. Johanson von seinem Stuhl auf, um mich mit seinem Protest zu unterbrechen. Ich erwiderte so ruhig wie möglich, dass »ich nicht von jemandem Bestimmten gesprochen habe, sondern nur Beobachtungen aus meiner generellen Erfahrung ziehe. Aber wenn der Schuh passt …« Gelächter brandete durch den Saal, bevor ich weiter ausführte, dass Religion und Wissenschaft beide Glauben erfordern, dass die beiden Disziplinen sich nicht immer gegenseitig ausschließen müssen, dass Menschen sich entscheiden müssen, was sie glauben und dass diese Entscheidung sie nicht denen gegenüber überlegen macht, die etwas anderes glauben.

Ich weiß nicht, ob ich meinem Mitstreiter auf dem Podium meinen Punkt klarmachen konnte, aber das Echo, das ich im Laufe des restlichen Gipfels bekam, überzeugte mich, dass manche Leute zugehört hatten. George Lucas, der Filmemacher, legte Wert darauf mir zu sagen, er stimme zu, dass es nicht so viel Feindseligkeit und Kontroversen zu dem Thema geben sollte. »Wir können Gottes Spiegelbild in allem, das er geschaffen hat, erkennen«, sagte er.

Aber die bestätigendsten Reaktionen kamen von den jungen Akademikern, die zu mir kamen, um sich bei mir für meine Worte zu bedanken. Ein junger Mann aus Oxford sagte mir sogar: »Ich bin immer Atheist gewesen. Aber ich überlege mir jetzt sehr ernsthaft, diese Überzeugung zu ändern.«

Das schien Grund genug, das Risiko einzugehen, über den Glauben zu *reden*.

Warum aber überhaupt Glauben riskieren?

Für mich ist das *Warum* nicht nur mit einer *persönlichen Beziehung* verknüpft, sondern auch mit *persönlicher Erfahrung*. Ich habe schon davon gesprochen, wie ich Mal um Mal den mächtigen, positiven Einfluss erlebt habe, den der persönliche Glaube auf mein Leben gehabt hat. In einer besonders verletzlichen Zeit in meiner Kindheit schenkte er mir einen Traum und ein Gefühl der Berufung, die mir Hoffnung für die Zukunft gaben. Als Mutter Rat suchte, was mit ihren Söhnen zu tun sei, die in der ernsthaften Gefahr standen, ihr Potenzial zu verschwenden, drehte Gottes Antwort unser Leben komplett um. Als Teenager, als ich voller Verzweiflung wegen meines unkontrollierbaren Zorns um Hilfe flehte, fand ich emotionale Stärke und Heilung.

Die Universität stellte ein ganz anderes Glaubensrisiko dar. An einer öffentlichen, elitären (na schön, versnobten) Uni der Ostküste, wo Religion – es sei denn, es ging um irgendeines der exotischen und mysteriösen Glaubenssysteme aus dem Fernen Osten – nicht als cool angesehen wurde, war mein Glaube das Objekt der Neugierde vieler meiner Kommilitonen. Dass ich jede Woche zur Chorprobe und in den Gottesdienst ging, war den meisten von ihnen fremd. Und doch kamen über die Jahre hinweg mehrere meiner Freunde in Yale mit in die Kirche, um herauszufinden, was mich dort so fesselte. Wegen meiner Verpflichtungen der Kirche gegenüber lud ich Candy ein, mit mir dorthin zu kommen. Unsere Freundschaft wuchs, wir verliebten uns und heirateten schließlich. Also hatte mein Glaube sogar an der Uni einen tief greifenden Einfluss auf mein Leben – und, das kann ich ehrlich sagen, auf das Leben anderer.

Mein Zimmergenosse Larry Harris (der mit mir in die Kirche ging) und ich sammelten enorme Geldsummen auf dem Unicampus für die Missionsarbeit unserer Kirche. Nachdem wir die Erlaubnis bekommen hatten, Spenden zu sammeln, setzten wir uns vor die verschiedenen Speisesäle der Studentenwohnheime mit bunten Postern von Menschen in Afrika, Indien und anderswo, die zeigten, wie die Gelder, die wir sammelten, eingesetzt werden würden. Viele Leute an den Ivy-League[17]-Universitäten sprachen in den frühen 70er-Jahren von unserer Verantwortung, den Armen und Benachteiligten auf der ganzen Welt zu helfen, aber niemand sonst bot eine so einfache Möglichkeit für Studenten, tatsächlich etwas zu geben. Natürlich stammten viele der Yale-Studenten aus reichen Familien; unsere Bitten sprachen ihr Pflichtgefühl an, vielleicht sogar ein wenig Schuldbewusstsein. Wir sammelten Tausende Dollar für die Mission.

Aber ich war motiviert, all diese Dinge zu tun, die mit meinem Glauben zu tun hatten, weil mir eine persönliche Beziehung zu Gott so wichtig war. Ich hatte das Gefühl, egal, wo ich war und egal, in welcher Situation ich mich befand, konnte ich mit Gott reden und wissen, dass er mich hörte. Wenn ich betete, sah ich viele Dinge geschehen, die kein Zufall sein konnten. (Ich erzähle in *Begnadete Hände* von einigen dieser Ereignisse.)

Mein Glaube stellte an der medizinischen Hochschule ein weiteres Risiko dar – die Zeitfrage. Medizinstudenten lernen von morgens bis abends und oft von Morgen zu Morgen. Es gab so viel zu lernen und der Tag hatte nie genug Stunden. Doch ich verbrachte jeden Freitagabend bei der Chorprobe; dann nahm ich mir Samstag den ganzen Tag für Gottesdienste und die Gesellschaft meiner Freunde aus der Kirche frei. Das bedeutete, dass ich mehr als die Hälfte jedes Wochenendes nicht lernte. Dieselbe Routine hielt ich

17 Die acht ältesten Universitäten der USA.

selbst vor unseren großen Examen durch. War das ein Risiko? Absolut! Manche meiner Kommilitonen hielten mich für verrückt.

»Du tust *was*?«, fragten sie. »Wir haben am Montag eine Klausur!«

»Ich werde bereit sein«, sagte ich. Und ich war es. Es war kein Problem. Tatsächlich hatte ich, während die anderen büffelten und büffelten, eine Gelegenheit, mein Gehirn sich entspannen zu lassen. Ich glaube, dass das mir einen Vorteil verschaffte, und das Risiko des Glaubens machte sich wieder einmal bezahlt.

Ich habe schon einige Geschichten über Risiken erzählt, die ich über die Jahre hinweg bei medizinischen Fällen eingegangen bin, aber dies ist wohl die richtige Stelle, das Risiko zu erwähnen, das ich eingehe, indem ich versuche, meinen christlichen Glauben und meine Werte in meinen Beruf als Mediziner einfließen zu lassen. Hier ist meine derzeitige B/SA in dieser Frage:

Was ist das Schlimmste, das aus dem Versuch folgen kann, meinen Glauben in meine Arbeit zu integrieren? Ich kann mir eine ganze Anzahl möglicher schlimmster Dinge vorstellen: Patienten und Kollegen könnten mich gleichermaßen für verrückt halten und mich entsprechend behandeln. Ich könnte beruflich ausgestoßen werden und keine erfolgreiche Praxis aufbauen oder erhalten können. Wenn meine Kollegen mich nicht akzeptieren, könnte ich zum gesellschaftlich Ausgestoßenen werden. Wenn die falschen Personen Anstoß nehmen, könnte ich sogar meinen Job verlieren.

Was ist das Beste, das passieren kann, wenn ich meinen Glauben in meine Arbeit integriere? Das Beste, das geschieht, wenn ich meinen Glauben in meinem Beruf praktiziere, ist, dass ich auf der Arbeit derselbe Mensch sein kann wie in allen anderen Bereichen meines Lebens. Ich kann meine beruflichen Entscheidungen aufgrund derselben Werte fällen, nach denen ich den Rest meines Lebens ausrichte. Das bedeutet, dass ich mich gänzlich in Harmonie mit dem Willen Gottes fühlen kann, indem ich versuche, die Talente, die er mir geschenkt hat, auf eine angemessene Weise zu nutzen, um andere aufzubauen und ihn durch eine beispielhafte Lebensführung zu erheben, die andere zu ihm zieht. Diese Harmonie kann mir ein Gefühl der beständigen Ruhe geben und solcher Frieden ist ein wertvolles Kapital für einen pädiatrischen Neurochirurgen, der täglich unter Druck Entscheidungen über Leben und Tod treffen muss. Mit Ruhe und Zuversicht in die Durchführung komplexer, lebensbedrohlicher chirurgischer Eingriffe unter sehr engen zeitlichen Begrenzungen hineinzugehen, macht einen riesigen Unterschied aus.

Bei der Arbeit die gleiche Hauptmotivation zu haben wie in den restlichen Bereichen meines Lebens – den Wunsch, Gott zu gefallen, zu lieben, zu ehren, zu gehorchen und ihn zu repräsentieren, so gut ich kann –, macht auch viele meiner beruflichen Entscheidungen weitaus weniger nervenaufreibend. Wenn ich nur Gott gefallen muss, kann ich viele andere Ängste loslassen. Ich verschwende zum Beispiel nicht viel emotionale Energie damit, mir Sorgen darüber zu machen, was der Kollege oder der Chef denkt. Was er oder sie von mir erwartet. Wie diese oder jene Gruppe reagieren wird. Was die Leute wollen. Es ist sehr viel einfacher, nur einem Einzelnen gegenüber verantwortlich zu sein.

Was ist das Schlimmste, das passieren kann, wenn ich nicht versuche, meinen Glauben in meinen Beruf zu integrieren? Ich wäre bald mit mir selbst nicht mehr im Reinen. Das Leben wäre unausgeglichen und zerrissen. Alles, was ich tue, würde scheinheilig erscheinen, wenn in meinem Hinterkopf Erkenntnis und Tun nicht übereinstimmen würden. Es ginge mir elend, bis ich mich entscheiden würde, welchen Weg ich nehme. Früher oder später wäre ich gezwungen zu entscheiden – riskiere deinen Glauben oder gib ihn auf.

Was ist das Beste, das passieren kann, wenn ich im Beruf nicht ein gläubiges Leben führe? In diesem Fall gibt es für mich kein Bestes. Das Beste wäre so ziemlich dasselbe wie das Schlimmste.

Als ich mich entschied, meinen christlichen Glauben in meinen Beruf einzubinden, habe ich eigentlich keine Bestenfalls-/Schlimmstenfalls-Analyse gemacht, obwohl das mir die Entscheidung vielleicht erleichtert hätte, da sie die maßgeblichen Fragen klärt. Trotzdem: Meine Entscheidung heute im Rahmen der B/SA zu überdenken, ermutigt und bestärkt meine Überzeugungen.

Glauben und Beruf zu vereinbaren ist für manche eine schwierige Forderung. Sie müssen vielleicht einen hohen Preis zahlen in Bezug auf Kritik, Widerstand, Ungerechtigkeit und mehr. Aber ich glaube, dass viele (wenn auch keinesfalls alle) der negativen Reaktionen, die Menschen bekommen, sich aus derselben Art von Einstellung ergibt, die wir im vorhergehenden Kapitel besprochen haben, wenn sie wenig Sensibilität und schlechtes Urteilsvermögen im Gespräch über ihren Glauben zeigen.

Ich erinnere mich an eine junge Assistenzärztin, die mich eines Tages anrief, um meine Unterstützung beim Protest gegen ihre Entlassung aus dem chirurgischen Assistenzprogramm zu erbitten. Es hatte von Patienten Beschwerden über ihre Angewohnheit gegeben, vor der Operation mit ihnen zu beten. Ich sagte der Ärztin, dass es mir leidtat, aber ich könne sie nicht unterstützen. Ich glaubte nicht, dass wir als medizinische Autoritätspersonen das Recht haben, Patienten unseren Glauben aufzudrängen. Viele, wenn nicht alle Familien meiner Patienten, wissen von meinem persönlichen Glauben und ich habe kein Problem, darüber zu reden, wenn sie mich fragen. Ich zögere nicht, den Eltern meiner jungen Patienten am Tag vor der OP zu sagen, dass, wenn sie ihr Abendgebet sprechen, ich das auch tue, und dass ich glaube, dass wir uns alle deswegen am nächsten Tag weniger sorgen müssen. Und ich habe gern mit vielen meiner Patienten und ihren Familien gebetet – aber nur auf ihre Bitte hin. Das ist etwas ganz anderes, als sich zu entscheiden mit ihnen zu beten, ob sie wollen oder nicht. Ich hoffe, die Assistenzärztin lernte, worin der Unterschied besteht, und war an ihrer nächsten Arbeitsstelle etwas zurückhaltender. Es spricht schon einiges für Weisheit und Urteilsvermögen und wir können alle das Risiko, das darin liegt, unseren Glauben im Beruf zu leben, reduzieren, wenn wir ein wenig von beidem an den Tag legen.

Allerdings ist es nicht möglich, den Glauben risikolos zu machen. Wenn wir die Existenz Gottes zweifelsfrei beweisen könnten, würde der Glaube an ihn keinen Glauben mehr erfordern. Also ist mir schon klar, dass diese Idee, eine persönliche Beziehung mit einem Gott anzustreben, den ich weder sehen noch anfassen kann, dessen Existenz nicht wissenschaftlich belegt werden kann, vielen als eine riskante Vorstellung erscheint. Diese Beziehung zur zentralen Motivation für das eigene Leben zu machen, zur Grundlage der grundsätzlichsten Werte und zur Inspiration für die Lebensziele, scheint vielleicht ein unvernünftiges, furchterregendes, sogar lähmendes Risiko zu sein.

Ich finde dieses Risiko jedoch weitaus annehmbarer, wenn mir klar wird, dass meine persönliche Beziehung zu Gott für ihn genauso mit einem großen Risiko verbunden war. Tatsächlich ist Gott der Bibel zufolge das erste Risiko eingegangen, indem er zur Zeit der Schöpfung der Menschheit den freien Willen zusprach, sich zu entscheiden, zu glauben und zu gehorchen – oder eben nicht. Dann ging er ein noch viel größeres Risiko ein, indem er seinen Sohn auf die Erde sandte, um zu leben und zu sterben, damit wir ein klareres Bild davon bekommen, wie wir eine persönliche Beziehung zu ihm haben können und wie diese Beziehung aussehen könnte.

Das Wissen darum, dass er uns nicht bittet, etwas für ihn zu riskieren, das er nicht selbst schon für uns riskiert hat, macht es mir einfacher, das Risiko zu akzeptieren, das einige der schwierigsten Lehren der Bibel beinhalten:

- Geht so mit anderen um, wie die anderen mit euch umgehen sollen.
- Die größte Liebe beweist der, der sein Leben für die Freunde hingibt.
- Wenn jemand mir nachfolgen will, muss er sich selbst verleugnen, sein Kreuz auf sich nehmen und mir nachfolgen. Denn wer versucht, sein Leben zu bewahren, wird es verlie-

ren. Wer aber sein Leben um meinetwillen verliert, wird es retten.

Meine natürliche Reaktion auf solche Anweisungen ist: *Momentmal! Ein solcher Glaube erfordert ein riesiges Risiko!*

Ob ich das als akzeptables Risiko ansehe, ist eine Sache der Erfahrung und der Perspektive. Wenn ich auf mein Leben zurückblicke, bin ich mir ein paar kurzfristiger Kosten bewusst. Gab es Unannehmlichkeiten? Natürlich. Gab es Dinge, die ich vielleicht gerne tun wollte, sie aber wegen meiner Glaubenswerte nicht getan habe? Absolut. Habe ich mich gefragt, ob ich Dinge verpasse? Klar. Aber lassen Sie mich eines sagen: Ich habe ehrlich nicht ein einziges Mal bereut, dass ich ein Risiko für meinen Glauben eingegangen bin.

Manche gläubige Menschen zahlen einen schrecklich hohen Preis dafür, Stellung zu beziehen. Weil ich sehr viele öffentliche Vorträge halte, höre ich von anderen Wissenschaftlern, die mir erzählen, dass sie meinen christlichen Glauben teilen, aber nicht das Gefühl haben, es öffentlich sagen zu können. Es ist einfach zu riskant, sich gegen die politisch korrekten Konventionen der wissenschaftlichen Gemeinschaft zu stellen. Aber ich kann nicht anders als mir zu wünschen, dass mehr von ihnen sich ein Herz fassen und sich an den Aufruf des Apostels Paulus erinnern, der im achten Kapitel des Römerbriefes schrieb: »Was kann man dazu noch sagen? Wenn Gott für uns ist, wer kann dann noch gegen uns sein?«

Das ist genau die Art Ermutigung, die ich brauchte, als die *Academy of Achievement* mich bat, im Jahr 2006 an einer weiteren Podiumsdiskussion zu diesem Thema teilzunehmen. Mit der positiven Erfahrung des vorhergehenden Jahres musste ich dieses Mal nicht zweimal darüber nachdenken.

Wenn überhaupt, war die zweite Podiumsdiskussion noch erlesener als die erste. Ich teilte das Podium mit drei bedeutenden Wissenschaftlern: meinem Glaubensbruder Dr. Francis Collins, dem Direktor des Humangenomprojektes, eines der größten Forschungsprojekte in der Geschichte der Wissenschaft; Dr. Daniel Dennett, der innovative Forschung auf solchen Gebieten wie Neurologie, Linguistik, Computerwissenschaften und künstlicher Intelligenz aufbaute, um ein Modell zu konstruieren, das seine Theorie von der evolutionären neurologischen Basis des Bewusstseins und der Religion als »natürlichem Phänomen« erklärt; und Dr. Richard Dawkins, dessen Verteidigung der Evolutionstheorie seit Beginn seiner Laufbahn ihm den Spitznamen »Darwins Rottweiler« eingebracht hat. Er legte seine Kritik am christlichen Glauben und die Rolle der Religion in der Geschichte in der Fernsehdokumentation *Root of all Evil?* (Wurzel allen Übels?) dar und hatte kurz zuvor sein Buch *Der Gotteswahn* veröffentlicht. Also war ich mir ziemlich sicher zu wissen, was seine Meinung war.

Diese Podiumsdiskussion erwies sich als genauso unterhaltsam wie die im Jahr zuvor. Als einer der anderen die Evolution als Fakt bezeichnete und einige der Ähnlichkeiten zwischen verschiedenen Spezies als Beweis dafür anführte, schien er ein wenig schockiert, als ich sagte, ich glaube nicht an die Evolution und glaube, dass es möglich ist, dass zwei objektive Personen sich die gleichen »Beweise« anschauen und zu sehr unterschiedlichen Schlüssen kommen. Zum Beispiel schlug ich ein Szenario vor, in dem das Leben auf unserer Erde verschwand und Millionen von Jahren vergingen, bevor Forscher aus einer anderen Galaxie unsere Erde besuchten. Irgendwo in ihren Ausgrabungen entdeckten sie einen Volkswagen Käfer und einen Rolls-Royce. Die Aliens bemerkten zuerst die Unterschiede, stellten dann aber fest, dass jedes einen Motor und eine Kupplung besaß, die in etwa die gleiche Funktion hatten. Sollten sie logisch schließen, dass das komplexere Exemplar sich aus dem einfacheren Modell entwickelt haben musste? Mochte es nicht genauso vernünftig sein zu folgern, dass derselbe denkende Schöpfer des ersten sah, dass sein Grundentwurf für ein Fortbewegungssystem – ein Motor und eine Kupplung – verbessert werden könnte und für das zweite Fahrzeug eine fortgeschrittene Version entwickelte? Manchmal entspringen die Schlüsse, die wir ziehen, gänzlich den Vermutungen, bei denen wir anfangen.

Ich erinnerte das Podium und unser Publikum daran, dass ich sehr viel Zeit und Energie im Umgang mit dem menschlichen Gehirn und Nervensystem einsetze. Je mehr ich darüber lerne, desto beeindruckter bin ich von ihrer Komplexität. Ich gehe auch mit Kindern um und habe allen Grund, die Wunder des menschlichen Potenzials zu bedenken. Ich bin zu dem Schluss gelangt, dass es eine zusätzliche Entwicklung, eine zusätzliche Dimension, eine tiefere Wahrnehmung gibt, die den Menschen von allen anderen Kreaturen unterscheidet. Ich nenne sie Spiritualität.

Ich gab zu, dass es unmöglich ist, die Existenz Gottes wissenschaftlich zu beweisen. Aber ich stimmte mit Francis Collins überein, der unsere anderen beiden Kollegen daran erinnerte, dass es unmöglich ist, ein Negativ zu beweisen. »Wie kann dann«, fragte er sie, »mit Sicherheit behauptet werden, dass es keinen Gott gibt? Das scheint mir der stärkste aller Trugschlüsse zu sein. Agnostizismus ist zugegebenermaßen ein intellektuell ehrlicherer Ansatz. Überzeugter Atheismus, zu sagen, ›dass es keinen Gott geben kann und ich weiß, dass das der Fall ist‹, fällt auf dem Altar der logischen Debatte auseinander … und sollte wirklich als eine eigene Form blinden Glaubens angesehen werden.«

Daniel Dennett erwiderte darauf: »Ich kenne niemanden, der das behaupten würde, was Sie starken Atheismus nennen.«

Ich war überrascht, das zu hören, wie auch Francis Collins, der ungläubig fragte: »Nicht? Der Gotteswahn?«, in Bezug auf den Titel von Richard Dawkins' Buch. Viele Anwesende lachten in sich hinein.

Ich sagte zu Collins: »Ich glaube, wir haben vielleicht einen Konvertiten.«

Das folgende Lachen im Saal war so laut, dass ich nicht glaube, dass sehr viele Leute hörten, wie Dawkins herauspresste: »Das ist lächerlich!« Dann sagte er, dass er nach unserer Argumentation annehme, sogar ein »fliegendes Spaghettimonster sei *möglich*« – an welcher Stelle Dr. Collins und ich ihm lachend sagten, dass wir in dieser Hinsicht Agnostiker seien.

Ich wies darauf hin, dass, »so hoch entwickelt wir auch mit

unseren Magnetresonanz- und Computertomografen sind, wir noch immer nicht den Ursprung von Gedanken entdeckt haben. Wir kennen nicht die Quelle eines einzigen Gefühls. Wir können uns über elektrophysische Reaktionen unterhalten, aber wir können es nicht auf die nächste Ebene heben; wir können das nicht einkreisen. Ich glaube, das ist eines der Dinge, die uns anders machen.« Ich gab zu, dass ich meinen Glauben, dass dies ein Nachweis für einen Schöpfergott sei, nicht *beweisen* konnte. Aber gleichermaßen konnten die Mitglieder unseres Podiums ihre Theorie auch nicht *beweisen*. Es war alles eine Frage dessen, wie viel Glauben wir haben und was wir glauben. Ich sagte: »Ich habe einfach nicht genug Glauben, um zu glauben, dass etwas so Komplexes wie unsere Fähigkeit zu rationalisieren, zu denken, zu planen und ein moralisches Gespür für Richtig und Falsch einfach nur so erschienen ist.«

Gegen Ende unserer Diskussion fragte uns jemand aus dem Publikum, wie viel von dem, was wir glauben oder nicht glauben, ein Resultat persönlicher Erfahrung sei. Ich gab bereitwillig zu: »Meine Erfahrungen haben mir ganz eindeutig meinen Glauben an Gott gegeben.« Ich erwähnte die Tatsache, dass ich einmal ein zorniger junger Teenager gewesen war, der versucht hatte, einen Freund zu erstechen. Zornig, bis ich eines Tages eine Erfahrung machte und zu erkennen begann, dass es eine Macht über mich hinaus gab. Ich erklärte, als ich begann, »mich mit dieser Macht zu verbinden, veränderte sich mein Leben komplett. Manche Menschen sagen, das ist kompletter Unsinn. Man muss es selbst erleben«.

Dr. Dawkins konnte dem nicht zustimmen, als er sagte: »Ich glaube nicht, dass meine persönlichen Erfahrungen von auch nur winzigem Interesse für irgendjemanden sind. Mir ist das wichtig, was wahr ist. Das bedeutet, dass ich Beweise wichtig finde. Meine persönliche, private Erfahrung ist nicht beweiskräftig.«

Ich hatte keine Gelegenheit, auf diese Bemerkung einzugehen, aber nachdem ich es mir seitdem überlegt habe, bin ich anderer Meinung. Obwohl ich nie behaupten würde, meine Erfahrung ist alles, was ich über die Dinge wissen muss, würde ich schon argumentieren, dass meine eigene persönliche *Erfahrung* eine gültige und überzeugende Form des Beweises ist. Was ist ein wissenschaftliches Experiment anderes als eine kontrollierte *Erfahrung*, in der der Wissenschaftler seine persönlichen Beobachtungen, Ergebnisse und Schlüsse aufzeichnet? Wenn genügend Leute die experimentelle Erfahrung mit denselben Ergebnissen wiederholen und zu denselben Schlüssen kommen, dann betrachtet die wissenschaftliche Gemeinschaft dies als beweiskräftig. Wir alle, Wissenschaftler und Laien gleichermaßen, lernen aus der Erfahrung. Persönliche Erfahrung ist nicht das gleiche wie Wahrheit. Aber sie kann der Beweis sein, der uns auf die Wahrheit hinweist.

Jedem von uns auf dem Podium wurden 15 Sekunden zugebilligt, um die Diskussion über Glauben und Wissenschaft zusammenzufassen. Ich glaube, wir haben alle über diese absurde Bitte gelacht.

Ich nutzte meine 15 Sekunden, um das Publikum herauszufordern: »Stellen Sie sich die Frage, wenn es einen Gott gibt, wie viel höher ist das Risiko, nicht an ihn zu glauben, als an ihn zu glauben? Wenn es keinen Gott gibt, wie viel höher ist das Risiko, nicht an ihn zu glauben, als an ihn zu glauben? Stellen Sie sich die Fragen heute Abend, wenn Sie im Bett liegen.«

Richard Dawkins informierte das Publikum: »Dr. Carson hat gerade zu dem aufgerufen, was man die Pascalsche Wette nennt. Sie setzt voraus, dass der Gott, der Ihnen entgegentritt, wenn Sie die Himmelstore erreichen, wirklich ein Gott ist, dem es leidenschaftlich etwas ausmacht, ob Sie an ihn glauben oder nicht. Wenn ich Gott wäre, wäre mir nicht so wichtig, ob jemand an mich glaubt, [an dieser Stelle wechselte Dawkins die Perspektive von Ich-Gott zu Ich-Mensch, als er fortfuhr] sondern ob ich ein guter Mensch war und ob ich ein ehrlicher Mensch war und ob ich mein Leben damit verbracht habe, ehrlich die Wahrheit zu suchen. Und, wie Bertrand Russell antwortete, als jemand ihn fragte: ›Was würdest du sagen, wenn du dich von Gott zu Rede gestellt findest? Wenn Gott dich herausforderte und fragte: Warum hast du nicht an mich geglaubt?‹ Bertrand sagte, er würde antworten: ›Nicht genug Beweise, Gott, nicht genug Beweise!‹«

Also zog Dawkins den Schluss: »Ich bin der Meinung, jeder Gott, der es wert ist angebetet zu werden, würde das viel mehr respektieren als jemanden, der an ihn glaubt, nur weil das die sichere Option war.«

Ich glaube, mein geschätzter Kollege hatte recht mit dem Hinweis, dass es bessere Gründe geben muss, zu riskieren an Gott zu glauben, als dass es die sichere Option ist. Ich glaube, dass es solche Gründe gibt.

Er war auch im Recht, als er mich bezichtigte, Anleihen an die Pascalsche Wette zu machen, aber ich hatte das Gefühl, sie war für dieses Publikum anwendbar und vielleicht noch passender in diesem Buch. Blaise Pascal, der französische Mathematiker und Philosoph, der allgemein als Vater der Risikoanalyse angesehen wird, war eine Art Playboy-Dilettant, bevor er seinen Lebensstil änderte und in ein Kloster ging, um Gott näherzukommen. Als er gebeten wurde, diese Verwandlung zu erklären, erstellte dieser brillante Mann, der den Großteil seines Lebens in dem Versuch verbrachte, eine brauchbare mathematische Formel für die Messung von Wahrscheinlichkeiten zu konstruieren, seine eigene Bestenfalls-/Schlimmstenfalls-Analyse – die Pascalsche Wette. Während ich hoffe, dass dies nicht jemandem als einzige Begründung für den Glauben dient, ist es doch ein guter Ausgangspunkt für denjenigen, der sich überlegt, ob er das Risiko eines persönlichen Glaubens eingehen soll oder nicht. Machen Sie die B/SA.

Wenn es einen Gott gibt und Sie an ihn glauben, wissen Sie, dass das Beste noch kommt. Wenn es einen Gott gibt und Sie diese Vorstellung komplett ablehnen, um einen gegensätzlichen Lebensstil zu pflegen, ist das ewige Risiko für Sie nicht kalkulierbar. Wenn es keinen Gott gibt und Sie an ihn glauben, ist das Schlimmste, das passieren kann, dass Sie Ihr Leben mit erhöhten

Endorphin-Werten führen, weil Sie denken, Sie glauben an eine gute Sache. Wenn es keinen Gott gibt und Sie nicht an ihn glauben, gibt es so oder so keine ernsthaften Konsequenzen.

Ich glaube – so wie Pascal auch – wenn man sich hinsetzt und sich die Sache auf diese Art und Weise überlegt, dann ist es viel sinnvoller, an Gott zu glauben, als es nicht zu tun, und wenn nur, weil Sie sehr viel mehr zu verlieren haben, wenn Sie sich irren und er doch existiert, als wenn Sie sich irren und er nicht existiert. Wie ich einem der anderen Podiumsmitglieder bei der *Academy of Achievement* sagte, nicht an Gott zu glauben macht einen nicht zu einer schlechten Person, genauso wie an Gott zu glauben mich nicht zu einer guten Person macht.

Wir alle haben die Wahl. Aber nur wenn jemand das Risiko des Glaubens eingeht, kann er oder sie wirklich beginnen, die besten Konsequenzen und die beste Begründung zu erleben, die ich für den Glauben an Gott kenne. Das ist das Vorrecht einer persönlichen Beziehung mit dem Schöpfer des Universums, der seine Weisheit und Führung anbieten möchte, um uns zu helfen, mit den anderen Risiken umzugehen, denen wir in unserer gefährlichen Welt ausgesetzt sind.

12

Mit Berufsrisiken umgehen

In früheren Kapiteln habe ich über die Risiken bei einer Anzahl meiner chirurgischen Fälle gesprochen, aber ich habe auch andere berufliche Herausforderungen gehabt, bei denen schwierige Entscheidungen durchdachte Risikoanalysen erforderten.

Sie erinnern sich an das Risiko, das ich einging, als ich den Rat meines Studienberaters ignorierte, der mir nahelegte, mit dem Medizinstudium aufzuhören oder die Kurse zu reduzieren. Meine anschließende Wahl der Neurochirurgie als Spezialgebiet, eine Entscheidung, die ich im dritten Studienjahr an der medizinischen Hochschule traf, beinhaltete auch ein gewisses Maß an Risiko. Zum einen erfuhr ich in der Richtung auch nicht sehr viel Ermutigung. Ich weiß nicht, ob das Ursache oder Wirkung war, aber die Neurochirurgie war offenbar kein Fachbereich, den sehr viele Personen mit meiner ethnischen oder wirtschaftlichen Herkunft angingen. Tatsächlich gab es zu jener Zeit nur acht schwarze Neurochirurgen auf der ganzen Welt.

Ich musste die Risiken abwägen, so viel Zeit und Energie in die Vorbereitung auf einen Fachbereich zu stecken, der möglicherweise für mich besondere Herausforderungen barg. Auch wenn ich meine Bestenfalls-/Schlimmstenfalls-Analyse-Formel damals noch nicht entworfen hatte, zog ich doch einige Fragen in Erwägung, die mir dabei halfen, eine durchdachte Für-und-Wider-Einschätzung zu erstellen.

Wollte ich wirklich nach einer langen Reihe akademischer Erfolge eine beträchtliche Blamage riskieren, falls ich es in dem von vielen als dem am anspruchsvollsten empfundenen medizinischen Fachbereich nicht schaffen sollte? Wie schwer mochte es sein, das Vertrauen und die Akzeptanz der medizinischen Gemeinschaft und potenzieller Patienten zu gewinnen? Ich erkannte viele Unsicherheiten, die Probleme verursachen könnten.

Auf der positiven Seite konnte ich auch große Vorteile sehen. Mit seiner komplexen Anatomie und seinem uneingeschränkten Potenzial faszinierte mich das menschliche Gehirn wie nichts anderes, das wir im Studium behandelt hatten. Ich konnte mir keinen größeren Traum vorstellen, als Neurochirurg zu werden.

Es ist schwer, der Erfüllung seiner höchsten Sehnsüchte einen Wert beizumessen. Das Leben anderer zu verbessern, ihnen nicht nur langes Leben zu geben, sondern auch Lebensqualität – auch das kann man nicht bewerten. Diese Punkte rechtfertigten sicherlich ein wesentliches Risiko.

Dann musste ich den weiteren Vorteil bedenken, dass ich, wenn ich diesen Weg einschlug, ein Vorbild für andere werden konnte. Das war vielleicht der *beste* und reizvollste Grund, eine Wahl zu riskieren, von der so viele Leute mir abrieten.

Es ist klar, dass meine Werte einen signifikanten Einfluss auf meine Entscheidung hatten. Der Zeitpunkt – der *Wann*-Faktor – spielte ebenfalls eine Rolle. Wenn es schwerwiegendere Risiken gegeben hätte als diejenigen, die ich gerade aufgeführt habe – wäre es zum Beispiel 30 Jahre früher gewesen und hätte ich im Süden der USA gelebt –, hätte das Risiko möglicherweise die Vorteile überwogen und ich hätte einen anderen Berufsweg gewählt.

In Kapitel 8 habe ich von der Zeit am Beginn meiner Laufbahn berichtet, als die Einschränkungen des Budgets in der akademischen Medizin mich ernsthaft die lukrativeren Möglichkeiten einer privaten Praxis erwägen ließen. Aber finanzielle Überlegungen waren weder die letztendlichen, noch die einzigen Faktoren, die mich zwangen, das Risiko abzuwägen, am Johns Hopkins zu bleiben.

Als junges Mitglied des Lehrkörpers hatte ich eine ungewöhnliche Karriere hinter mir. Wegen der bemerkenswerten Fälle, bei denen ich das Privileg hatte mitzuwirken – zuerst die Hemisphärektomien, dann die Trennung der Binder-Zwillinge –, war ich in den USA und auf der ganzen Welt sehr bekannt geworden. Meine wachsende Reputation innerhalb meines Berufsstandes führte dazu, dass mehr und kompliziertere Fälle an mich überwiesen wurden oder zu mir kamen – beides Herausforderungen, die mir willkommen waren. Aber das damit einhergehende Ansehen brachte eigene, völlig unerwartete Folgen mit sich.

Die Berichterstattung der Medien mit den vielen Interviews war anfangs ein Novum und ich entschied mich, die Erfahrung zu genießen, solange sie anhielt. Während des wilden Medienrauschs nach dem Fall der Binders, versicherte ich Candy, dass »dies alles mit der Zeit abflaut und unser Leben wieder normal wird.« Aber die Kombination meiner bemerkenswerten beruflichen Leistungen und meiner Geschichte, wie ich in der Kindheit Armut und Schwierigkeiten überwunden hatte, ergaben scheinbar für viele Leute an sich schon eine ansprechende Geschichte. Viele Medienberichte zu der bemerkenswerten medizinischen Geschichte der Zwillinge waren begleitet oder ergänzt mit Hintergrund-Geschichten über mich. Bald wurde ich überhäuft von Anrufen von Personen und Gruppen, die meine Anwesenheit nutzen wollten, »um für unsere Sache zu werben« oder sagten, »wenn Sie Ihre persönliche Geschichte erzählen, werden Sie die Jugendlichen inspirieren, mit denen wir arbeiten.«

Da einer der Hauptbeweggründe, meinen Fachbereich überhaupt als Karriereziel zu wählen, der Wunsch war, für unterpriviligierte junge Menschen mit einer Herkunft wie meiner Ermutigung und Vorbild zu sein, begrüßte ich die Einladungen, in Schulen, Kirchengemeinden und bei anderen Organisationen zu sprechen. Aber je mehr ich Vorträge hielt, desto mehr Einladungen erhielt ich.

Die Reaktionen, die ich von den Jugendlichen bekam, waren erfreulich. So viele Schüler von Mittelschulen, Oberschulen und sogar Studenten schrieben mir, um mir zu sagen, wie sehr meine Erzählungen von den Lektionen, die ich gelernt hatte – über Gruppenzwang, wie wichtig es war, lesen und schreiben zu können und wie man widrige Umstände überwindet – ihnen Hoffnung gegeben hatte, ihre eigenen Träume zu verfolgen. Zu erkennen, dass ich einen solchen Einfluss nehmen konnte, nur weil ich aus meinem eigenen Leben erzählte, machte mich demütig. Wie konnte ich mich weigern, all diese Einladungen anzunehmen und vielleicht einen großen Unterschied im Leben dieser jungen Menschen zu bewirken?

Aber die vielen Vortragstermine erforderten Zeit, Energie und Reisen – zusätzlich zu einer Arbeit in der Lehrmedizin, die ihre eigenen unzähligen Ansprüche stellte. Patienten und ein voller chirurgischer Terminkalender waren nur die Spitze des beruflichen Eisbergs. Um in einem akademischen Umfeld zu überleben, geschweige denn voranzukommen und erfolgreich zu sein, muss man auch Forschungsstudien durchführen, an nationalen Konferenzen teilnehmen und Artikel in Fachzeitschriften veröffentlichen.

Eine Zeit lang gelang es mir, die konkurrierenden Erfordernisse meiner Karriere und meines öffentlichen Lebens zu jonglieren, aber mir wurde bald bewusst, dass mein Privatleben dabei langsam an den Rand gedrängt wurde. Freunde und Kollegen warnten mich: Wenn ich meine externen Interessen nicht aufgab – womit sie meine angehende Karriere als Redner meinten –, würde ich nie eine Hoffnung auf den Aufstieg zu einer vollen Professur haben.

Ich spürte, dass ich mich nicht weiterhin in so viele Richtungen zerren lassen konnte, aber wie sich entscheiden? Um eine solch wichtige und komplexe Entscheidung zu treffen, musste ich das ganze Spektrum der konkurrierenden Interessen und dazugehörenden Risiken bewerten. Ich konnte mir sagen, dass meine Werte erforderten, meiner Familie eine höhere Priorität einzuräumen als meiner Karriere oder meinen Vorträgen, aber das half mir nicht dabei, die beruflichen und öffentlichen Gelegenheiten, die ich hatte, ins Gleichgewicht zu bringen. Ich wollte nicht die Chance aufs Spiel setzen, in dem Beruf erfolgreich zu sein, der mir die öffentliche Plattform ermöglicht hatte, die ich jetzt genoss; ein Beruf, zu dem – so glaubte ich – Gott mich hingeführt hatte als eine Möglichkeit, anderen zu helfen; ein Beruf, der aus diesem Grund meine besten Kräfte verdiente.

Ich erkannte, dass es ein Risiko für mich, meine Karriere, meinen Erfolg und meine Berufung war, wenn ich nie den Gipfel der akademischen Errungenschaften erzielte – eine Bestellung zum ordentlichen Professor. Aber es gab auch einen bedauerlich hohen Preis zu zahlen, wenn ich mich von den unzähligen jungen Menschen in diesem und in anderen Ländern abwandte, die in Ermangelung von ein wenig Inspiration und Vorbild nie ihr Potenzial erreichten.

In Abwägung dieser Risiken im Licht meines Glaubens und meiner Werte wurde mir klar, dass meine Verpflichtungen anderen gegenüber größer sein sollten als meine Verpflichtung mir selbst gegenüber. Also entschied ich mich, dass ich mir keine so großen Gedanken über mein berufliches Vorankommen oder meine Professur machen würde. Aber auch nachdem ich versucht hatte mich zurückzuziehen, spürte ich immer noch eine Verpflichtung den Patienten gegenüber, denen ich lebensrettende medizinische Hilfe bieten konnte, und ebenfalls den vielen gegenüber, denen ich vielleicht durch meine Vorträge Ermutigung und Führung geben konnte.

Standen diese beiden gegensätzlichen Interessen wirklich im Widerspruch zueinander? Mussten sich die beiden Möglichkeiten gegenseitig ausschließen? Ich glaubte nicht. Ich wollte glauben, dass es eine große Überlappung gab, aber ich konnte nicht sehen, wie ich das alles unter einen Hut bekommen sollte.

Da ich glaubte, dass Gottes Führung und Fügung mich zu diesem Punkt gebracht hatten, bat ich ihn, die Türen zu öffnen, durch die er mich gehen lassen wollte und mir Weisheit zu schenken, wie ich vorangehen sollte. Und ich glaube, das tat er.

Eine Erkenntnis, die er mir gab, war, dass ich die ganzen Reisezeiten zu meinen Vortragsterminen besser nutzen konnte. In den stressloseren, unstrukturierten Zeiten in Flugzeugen, auf Flughäfen und in Hotelzimmern – fern vom üblichen täglichen Druck und den Unterbrechungen – konnte ich mich mit Fachliteratur auf dem Laufenden halten, Forschungsprotokolle schreiben, Artikel abfassen und die Arbeit von Mitarbeitern überprüfen. Mit kreativer Planung konnte ich Candy, einen oder mehrere unserer Söhne, meine Mutter oder manchmal die gesamte Familie Carson oft auf Reisen zu interessanten Orten mitnehmen, die wir sonst vielleicht nie besucht hätten.

Mit einigen neuen, kombinierten Zielen im Kopf entschied ich mich, meine Vorträge doch nicht aufzugeben und ich werde ewig dankbar sein, dass ich das Risiko einging. Denn durch die maximierte Nutzung meiner Reisezeiten (sowie die Hilfe von Personen, die als Folge davon in mein Leben traten) wurde es möglich, durchschnittlich zweimal pro Woche einen Vortrag zu halten und dennoch meine medizinische Karriere zu fördern.

Den größten Teil meiner beruflichen Laufbahn über habe ich 450 chirurgische Eingriffe pro Jahr durchgeführt (privat niedergelassene Neurochirurgen führen meist durchschnittlich 150 pro Jahr durch) und oft genug die notwendige Forschung betrieben und Veröffentlichungen in Fachjournalen gemacht, um zum ordentlichen Professor in vier Disziplinen bestellt zu werden: Neurochirurgie, Onkologie, Pädiatrie und plastische Chirurgie.

Paradoxerweise war eines der unerwarteten Ergebnisse meiner Entscheidung, Vorträge für junge Menschen zu halten, dass meine Bekanntheit in der Öffentlichkeit mit der Zeit jegliches finanzielles Opfer ausglich, das ich von dem Verbleib im akademischen Bereich erwartet hatte. Die Nachfrage nach meinen Vorträgen motivierte mich, einer Agentur für Redner beizutreten, die mir half, meine öffentlichen Auftritte zu organisieren, nach Priorität zu ordnen und auf ein Höchstmaß zu bringen. Ich fing auch an, Bücher zu schreiben. Nach und nach wurde ich in eine Anzahl großer Unternehmensvorstände berufen. Zusammengenommen summierten sich meine »zusätzlichen« Aktivitäten zu einer besseren finanziellen Situation, als ich in einer privaten Praxis hätte erwarten können.

Aber die größte Bestätigung für mich, dass ich die richtige Entscheidung getroffen hatte, die beiden Karrieren zusammenzulegen, sind die mehr als 100 000 Briefe, die ich von Menschen in den USA und im Ausland erhalten habe. Jede Woche, fast jeden

Tag, schreiben mir junge Leute, um mir zu sagen, dass sich ihr Leben dadurch verändert hat, dass sie meine Geschichte gehört, eines meiner Bücher gelesen oder ein Interview mit mir im Fernsehen oder in einer Zeitschrift gesehen und erkannt haben, dass sie auch einen Verstand haben und dadurch die Fähigkeit, ihr eigenes Leben zu definieren.

Wenn das mein einziges Vermächtnis ist, bin ich sehr glücklich und es war alle Risiken wert.

Ich hätte niemals meine medizinische Karriere am Johns Hopkins halten oder so viele Vorträge halten können, wenn ich nicht zu Beginn meiner Laufbahn ein weiteres wichtiges Risiko eingegangen wäre. Zu der Zeit war mein Terminkalender so angewachsen, dass ich fast täglich bis spät in die Nacht im Krankenhaus war und übermäßig viel Zeit damit verbrachte, mich der Patientenprobleme anzunehmen. Wenn ich nicht im OP war, war ich 24 Stunden am Tag für Fragen oder Sorgen auf Abruf, die sich bei jedem pädiatrischen neurochirurgischen Patienten am Johns Hopkins stellten.

Ich erkannte sehr bald, dass ich kaputtgehen würde, wenn ich dieses Tempo beibehielt. Also überlegte ich mir, wie ich die Last verteilen könnte und die Idee, einen Arzthelfer einzustellen, wurde sehr interessant. Arzthelfer sind teuer, aber unser sich erweiterndes pädiatrisches Neurologieprogramm brachte genug Geld ein (das war, bevor die Versicherungsgesellschaften sich entschieden, dass sie Medicare und Medicaid als Basis für ihre Zahlungen nutzen sollten), dass ich genügend Gelder zur Hand hatte, um eine fantastische Arzthelferin einzustellen, Carol James, die mich in meiner ganzen Karriere begleitet hat. Carol gewann sehr schnell das Vertrauen meiner Patienten und hat sich als unbezahlbar erwiesen. Als unser Programm sich erweiterte, stellte ich eine weitere Arzthelferin ein und noch eine, sodass wir heute vier haben. Sie machen es mir möglich, mehr Patienten zu empfangen und zu behandeln – ein Nutzen, der dem Krankenhaus nicht verborgen blieb. Mit der Zeit fing unsere Administration damit an, die Mittel für unsere Arzthelferinnen aufzustocken, sodass ich ihre Gehälter nicht mehr aus meinem eigenen klinischen Budget zahlen musste (das immer kleiner wurde, als die Versicherungsgesellschaften anfingen, recht willkürlich zu entscheiden, wann und wie viel sie zahlen würden). Andere Kollegen fingen an, Arzthelfer einzustellen, als allen bewusst wurde, wie wertvoll sie sein konnten. Seit der Begrenzung der Wochenarbeitszeit der Assistenzärzte auf 80 Stunden haben unsere Arzthelfer einen viel größeren Anteil der Last der Patientenversorgung übernommen.

Ich weiß nicht, was ich ohne meine Arzthelferinnen tun würde, obwohl es eine Zeit gab, in der ich ernsthaft fürchtete, es herauszufinden. Es war vielleicht eines der kritischsten beruflichen Risiken, mit denen ich je konfrontiert war. Ich wurde sogar so entmutigt, dass ich ernsthaft überlegte, ganz mit der Medizin aufzuhören.

In der zweiten Hälfte der 90er-Jahre reduzierten die meisten Versicherungsgesellschaften beständig die Höhe ihrer Vergütungen (den Prozentsatz des Arzthonorars, den sie für ihre Kunden bezahlten) in einem Maß, dass ich einfach nicht mehr das Geld hatte, die Leute zu bezahlen, die für mich arbeiteten. Ich reduzierte von fünf vollzeitlichen Mitarbeitern auf drei. Das Betriebsklima war schrecklich. Die Reibereien im Büro stiegen sprunghaft an, weil das übrig gebliebene Personal schrecklich überarbeitet war. (Sie müssen wissen, dass mein Team schon immer überarbeitet war und routinemäßig zwölf oder mehr Stunden pro Tag arbeitete. Ich konnte sie nicht um mehr bitten, und doch taten sie mehr.) Mit einem stetig anwachsenden Arbeitsanfall, der sich auf immer weniger Leute verteilte, war mir klar, dass es nur eine Frage der Zeit war, bevor es unmöglich wurde, die Qualität der Versorgung zu gewährleisten, die ich gewohnt war zu bieten.

Das war einfach kein akzeptables Risiko. Egal wie oft ich meine Bestenfalls-/Schlimmstenfalls-Analyse machte, konnte ich einfach kein *bestes* Resultat für dieses Dilemma entdecken. Ich hatte alles getan, was ich dachte tun zu können; der Rest lag außerhalb meiner Kontrolle. Das war der Zeitpunkt, an dem ich entschied, dass ich lieber mit der Medizin aufhören als die Qualität der Versorgung beeinträchtigen wollte, die ich Patienten bieten konnte.

Aber bevor ich diese Entscheidung umsetzte, holte ich zweite Meinungen ein. Ich sprach mit einer Reihe von Geschäftsführern großer Firmen und mit Menschen in verantwortungsvollen Führungspositionen im ganzen Land, mit Bekannten und Freunden, denen ich in der *Academy of Achievement*, der *Horatio Society* und anderen Gruppen in Laufe der Jahre begegnet war. Als ich diesen Ratgebern zuhörte, kam ein Vorschlag immer wieder auf – dass ich einfach aufhören sollte, mich mit Versicherungen oder Medicare abzugeben und nur noch Patienten annehmen, die selbst bezahlen konnten. Ich kann nicht sagen, dass mir die Idee nicht gefiel. Ich würde all meine Talente und meine Zeit nutzen können, um mich um Patienten zu kümmern, und mich nie wieder mit der allmächtigen und unberechenbaren Versicherungsindustrie auseinandersetzen müssen, die die Kontrolle über das Gesundheitswesen in den USA übernommen hatte.

Aber ich glaubte nicht, dass ich diesen Vorschlag annehmen konnte und zwar aus einem einzigen Grund – ich werde nie vergessen, wie viel meiner eigenen medizinischen Versorgung als Kind durch irgendeine Art medizinischer Unterstützung bezahlt wurde. Ich würde mir wie ein Heuchler vorkommen, wenn ich Patienten abwies, die in derselben Situation waren wie ich damals. Und doch brachte mich der Rat, den ich erhielt, zum Nachdenken.

Einer der wohl hilfreichsten Beiträge kam von George Lucas, dem Hollywoodproduzenten und -regisseur, einem Freund, der mir eine große Ermutigung war. Er hörte zu, als ich mein Dilemma beschrieb. Er sagte sogar, dass er gerne tun wolle, was er könne, um finanziell auszuhelfen. Das wusste ich zu schätzen, doch es war nicht das, wonach ich gesucht hatte. Ich hatte ihn auch nicht angesprochen in der Erwartung, einen spezifischen Rat zu den Fragen zu erhalten, die das Gesundheitswesen heutzutage betrafen – darüber wusste er nicht viel. Aber da er ein immens kreativer Mann ist, dachte ich mir, er wüsste etwas über berufliche Risiken und Träume, und ich hoffte, er hätte einen weisen Rat für mich. Und so war es.

Sein sachdienlichster Rat hatte damit zu tun, wie wichtig es ist, seine Talente zu nutzen und nicht zuzulassen, dass auch nur geringe Störfaktoren den eigenen Auftrag im Leben entgleisen lassen. Dieser herausfordernde Rat hob meine Stimmung enorm und brachte mich dazu aufzuhören, so viel über das Aufgeben nachzudenken und anzufangen zu fragen, welche möglichen Schritte ich tun konnte, um mit der Medizin weiterzumachen.

Ich prüfte das Dilemma aus jedem Blickwinkel, der mir einfiel. Ich wusste, *was* das Problem war: die ungenügende Übernahme von Chirurgenhonoraren. Wer der hauptsächlich Schuldige war, war auch nicht schwer herauszubekommen: Ein größerer Anteil meiner Patienten war bei *Blue Cross/Blue Shield* (BC/BS) versichert. Das war nicht überraschend, weil *BC/BS* die größte Krankenversicherung in Amerika ist. Aufgrund ihrer Größe kann sie die Vergütungssätze für medizinische Dienstleistungen praktisch nach Belieben festlegen. Die Höhe variiert zusätzlich von Bundesstaat zu Bundesstaat enorm, sodass Ärzte in einem Staat wie Alabama viel besser abschneiden als die in Maryland. (Zum Beispiel übernimmt Alabamas *BC/BS* 80% des Chirurgenhonorars, während ich in Maryland von *BC/BS* nur 28% bekomme.) Zu allem Überfluss hat *Blue Cross* entschieden, dass egal wo unsere Patienten herkommen (und Menschen kommen von überall her ans Johns Hopkins), die Versicherung das Recht hat, uns zu den (niedrigsten) Maryland-Sätzen zu vergüten. Mit anderen Worten würde *BC/BS* Alabama mir am Johns Hopkins in Baltimore etwas über ein Drittel von dem zahlen, was sie mir für dieselbe OP in Birmingham anbieten würden.

Ich stellte einige Berechnungen an und kam zu dem Schluss, dass eine Veränderung dieser einzigen Regelung die unmittelbare finanzielle Krise meiner Abteilung lösen würde, weil wir so viele *BC/BS* Patienten hatten. Also rief ich den Chef von *Blue Cross* in Maryland an, um zu sehen, was getan werden konnte. Nachdem er sagte, er könne mir nicht helfen, sprach ich mit den Leuten im nationalen Büro der Versicherung, um die Umstände zu erklären und meinen Wunsch zu äußern, weiterhin als *BC/BS*-Versorger tätig zu sein und zu fragen, ob eine Justierung dieser Regelung möglich sei. Es wurde mir sehr schnell klar, dass sie keinen Grund und dadurch auch nicht den Wunsch hatten, Veränderungen zu erwägen.

Also traf ich die schwierige und scheinbar riskante Entscheidung, nicht mehr mit *Blue Cross* zusammenzuarbeiten. Eine Nichtkooperation bedeutete, dass ich nicht mehr als anerkannter *Blue Cross/Blue Shield*-Versorger aufgeführt wurde. Jeder *BC/BS*-Patient, der jetzt zu einer Operation zu mir kam, musste erwarten, mein Honorar selbst im Voraus zu bezahlen.

Ich wusste, dass diese Entscheidung ein bedeutendes Risiko enthielt, aber ich hatte das Risiko in einer B/S-Grundanalyse abgewogen. Was war das Beste, das passieren konnte, wenn ich nicht kooperierte und mich weigerte, mich mit *BC/BS* abzugeben? Das Beste, das passieren konnte, wäre, dass ich einen genügend großen Anteil meiner Honorare einnahm, um mein derzeitiges Team zu halten – sogar wieder aufzustocken – und wir eine bessere Versorgung für unsere Patienten bieten konnten. Das Schlimmste, das passieren konnte, wenn ich nicht kooperierte, war, dass immer mehr Patienten entschieden, dass sie sich nicht leisten konnten, zu mir zu kommen, bis meine Praxis so zusammenschrumpfte, dass ich alle entlassen müsste – einschließlich meiner selbst. Bevor es soweit kam, würde ich eine schwierige Entscheidung treffen müssen: entweder die Peinlichkeit zu ertragen, kleinlaut zu *BC/BS* zurückzukriechen und darum zu bitten, wieder in ihre Liste der Versorger aufgenommen zu werden – oder mit der Medizin aufzuhören.

Das Beste, das passieren konnte, wenn ich *nicht* das Risiko der Nichtkooperation einging, war, dass ich es irgendwie schaffte, mit weniger Leuten und dem Mindestmaß an Versorgungsqualität weiterzumachen. Aber das wäre unangenehm und zunehmend frustrierend. Die einzige andere entfernt brauchbare Option, die ich erkennen konnte, wenn ich nicht kooperierte, war, mein Team noch weiter zu verkleinern und unsere Patientenzahl extrem einzuschränken. Dann würden wir anfangen müssen, Leuten die anriefen zu sagen: »Es tut mir leid, aber wir können ihrem Kind einfach nicht helfen.« Das Schlimmste, das passieren konnte, wenn ich nichts tat, war, dass ich mehr Mitarbeiter entlassen müsste und nicht die Dinge tun könnte, die zu tun ich mich von Gott berufen fühlte.

Nachdem ich das Risiko abgewogen hatte, gab ich die Zusammenarbeit mit der Versicherungsfirma auf und ein interessantes Phänomen stellte sich ein. Meine Patienten bei *BC/BS* mussten selbst im Voraus bezahlen; als sie aber diese Rechnung bei der Versicherung einreichten, zahlte die Versicherung ihnen einen höheren Prozentsatz zurück, als sie mir gezahlt hatten. Ich nehme an, sie glaubten, das tun zu müssen, um ihre Kunden zu beruhigen und zu halten, wohingegen zuvor die Versicherungsfirma wusste, dass sie mich in der Hand hatte. (Die meisten Ärzte haben so viele *Blue Cross/Blue Shield*-Patienten, dass die Versicherung willkürlich Bedingungen festsetzt, in der Annahme, dass wir ihren Kunden schon nicht die medizinische Versorgung abschlagen werden, bloß weil wir nicht angemessen bezahlt werden.)

Da die *BC/BS*-Patienten relativ schnell Rückzahlungen in akzeptabler Höhe erhielten, blieben die meisten von ihnen bei mir. Ich versuchte Hilfestellung zu geben, indem ich allen *Blue Cross*-Patienten automatisch 20% Rabatt gab, damit sie so wenig wie möglich selbst tragen mussten, und ich wandte mich nicht von denen ab, von denen ich wusste, dass sie sich auch die Differenz zwischen meinem reduzierten Honorar und der Rückzahlung von *BC/BS* nicht leisten konnten. Um Menschen in den schlimmsten finanziellen Notlagen zu unterstützen, half ich, eine gemeinnützige Organisation zu gründen, die *Angels of the OR* (Engel des OP) hieß (darüber später mehr).

Als ich im Jahr 2001 meine Zusammenarbeit mit *Blue Cross* aufgab, war ich mir überhaupt nicht sicher, was passieren würde.

Aber es ging gut – für die Patienten und für mich. Die Einnahmen stiegen bald wieder genug, um ein volles Team einstellen zu können. Wir blieben so ausgelastet wie eh und je und konnten allen unseren Patienten, unabhängig von ihren finanziellen Verhältnissen, eine qualitativ gute Versorgung anbieten.

Diese beruflichen Risiken, mit denen ich über die Jahre umgehen musste, sind in gewisser Hinsicht auf meinen Beruf beschränkt. Weil ich jeden Tag zur Arbeit gehe, um die Köpfe von Kindern zu öffnen und an ihren Gehirnen zu operieren, bin ich mir sehr wohl bewusst, dass meine Entscheidungen und meine Handlungen ernsthafte Auswirkungen für das restliche Leben dieser Kinder und Eltern haben werden. Diese schwierigen Fragen, die heute das Gesundheitswesen umtreiben, stellen an alle medizinischen Dienstleister ihre eigenen besonderen Herausforderungen.

Aber ich bin nicht nur Chirurg; ich bin auch Lehrer, und Lehren ist immer ein Risiko, weil man nie weiß, wie der Schüler reagieren wird. Es ist riskant für einen Ausbilder, einem Pilotenschüler beizubringen, einen Jet zu fliegen, weil er ihm irgendwann das Steuer überlassen muss. Chirurgie am offenen Herzen oder am Gehirn zu lehren, unterscheidet sich nicht so sehr davon. Es ist sehr viel einfacher, es selbst zu tun – viel schneller, viel weniger stressig. Aber wenn wir alle das tun würden, dann würde nie jemand anderes lernen, es zu tun. Und wenn der Lehrer stirbt, dann wäre die Fähigkeit verloren. Also muss man irgendwann das Risiko eingehen.

Wenn man es richtig angeht, reduziert man das Risiko. Ein guter Lehrer beobachtet die Fähigkeiten und Fortschritte seines Schülers und weiß, wann er dem Schüler vertrauen kann. Manche begreifen die Lektionen schnell. Ich erinnere mich an einen bestimmten Assistenzarzt, der alles wie ein Schwamm aufsaugte. Am Ende seines dritten Assistenzjahres konnte er tun, was ein Chefassistenzarzt tun konnte. Ich dachte, er hätte die technische Fähigkeit, vielleicht der beste Neurochirurg zu werden, den die

Welt je gesehen hat. Unglücklicherweise hatte er einen Schwimmunfall und ertrank. Wenn man mit Menschen arbeitet und sie lehrt, weiß man nie, was passieren wird. Das ist auch ein Risiko, mit dem man leben muss, egal was man lehrt.

Mein beruflicher Erfolg als Chirurg und als Professor der Medizin am Johns Hopkins hat mir zahlreiche Einladungen für Plätze in nationalen Vorständen eingebracht. Ich sitze derzeit in zwei Vorständen, der *Kellogg Company* und der *Costco Wholesale Corporation*. Bei all den Problemen und der schlechten Publicity im Zusammenhang mit den finanziellen Geschäften von Enron, WorldCom, Tyco und anderen bekannten Firmen in den vergangenen Jahren musste ich die Risiken, heutzutage in irgendeinem Vorstand zu sitzen, sorgfältig abwägen, sowohl das Risiko der Blamage als auch der potenziellen finanziellen Bloßstellung. Aber die Plätze in den Vorständen haben mir erlaubt, einige außergewöhnliche Menschen kennenzulernen. Außerdem habe ich sehr viel über Finanzen, Firmenstrukturen und Menschenführung gelernt – Informationen, die ich in meinem eigenen Beruf und in der Optimierung der beiden von mir gegründeten gemeinnützigen Organisationen einsetzen konnte.

Je mehr ich jedoch mit Kollegen in diesen Vorständen und mit anderen Menschen in anderen Fachbereichen gearbeitet habe, desto klarer habe ich erkannt, dass jede berufliche Laufbahn ihre eigenen ausgeprägten Herausforderungen hat. Ich glaube nicht, dass ich je mit einer sehr erfolgreichen Person in irgendeinem Beruf gesprochen hätte, die nicht gewaltige Risiken erkannt, angegangen und bewältigt hat. Ich würde gern rasch zwei Beispiele aufführen.

Ich denke hier zuerst an George Lucas, dessen Vater geplant hatte, dass er in das familiäre Einzelhandelsunternehmen eintrat. Aber das war nicht Georges Traum. Er ging auf die Filmschule und stellte sich eine Karriere als Filmemacher vor. Seine Kreativität wurde nie infrage gestellt, aber man kann Ideen nicht essen oder die Miete mit Träumen bezahlen. Er lebte einige Zeit lang als der typische hungernde Künstler, unsicher, woher seine nächste

Mahlzeit kommen sollte – bis er schließlich seinen Stolz herunterschluckte und seinen Vater um ein Darlehen bat. Sein Vater schoss ihm gnädig das Geld vor, das er zum Leben brauchte, aber er war ganz offensichtlich überzeugt, dass George irgendwann zurückkommen und im Familiengeschäft arbeiten würde.

Nachdem er aus einem preisgekrönten Studentenfilm, THX 1138, seinen ersten Spielfilm gemacht hatte, kam endlich ein ziemlich lukratives Angebot für George, einen weiteren Film zu machen. Das Gehalt hätte ihm viel von dem finanziellen Druck genommen – und das Angebot war verführerisch –, aber der Film war auch nicht sein Traum. Er bekam eher entmutigende Reaktionen auf ein Manuskript, an dem er zu dem Zeitpunkt arbeitete, aber er glaubte an die Idee und wollte seine ganze Energie dort hineinstecken. Also machte er mit dem Projekt weiter, bis er endlich die nötige Finanzierung zusammen hatte, um den Film zu drehen. Und der Low-Budget-Film *American Graffiti* war die Starthilfe für seine Karriere. Er nahm seine Einnahmen daraus, verkaufte sein Haus und investierte die ganze Summe über die nächsten Jahre in eine noch wildere Idee. *Star Wars* veränderte nicht nur sein Leben, es revolutionierte die Filmindustrie.

Von Anfang an träumte George Lucas davon, ein unabhängiger Filmemacher zu sein, der seine eigenen Filme auf seine eigene Art produzierte – ohne Anwälte oder Investoren oder Direktoren der Industrie, die ihm vorschrieben, was er tun konnte oder nicht. Also baute er dadurch, dass er weiterhin das Risiko einging, seine eigenen Einnahmen von einem Film immer in den nächsten zu stecken, ein Vermächtnis und ein Firmenimperium auf, das heute Milliarden Dollar schwer ist.

Er sagt selbst als Erster, dass Erfolg für ihn nie mit dem Geld zu tun hatte. Es ging immer um die Freiheit, seinen Träumen zu folgen und seiner Leidenschaft nachzugehen. Das bedeutete erhebliche kreative und finanzielle Risiken. Er bezweifelt aber, dass er je glücklich geworden wäre, wenn er diese Risiken nicht eingegangen wäre, wenn er einen einfacheren Weg eingeschlagen und getan hätte, was alle anderen taten oder was sein Vater von ihm erwartete. Und das war ein Risiko, das er nicht willens war einzugehen.

Ich kann nicht über erfolgreiche Menschen nachdenken, denen ich den letzten Jahren begegnet bin, ohne dass der verstorbene A. G. Gaston erwähnt werden müsste. Ich hatte vor einigen Jahren im Tuskgee-Institut mit ihm zu Mittag gegessen, als er 95 Jahre alt war. Ich wusste etwas von seiner faszinierenden Lebensgeschichte, also fragte ich ihn rundheraus: »Mr. Gaston, wie in aller Welt ist ein schwarzer Mann wie Sie in Birmingham, Alabama, in den 1940er-Jahren zum Multimillionär geworden?«

Er sagte: »Es war einfach. Ich öffnete nur die Augen, schaute mich um und fragte: ›Was brauchen die Leute?‹ Und was immer das war, habe ich getan.«

Er erkannte, dass sich viele ältere schwarze Bürger zu der Zeit Sorgen machten, ob ihre Familie in der Lage sein würde, bei ihrem Tod für eine schöne Beerdigung zu sorgen. Ob das eine rationale Sorge war oder nicht, war egal. Die Menschen fühlten so. Also fing A. G. Gaston an, von Tür zu Tür zu gehen und den Leuten zu sagen, dass er ihnen bei ihrem Tod eine 600-Dollar-Beerdigung garantieren würde, wenn sie ihm pro Woche 25 Cent zahlten. Es war egal, ob sie hundert Jahre alt wurden oder nächste Woche starben; solange sie ihm jede Woche die 25 Cent zahlten, würde er ihnen eine schöne Beerdigung garantieren. Viele Leute akzeptierten Gastons Angebot und er nutzte dieses wöchentliche Einkommen, um seine eigene Versicherungsfirma aufzubauen. Er gründete bald eine Bank und erweiterte dann seine Aktivitäten auf Hotels und andere Immobilien. Damit baute er ein Geschäftsimperium auf, dessen Einnahmen er am Ende nutzte, um bedeutende Geldsummen für die Bürgerrechtsbewegung in den 60er-Jahren zur Verfügung zu stellen. A. G. Gaston wusste etwas über das Eingehen von Risiken. Er identifizierte die Vision, sowohl buchstäblich als auch im übertragenen Sinn, als Hauptgrund für seinen Erfolg. *»Ich habe nur die Augen aufgemacht …«*

In Gesprächen mit Menschen wie George Lucas und A. G. Gaston bin ich zu dem Schluss gekommen, dass der eine wichtigste, bestimmende Faktor des Ausmaßes an Erfolg, den ein Mensch in irgendeinem Beruf erreicht, sein oder ihr Umgang mit den Risiken ist, die der Beruf mit sich bringt.

Denken Sie einmal einen Moment lang an diejenigen, die den größten Einfluss und Wirkung auf die Geschichte haben. Betrachten Sie ihre Handlungen. Ihre Charaktereigenschaften. Der größte Anteil von dem, was sie außergewöhnlich machte, beinhaltete Risiken.

Kreativität erfordert Risiko. Das tun auch Forschung und Innovation. Jeder, der außerhalb des Rahmens denkt, geht ein Risiko ein. Führung bringt Risiken mit sich. Tapferkeit wird im Angesicht des Risikos wirksam. Investitionen beinhalten ein Risiko. Entscheidungsfindung bedeutet immer ein gewisses Maß an Risiko.

Denken Sie an Kolumbus, der ins Ungewisse segelte. Unsere Gründerväter, die die Unabhängigkeitserklärung unterzeichneten. Lincoln, der die Emanzipationsproklamation einbrachte. Die Gebrüder Wright in Kitty Hawk. Eisenhower bei der Landung in der Normandie. John Kennedy während der Kubakrise. Rosa Parks im Bus. Größe bei jeder Art von Bestrebung wird oft an dem eingegangenen Risiko gemessen. Heldentum wird angesichts des Risikos erworben. Erfolg wird von eingegangenen und bewältigten Risiken definiert.

Egal was unser Beruf ist, wir werden wohl Risiken kennen. Wir müssen unser Gehirn nutzen, um zu entscheiden, welche davon akzeptabel sind und wie wir sie angehen. Und eine sorgfältige Bestenfalls-/Schlimmstenfalls-Analyse ist immer ein guter Ausgangspunkt.

Ich glaube jedoch nicht, dass das wichtigste Maß eines Menschen seine oder ihre Karriere ist. Wahre Größe ist nicht so sehr das, was man tut, als das, was man ist. Was bedeutet, dass das persönliche Risiko, dem wir im täglichen Leben begegnen, erheblicher sein kann als die beruflichen Risiken.

13

Persönliche Risiken im Angesicht des Todes

Viele meiner amerikanischen Leser haben sicher von der Gesundheitskrise gehört, die vor Kurzem mein Leben bedroht hat, aber nur wenige wissen, dass das nicht meine erste unmittelbare und persönliche Begegnung mit dem Krebs war. Da meine frühere Erfahrung für meine jetzige Reaktion auf diese Krise eine solch bedeutende Rolle gespielt hat, muss ich Ihnen den Hintergrund erzählen.

Meine Assistenzarztausbildung am Johns Hopkins legte eine bestimmte Zeitspanne für Grundlagenforschung in meinem Fachbereich fest. Mein damaliges Interesse an Gehirntumoren und der Neuroonkologie führte mich dazu, ein Forschungsprojekt zu übernehmen, das erforderte, dass ich einen Gehirntumor bei einem Tier erzeugte, den ich abbilden und dann behandeln konnte. Die Wissenschaft wusste schon lange, dass, wenn man in der Arbeit mit kleinen Tieren einheitliche Resultate erzielen konnte, diese Ergebnisse dann in neue Heilmethoden und eine bessere Versorgung für menschliche Patienten mit ähnlichen Krankheiten umsetzbar wären. Aber frühere Experimente mit Mäusen, Affen und Hunden hatten Probleme gebracht. Bei Hunden ergaben sich uneinheitliche Resultate, Affen waren unerhört teuer und Mäuse und Ratten (wenn auch billig) waren so klein, dass wir sie nicht operieren konnten. Und man bekam mit Computertomografien oder MRTs keine guten Bilder von ihren Gehirnen.

Die Herausforderung war nun, ein bezahlbares Versuchstier zu finden, das einheitliche Resultate produzierte und groß genug war, um den Tumor abzubilden und zu operieren.

Ich stellte schließlich fest, dass der Einsatz von Teilen einer extrem bösartigen Krebsart mit Namen VX2 uns erlaubte, das Immunsystem von weißen Neuseeland-Hasen zu durchbrechen und an jeder beliebigen Stelle erfolgreich Tumore wachsen zu lassen, indem wir den Tieren die Krebszellen injizierten. Die daraus resultierenden Gehirntumore wuchsen gleichmäßig und vorhersehbar (ein grundlegendes Kriterium für die Forschung, die ich betreiben musste), bis die Hasen krank wurden und zwölf bis vierzehn Tage nach der Injektion starben.

Wir konnten das Wachstum jedes Tumors durch CTs und MRTs beobachten und aufzeichnen, aber wir mussten die Hasen zum MRT nach Deutschland bringen, weil der Prozess zu jener Zeit so neu war und wir die nötige Technik am Johns Hopkins noch nicht hatten. Wir haben jedoch die ersten PET (Positronen-Emissions-Tomografie)-Aufnahmen am Johns Hopkins gemacht, um die Gehirntumore bei diesen Hasen abzubilden.

Eines Tages im Labor, als ich dabei war, einem Hasen eine Krebsinjektion ins Gehirn zu setzen, rutschte meine Hand ab und ich impfte aus Versehen meinen eigenen Finger mit dem VX2-Karzinom. Ich hatte keine Ahnung, welchen Effekt dies auf einen Menschen haben konnte. Ich wusste allerdings, wie schnell diese bestimmte Zellenart das Immunsystem bei anderen kleinen Tieren überwältigen konnte. Und tatsächlich fing die Einstichstelle innerhalb von wenigen Tagen an sich zu verfärben und Knötchen bildeten sich an dem Finger. Es war allerdings die wunde Stelle, die sich in meinem Hals zu bilden anfing, wegen der ich zum Arzt ging. Als ich erklärte, was geschehen war, und ihm meine Symptome zeigte, war er genügend alarmiert, um mir den Besuch bei einem Onkologen zu empfehlen.

Ich hatte genug Forschung betrieben um zu wissen, dass niemand eine Ahnung hatte, wie der menschliche Körper auf das VX2 reagieren würde, was bedeutete, dass es kein bestehendes Behandlungsschema gab. Ich war nicht besonders scharf darauf, das Objekt der Forschung anderer zu sein, also begann ich selbst über meine Alternativen nachzudenken und zu beten.

Ich las zu der Zeit zufällig gerade ein sehr interessantes Buch namens *Back to Eden* über natürliche Heilungsmethoden. Also schlug ich den Abschnitt über Krebs auf und war beeindruckt von dem, was ich dort über die medizinischen Eigenschaften von Rotklee-Tee las. Als ich diese Information meiner Frau mitteilte, ging Candy einkaufen und brachte sämtlichen Rotklee-Tee mit, den sie in der Umgebung von Baltimore auffinden konnte. Sie braute ihn täglich literweise und während ich ihn in den nächsten Wochen unaufhörlich trank, verschwanden die Verfärbungen und Knötchen an meinem Finger und die wunde Stelle in meinem Hals. Ich werde nie wissen, ob oder wie sehr der Tee auf natürliche Art das Krebswachstum verhinderte. VX2 war ein sogenannter Xenograft-Tumor, d.h. er stammte von einem anderen Lebewesen. Ich wusste, dass mein eigenes Immunsystem ihn heftig angreifen würde. Demnach könnte alles ausreichen, was mein natürliches Immunsystem stärken würde, um die Sache zu erledigen. Und ich wollte auf keinen Fall die Rolle abtun, die das Gebet gespielt hatte. Ich wusste nur ganz sicher, dass – ob nun wegen des Tees, meines eigenen Immunsystems, wegen des Gebets oder einer Kombination aller drei Faktoren – sowie ich anfing den Tee zu trinken, der Krebs nicht weiter wuchs und sich schnell auflöste.

Bin ich ein Risiko eingegangen dadurch, dass ich ein natürliches Heilmittel einsetzte, statt der traditionelleren Behandlungsmethoden der Chemotherapie oder Bestrahlung? Ja, das Risiko bin ich eingegangen. Aber ich will mich beeilen hinzuzufügen, dass ich diesen Weg wählte in dem Wissen, dass jeder traditionelle Ansatz in meinem Fall gänzlich experimentell gewesen wäre. Niemand hatte irgendeine Erfahrung mit der Behandlung dieses Krebses bei Menschen. Es gab keine wirklichen Experten, die man hätte fragen können.

Wenn es diese gegeben hätte, wenn einer Anzahl anderer Menschen vor mir VX2 gespritzt worden wäre und sie erfolgreich mit Chemotherapie oder Bestrahlung behandelt worden wären, wäre ich sofort hingegangen und hätte mit diesen Behandlungsmethoden angefangen. So wie die Dinge lagen, war ich jedoch nicht der Meinung, dass mein experimenteller Ansatz riskanter war als der eines anderen. Und hätte ich nicht sofort eine Besserung gesehen, hätte ich schnell andere Meinungen von den besten medizinischen Experten eingeholt, die ich finden konnte, und dann getan, was immer ihrer Meinung nach getan werden musste, um den Krebs aggressiv zu bekämpfen.

Glücklicherweise kam es nie dazu und regelmäßige jährliche Vorsorgeuntersuchungen ergaben über die nächsten zwanzig Jahre keine weiteren Hinweise auf Krebs. Deswegen war das, was mir im Sommer des Jahres 2002 passierte, eine echte Überraschung.

Anders als viele Menschen, einschließlich vieler Ärzte, die es besser wissen müssten, habe ich immer gewissenhaft meine PSAs überprüfen lassen und immer all die Dinge getan, die man tun soll. Ich hatte tatsächlich ein paar Monate zuvor meine jährliche Vorsorgeuntersuchung vornehmen lassen, also war ich nicht besonders besorgt, als ich zum ersten Mal bemerkte, dass ich ein gewisses Maß an Harndrang verspürte. Ich bin von Geburt an mit der Blase eines Kamels gesegnet; normalerweise konnte ich problemlos zehn Stunden lang im OP stehen. Nun musste ich die Sterilität unterbrechen und auf die Toilette gehen. Etwas hat sich verändert, wurde mir klar.

Also konsultierte ich meinen Freund Dr. Pat Walsh. Er ist Chef der Urologie am Johns Hopkins und wahrscheinlich der berühmteste Urologe der Welt. Ich erklärte die Symptome und fragte Pat: »Was meinst du, was los ist?«

»Ach, du hast wahrscheinlich eine kleine Prostataentzündung«, sagte Pat. »Ich gebe dir ein Antibiotikum.«

Ich nahm das Antibiotikum, aber die Symptome hielten an. Also ging ich wieder zu Pat, der sagte: »Vielleicht hast du eine Prostatavergrößerung. Ich gebe dir *Flomax*.«

Ich nahm das Flomax. Nichts änderte sich. Vielleicht ist es etwas Ernsteres, überlegte ich.

Vorsichtshalber schlug Pat vor: »Lass uns deinen PSA-Test wiederholen. Ich weiß, dass er vor ein paar Monaten in Ordnung war, aber lass uns noch mal nachsehen, nur um sicherzugehen.«

Dieses Mal waren die Werte leicht erhöht. Nichts Dramatisches, nur ein bisschen höher als normal.

»Ich glaube, wir sollten eine Biopsie machen«, sagte Pat zu mir.

Ich ließ die Biopsie am Johns Hopkins von Dr. Alan Partin machen, dem Mann, der die Partin-Tabelle entwickelt hat (nach der heute Prostatakrebs eingestuft wird). Ich bat ihn, mich sofort anzurufen, wenn er die Resultate hatte, aber Alan versuchte mich zu beruhigen, indem er sagte: »Die Wahrscheinlichkeit, dass du Prostatakrebs hast, liegt bei etwa 18 Prozent.« Also lag ich nicht die ganze Nacht wach und machte mir Sorgen.

Am nächsten Tag stand ich im OP, als Alan anrief. Eine Schwester hielt mir das Telefon ans Ohr, während ich operierte, und so habe ich die Nachricht erhalten. Ich hatte nicht nur Prostatakrebs; die Biopsie zeigte eine sehr bösartige und aggressive Art.

Irgendwie konnte ich das wegdrängen und die Operation beenden.

Erst als ich an diesem Tag nach Hause fuhr, traf es mich so richtig. Ich erinnere mich, wie ich dachte: *Wow, mein Leben könnte längst nicht so lang werden, wie ich es gedacht habe.* Ich begann, an all die Leute zu denken, die ich verlassen würde: meine Frau, meine drei Söhne, meine Mutter, meine Kollegen, meine Patienten. Ich dachte an Dinge, die ich angefangen hatte und nicht würde beenden können. Was war mit meinen Plänen für die Erweiterung des *Carson Scholars Fund*? Und mit den *Angels of the OR*?

Ich wurde sofort zu einem MRT eingeteilt, um sicherzugehen, dass der Krebs nicht metastasiert (sich in meinem Körper ausgebreitet) hatte. Wenn das noch nicht der Fall war, wäre ich ein Kandidat für eine Operation.

Als ich aus dem MRT-Apparat herauskam, sah ich keinen Radiologen, der wartete, um mir zu versichern, dass alles gut aussah. Ich nahm das als böses Zeichen. Als ich ging, gab mir ein Medizintechniker einen Umschlag mit meinen Scans und sagte: »Ich dachte, Sie wollen vielleicht eine Kopie haben.«

Ich trug sie hinunter in mein Büro und steckte den Film an das beleuchtete Brett an der Wand. Mein Herz rutschte mir bis zu den Knien, als ich die Reihe von auffälligen Stellen entlang meiner Wirbelsäule sah. Ich überprüfte schnell den Patientennamen auf dem Umschlag. Unglücklicherweise war es mein Name.

Ich sank auf meinen Schreibtischstuhl und dachte: *Ich werde hieran wirklich sterben.* Carol, die Arzthelferin, die seit zwanzig Jahren mit mir arbeitet, kam herein und fragte: »Was zeigt es?« (Schon den ganzen Tag hatte sie gesagt: »Du weißt, dass es negativ sein wird.«)

»Es hängt dort am Brett«, sagte ich zu Carol. Sie ging hinüber, um nachzuschauen und kam dann mit dem längsten Gesicht, das man sich vorstellen kann, zu meinem Schreibtisch zurück. Es gab nichts mehr, was sie sagen konnte.

Irgendwie sprach es sich herum, weil am nächsten Tag schon eine regionale Radiosendung berichtete, dass bei mir Krebs diagnostiziert worden sei, ein bösartiger Gehirntumor, sagten sie. In der Aufregung der Folgeberichte behaupteten die lokalen Medien, ich hätte Lungenkrebs oder Darmkrebs oder Bauchspeicheldrüsenkrebs oder Nierenkrebs. Was immer es gab, ich hatte es. Ich lag im Sterben. Oder ich war schon gestorben. Eine Frau rief sogar bei mir im Büro an und sagte: »Ich habe gehört, dass Dr. Carson tot ist. Ich will ihn sprechen!«

Es war erstaunlich! Die Neuigkeit war plötzlich überall zu hören.

Ich hatte gehofft, das Ganze bedeckt zu halten, die Behandlung anzufangen und weiterzumachen, ohne dass man daraus eine große Sache machte. Offensichtlich war das nicht möglich.

Die *Washington Post* meldete sich. Ihr Reporter erzählte mir, dass sie geplant hatten, eine Serie über mich zu bringen. »Aber nun, *wo der Zeitplan beschleunigt werden muss*, können wir uns vielleicht auf den Krebs konzentrieren.« Das schien eine Möglichkeit, all die kursierenden Gerüchte klarzustellen, also stimmte ich einem Interview zu.

Über drei Tage hinweg erschienen lange Artikel in der *Washington*

Post, und viele andere Nachrichtenagenturen nahmen die Geschichte auf. Ich erschien plötzlich in vielen nationalen Fernseh- und Radiosendungen.

Aber besser als an das ganze Tamtam erinnere ich mich an das frühe Aufstehen am 4. Juli. (Das MRT lag erst einige Tage zurück.) Als ich im frühen Morgenlicht auf unserer Farm umherlief, bemerkte ich, wie friedlich und schön alles aussah. Ich hörte die Vögel singen und dachte: Ich habe wirklich so viel in meinem Leben als selbstverständlich hingenommen. Ich werde einfach nur all diese schönen Dinge, die Gott geschaffen hat, genießen. Ich hatte mich immer gefragt, wie ich wohl reagieren würde, wenn ich dem Tod ins Auge schaute, und ich hatte einen erstaunlichen Frieden.

Plötzlich war nicht allzu vieles von Bedeutung. Ich fing an, das Leben mehr zu schätzen. Ich fing an, meine Familienangehörigen viel mehr zu schätzen. Ich fing an, Gott mehr zu schätzen. Ich versicherte mir und meinen Lieben: Gott macht keine Fehler. Wenn ich also sterben soll, gibt es dafür einen guten Grund. Ich werde ihn nicht infrage stellen. Es ist in Ordnung.

Ich gestehe, dass der Gedanke, meine Familie zu verlassen, schwierig war. Manchmal wachte ich mitten in der Nacht auf und hörte Candy schluchzen. Das war herzzerreißend.

Trotzdem musste ich der Realität meiner Situation ins Auge sehen. Bestenfalls hatte ich nur noch etwa fünf Jahre vor mir, und es versprach eine schmerzvolle Zeit zu werden – besonders im letzten Jahr. Ich sagte den Jungs, dass sie von nun ab alle schweren Arbeiten übernehmen müssten; ich würde noch nicht einmal mehr den Rasenmäher fahren. Ich musste anfangen, Fahrstühle zu benutzen. Bei der Positionierung der Läsionen auf meiner Wirbelsäule wäre es leicht, eine Kompressionsfraktur zu erleiden. Wäre eine Verletzung ernsthaft genug, wäre ich querschnittsgelähmt.

Ich fing an über all die Veränderungen nachzudenken, die ich würde vornehmen müssen.

Ich plante weiterzuarbeiten, bis der Schmerz nicht mehr auszuhalten war. Ich hoffte, noch drei oder vier Jahre lang arbeiten zu können, aber lange vor dem Ende würde ich anfangen müssen aufzuhören – die Patienten überweisen. Ich würde versuchen, so lange wie möglich noch Vorträge zu halten. Ich hatte das Gefühl, dass mir eine neue Botschaft gegeben worden war; ich war in einer starken Position, anderen Menschen erkennen zu helfen, wie wichtig es ist, im Bezug auf ihre Gesundheit wachsam zu sein, Dinge zu entdecken, bevor etwas Schlimmes passiert.

Mein Fall war ungewöhnlich. Normalerweise sind bei den aggressiven Arten von Prostatakrebs die PSAs deutlich erhöht, aber es gibt eine ungewöhnliche Art, bei der man ohne erhöhte PSAs fortgeschrittenen Krebs haben kann. Diese Sorte hatte ich. Wenn es mir passieren konnte, dann konnte es jedem passieren. Umso mehr Grund für alle, gut für sich zu sorgen und ihre Gesundheit mit Sorgfalt zu überwachen.

Auf der positiven Seite war ich fast überwältigt von der Flut an Wohlwollen und Besorgnis. Nach meiner Diagnose erhielt ich ganze Postsäcke voller Karten und Briefe aus aller Welt – von Hausmeistern, die in unserem Krankenhaus arbeiteten, von Familien früherer Patienten, von Präsident und Mrs. Bush – alle sagten, dass sie für mich beteten. Ich glaube, der Herr hat diese Gebete erhört. Ich vermute sogar, dass er langsam genug davon hatte, von mir zu hören!

Sechs Tage nach dem MRT, nach mehreren Konsultationen und zweiten Meinungen, erhielt ich die wunderbare Nachricht, dass die Anomalien, die auf der Tomografieaufnahme aussahen wie Krebsmetastasen, in Wahrheit erblich bedingte Anomalien des Knochenmarks waren, ein völlig gutartiger Zustand. Mein Prostatakrebs hatte sich gar nicht ausgebreitet.

In aller Fairness gegenüber dem Chef der Neuroradiologie am Johns Hopkins, muss ich sagen, dass er Zweifel äußerte, dass die Flecken an meiner Wirbelsäule Krebs waren, als er sich ein oder zwei Tage nach dem MRT meine Aufnahmen anschaute. Aber er war nicht zu 100 Prozent sicher. Also begann ich, mit anderen Ärzten Rücksprache zu halten, bis ich an einen Experten für metastatische Erkrankungen geriet, der die Knochmarksanomalie bestätigte und mir sagte: »Viele lassen sich davon irreführen. Was so sehr nach Metastasen aussieht, sind keine.«

Also war ich doch ein Kandidat für die Chirurgie, wenn das der Weg war, für den ich mich entschied. Es gab eigentlich mehrere Behandlungsoptionen, jede mit ihren eigenen Risiken. Die Entscheidung würde nicht einfach sein.

Die chirurgische Option beinhaltete das Risiko von Nervenschäden, die als Ergebnis urologische Inkontinenz und sexuelle Dysfunktion mit sich brachten. Sie hatte aber auch die höchste Erfolgsrate. Pat Walsh, der 25 Jahre lang mein Freund gewesen war, war ein Pionier in dieser Art der Chirurgie. Er ist der Experte, zu dem Menschen aus der ganzen Welt zu radikalen Prostatektomien kommen und ich wusste, dass er sich gut um mich kümmern würde.

Ich zog auch die traditionelle Strahlentherapie in Betracht. Es war eine nicht ganz so sichere Methode, aber sie barg nicht das gleiche Risiko eines Nervenschadens. Dann gab es noch die Protonenstrahltherapie – eine neuere Technologie, die an nur wenigen Kliniken im Land zugänglich war – von der manche meinten, sie sei bei der Behandlung dieser Art von Krebs vielversprechend.

Der Chef der Radiologie am Loma Linda in Kalifornien rief an, um deren Protonenstrahltherapie anzubieten. Seine Einladung umfasste sogar den Aufenthalt in seinem eigenen Haus. »Wir haben eine Gäste-Suite, die privat und ruhig ist. Wir werden Sie sofort für die Therapie einweisen.«

Die verschiedenen medizinischen Optionen wurden vorgelegt, aber sie waren nicht die einzigen Möglichkeiten, die ich in Betracht ziehen musste. Zusammen mit den Karten und Briefen, die ich erhalten hatte, schickten mir Leute Tees, Gräser, Kräuter, Tonika, Pillen – jedes nur mögliche natürliche Heilmittel. Andere schickten Literatur und Bücher mit Vorschlägen für meine Heilung und ich las eine ganze Menge von diesem Material.

Was jedoch wirklich mein Interesse weckte, waren die glyconutrients (Glykonährstoffe). Ich las die Hintergrundinformationen und sprach mit dem Arzt, der einige der wissenschaftlichen Studien zu Glykonährstoffen geleitet hatte und der im Land herumreiste und darüber referierte. Also las ich einen Teil seiner Arbeiten und prüfte andere Studien, die gemacht worden waren, und er schickte mir eine ganze Kiste mit dem Produkt. Ich entschied mich, es zu probieren.

Innerhalb einer Woche nach dem Beginn der Therapie mit den Glykonährstoffen lösten sich meine Symptome gänzlich auf. Ich fragte mich schon, ob das eine weitere Rotklee-Tee-Situation war. Ich zog ernsthaft in Betracht, auf die medizinischen Optionen zu verzichten, stattdessen die Glykonährstoffe zu benutzen, meine Ernährungsgewohnheiten zu ändern und abzuwarten, ob mich das heilen würde. Aber ich entschied mich, an dem Punkt, wo ich die Wahl zwischen einer Operation und dem, was mir nach einer vielversprechenden natürlichen Heilmethode aussah, erwog, noch einmal meine Risikoanalyse zu machen.

Das Beste, das passieren konnte, wenn ich den Weg der traditionellen Medizin ging und die Operation durchführen ließ, war die endgültige Entfernung des Krebses. Solange der Tumor geschlossen war, waren die Chancen auf eine vollständige Heilung und eine normale Lebenserwartung sehr gut. Von allen medizinischen Optionen versprach sie die niedrigste Wahrscheinlichkeit eines Rückfalls.

Das Schlimmste, das passieren konnte, wenn ich mich für die Operation entschied, war die Gefahr eines Nervenschadens, der mich inkontinent oder impotent werden ließ. Wegen der Kompetenz des Chirurgen jedoch schien die Wahrscheinlichkeit, einen solchen Nervenschaden davonzutragen, nicht sehr hoch. So oder so, wenn der Krebs eingekapselt war, konnte der Tumor erfolgreich entfernt werden, ich wäre vom Krebs geheilt und dürfte eine normale Lebenserwartung haben.

Das Beste, das passieren konnte, wenn ich die natürliche Diät-Behandlung wählte, wäre, dass ich vielleicht in der Lage wäre, den Krebs zu steuern (vielleicht sogar zu heilen) *und* jedes Risiko von Nervenschäden zu vermeiden, das bei der chirurgischen Option in Betracht zu ziehen war.

Das Schlimmste, das passieren konnte, wenn ich mich entschied, die Glykonährstofftherapie anzufangen, wäre, dass ich den Krebs vielleicht nicht aufhalten konnte. Auch wenn ich beeindruckt genug von dem war, was ich in meinen Studien gelernt hatte, um zu glauben, dass die natürliche Behandlung eine Chance auf Erfolg hatte, waren die Chancen auf Überleben und eine lange Lebenserwartung nicht so gut wie bei einer Operation.

Zum Teil wegen meiner früheren Erfahrung mit natürlichen Heilmethoden war ich noch hin und her gerissen. Erst als ich mir meine Bestenfalls-/Schlimmstenfalls-Analyse aus einer ganz anderen Perspektive anschaute, fand ich echte Klarheit in meinem Gedankenwust.

Wenn ich die Frage stellte: »Was sind die schlimmstmöglichen Auswirkungen auf andere, wenn ich mich gegen die Operation entscheide mit der Idee, die *Glykonährstoffe* zu nehmen und meine Ernährungs- und Gesundheitsgewohnheiten zu ändern?«, gefiel mir die Antwort nicht. Mein Fall hatte schon so viel öffentliche Aufmerksamkeit erregt, dass ich befürchtete, dass Patienten, die meine Geschichte kannten, sagen würden: »Dr. Carson hat die traditionellen Behandlungen für Krebs nicht genutzt, also werde ich es auch nicht tun. Ich werde die natürliche Methode versuchen, so wie er.« Das Problem, das dieses Szenario aufwarf, war, dass auch wenn die Glykonährstoffe bei mir funktionierten, andere vielleicht nicht so gewissenhaft bei ihrer Ernährungsumstellung und der Einnahme der Nahrungsergänzungsmittel wären wie ich. Und dann würden Menschen vielleicht, weil sie meinem Beispiel folgten, ihr Leben verlieren. Das war ein Risiko, das ich nicht eingehen wollte. (Tatsächlich ist der Einsatz der Risikoanalyse, um die Auswirkungen jeder Entscheidung nicht nur auf einen selbst, sondern auch auf andere Menschen abzuwägen, für verantwortungsbewusste Menschen immer empfehlenswert.)

Ich musste auch überlegen, was meine Entscheidung anderen über meine Kollegen und meinen Arbeitsplatz sagen würde. Wenn ich in der Institution arbeite, die die beste urologische Abteilung im ganzen Land hat, wenn ich Zugang zu dem absolut Besten habe, das die traditionelle Medizin anzubieten hat, und ich mich entscheide, es nicht in Anspruch zu nehmen, welche Botschaft würde das der Öffentlichkeit verkünden?

Als ich mit der Analyse fertig war, schloss ich, dass es aus verschiedenen Gründen am sinnvollsten war, die Operation durchführen zu lassen. Aber ich hatte keine Eile, als ich erfuhr, dass es keinen Hinweis darauf gab, dass der Krebs gestreut hatte. Wir hatten einen lange erwarteten Familienurlaub auf Hawaii für August geplant, also wollte ich die Operation auf den November verschieben, was mir Zeit geben würde, meinen vollen Terminkalender neu zu ordnen.

Aber Pat Walsh, mein Urologe und Freund, sagte zu mir: »Du kannst die Operation bis dahin verschieben, wenn du willst, aber ich habe das Gefühl, dass wir es bereuen werden, wenn du das tust.« Das war sein Bauchgefühl, nicht meines. Aber er war mein Arzt, also entschied ich mich, seinen Instinkten zu vertrauen.

Wir legten den Eingriff auf Anfang August, wie er es vorgeschlagen hatte. Es zeigte sich, dass der Krebs einen Millimeter vor dem Durchbruch der Kapsel stand. Hätten wir bis November gewartet, wäre es vielleicht zu spät gewesen. Der Krebs wäre bis dahin vielleicht metastasiert.

Stattdessen war Pat in der Lage, den Tumor komplett herauszuschneiden und die Nerven zu schonen. Meine PSAs reduzierten sich so stark, dass sie nicht mehr nachweisbar waren, was das Ziel der Therapie ist. Ich ging weniger als einen Monat später krebsfrei wieder zur Arbeit, mit der Aussicht auf ein langes und gesundes Leben (obwohl mir klar ist, dass ein Rückfall möglich ist). Aber ich bin mir sehr wohl dessen bewusst, dass meine persönlichen Umstände heute ganz anders sein könnten, wäre ich nicht wachsam gewesen und hätte ich nicht auf eine relativ kleine Veränderung im meinem Körper geachtet.

Einige Zeit nach meiner Operation kam ein anderer Arzt in meinem Alter auf mich zu und erzählte mir, dass das Resultat seiner ersten Vorsorgeuntersuchung in 15 Jahren gezeigt hatte, dass er Prostatakrebs habe. Seine PSAs waren schwindelerregend hoch und der Krebs hatte sich in seinem ganzen Körper ausgebreitet. Für ihn konnte es keine Operation geben. Bestrahlung und Hormontherapie waren seine besten Möglichkeiten, aber das war im Grunde nichts mehr als eine palliative Maßnahme, die ihm möglicherweise noch drei bis fünf Jahre brachte. Er ging und kaufte sich einen Porsche; er wollte schon immer einen Porsche haben.

Während ich mit meinem Kollegen Mitleid hatte, konnte ich nicht umhin zu denken: *Das hätte so leicht ich sein können*. Und ich war dankbar, dass ich keine törichten oder unnötigen Risiken mit meiner persönlichen Gesundheit eingegangen war.

Und doch tun das viele. Viele Menschen, die es besser wissen müssten, tun es. Eine Menge sehr intelligenter Menschen tun es.

Viele vorsichtige, umsichtige, verantwortungsbewusste Individuen, die niemals daran denken würden, eine zweiwöchige Reise anzutreten, ohne ihre Autowerkstatt zu bitten, das Familienauto durchzuchecken, ohne die Kinder in den Kindersitzen anzuschnallen und ohne eine Karte für ihre Route einzustecken, setzen sich und ihre Familie einer weitaus größeren Gefahr aus, weil sie enorme Risiken mit ihrer Gesundheit eingehen.

Zu viele Menschen sagen sich: *Ich fühle mich heute wohl, ich bin gesund. Deswegen muss ich nicht so viel Geld für eine Krankenversicherung ausgeben. Ich kann noch zwei, drei, vier, fünf, sechs … zehn Jahre ohne auskommen*. Aber dann passiert etwas und sie sitzen finanziell in der Patsche. Oder sie bekommen keine regelmäßigen Vorsorgeuntersuchungen, weil ihre Versicherung sie nicht deckt, und etwas ziemlich Gewöhnliches und Behandelbares wird erst entdeckt, wenn es so fortgeschritten ist, dass die Medizin nichts mehr tun kann. Dann ist die Qualität ihres restlichen Lebens ernsthaft gefährdet.

Ist das ein Risiko, das es wert ist einzugehen? Machen Sie eine schnelle Bestenfalls-/Schlimmstenfalls-Analyse für die Frage, ob man sich krankenversichern sollte oder nicht. Es gibt viele Schlimmstenfalls-Szenarien, es sei denn, Sie beißen in den sauren Apfel und tun es. Wie viele Menschen sind jedoch willens, Tausende Dollar für einen Urlaub in Disney World auszugeben und glauben dann, dass sie sich eine Krankenversicherung nicht leisten können? Wie viele Menschen bekommen körperliche Symptome, von denen sie wissen, dass sie sie untersuchen lassen sollten, und gehen nicht zum Arzt, weil sie 25 Dollar Selbstbeteiligung zahlen müssen?

Da ich gerade über meine eigene Erfahrung mit Prostatakrebs gesprochen habe, lassen Sie mich die Frage stellen: Wie viele Männer im mittleren Alter gibt es da draußen, die wissen, dass sie regelmäßig zur Krebsvorsorge gehen und regelmäßige PSA-Tests vornehmen lassen sollten, aber sie machen es nicht, weil sie lieber nicht erfahren wollen, dass sie ein Problem haben, das eine Operation erfordert, mit der möglicherweise die Gefahr auf einen Nervenschaden, Impotenz und so weiter einhergeht? Hey, Freunde, lassen Sie mich Ihnen eine offenbar zu wenig bekannte Tatsache mitteilen – es gibt eine 100-prozentige Wahrscheinlichkeit für Impotenz, wenn Sie *tot* sind!

Viel zu viele, einschließlich vieler Ärzte, benutzen ein idiotisches Wertesystem, wenn sie die Risiken erwägen, die sie willens sind, mit ihrer Gesundheit einzugehen. Bitte nehmen Sie sich die Zeit und machen sich die Mühe, zu diesem Thema eine ernsthafte B/SA zu machen. Wir reden hier von Ihrem Leben.

Es tut mir leid, wenn ich bei diesem Thema moralisierend wirke, aber meine eigene unmittelbare und persönliche Erfahrung mit dem Risiko Krebs hat einen bleibenden Eindruck auf mich hinterlassen und meinen Blickwinkel auf sehr viele Dinge geändert. Ich habe viel von der größeren Wertschätzung für die Welt um mich herum behalten, die ich in den ersten Tagen nach meiner Diagnose so intensiv erlebt habe. Wenn ich heute auf meinem Grundstück umhergehe, bemerke ich immer noch die feinen Variationen der Gräser und die Farben der Wildblumen. Ich höre jetzt den Arien der Singvögel wirklich zu und beobachte die Varietévorstellung der Tiere auf verschiedenen Teilen des Grundstücks. Eichhörnchen, die sich in den Bäumen tummeln. Ein Rudel Rehe, das friedlich auf der Wiese meines Nachbarn äst. Ein Rotfuchs, der zwischen den Bäumen am Rand des Grundstücks umherschleicht. Mein Hund, der glücklich um mich herumspringt und das alles gar nicht wahrnimmt.

Aber es ist nicht nur die Natur, für die ich eine tiefere Wertschätzung hege. Meine Erfahrung hat mir auch eine größere Wertschätzung für die Menschen in meinem Leben geschenkt. Ich weiß, dass sie ein größeres Verständnis für meine Patienten und größeres Mitgefühl für alles, was ihre Familien durchmachen, bewirkt hat. Und selbst wenn all das andere nicht wäre, so hat sie mir doch ein größeres Gefühl der Abhängigkeit von und Vertrauen auf Gott geschenkt.

Sie hat mich entschiedener denn je gemacht, weise und sorgfältig eine große Vielfalt von anderen persönlichen Risiken abzuwägen, die mir (und den meisten Menschen) im täglichen Leben begegnen. Einige davon werden wir im nächsten Kapitel betrachten.

14

Eine Gleichung ohne Ego

Ich hatte mich nie zuvor um ein gewähltes Amt beworben, bis vor einigen Jahren der Präsident der Yale-Universität mich bat, mich um eine Position im Vorstand der *Yale Corporation* zu bewerben, dem Aufsichtsrat der Universität. Als ich Anfang der 70er-Jahre ein Student auf dem Campus war, hatten wir alle die *Yale Corporation* als eine Gruppe alter, muffiger weißer Männer betrachtet. Also war es etwas überraschend, als Mitglied einer solchen Gruppe in Betracht gezogen zu werden.

Ich wusste, ich sollte mich geehrt fühlen, aber ich musste darüber nachdenken, ob ich wirklich meinen Namen auf die Wahlliste setzen lassen wollte. Einer der Gründe, weswegen ich mich nie um eine gewählte Position beworben hatte, war, dass ich die Vorstellung zu verlieren nie sehr geschätzt habe – dadurch, dass ich mich nie zur Wahl stellte, umging ich dieses Risiko. In diesem Fall, da meine beiden Mitbewerber auf der Wahlliste der Präsident einer der größten und angesehensten Universitäten Amerikas war und der andere der Vorstand einer ziemlich bedeutenden Firma, ging ich davon aus, dass ich keine Chance hatte.

Zur Abwägung der Entscheidung machte ich eine meiner üblichen Bestenfalls-/Schlimmstenfalls-Analysen.

Was war das Beste, das passieren konnte, wenn ich mich zur Wahl stelle? Ob ich gewann oder verlor, ich hätte die Ehre, der Schule zu dienen, die mir die akademische Wegweisung in meinem Leben gegeben hatte.

Was war das Schlechteste, das passieren konnte, wenn ich mich zur Wahl stellte? Ich könnte die Blamage erleiden, zu verlieren.

Was war das Beste, das passieren konnte, wenn ich mich nicht zur Wahl stellte? Ich konnte die Blamage zu verlieren vermeiden.

Was war das Schlimmste, das passieren konnte, wenn ich mich nicht zur Wahl stellte? Ich könnte die Menschen enttäuschen, die ich respektierte, die der Meinung waren, ich solle mich zur Wahl stellen, und als Ergebnis vielleicht nie wieder eine solche Gelegenheit geboten bekommen.

Ich kam zu dem Schluss, dass das Risiko zu verlieren und jegliches Gefühl der Blamage, das damit einherging, meine Entscheidung nicht beeinflussen sollte. Also schluckte ich meinen Stolz herunter. Es war eigentlich keine Schande, eine Wahl zu verlieren, bei der die gesamte Yale-Familie rund um die Welt eingeladen war, ihre Stimme abzugeben. Die meisten kannten mich sowieso nicht und würden wahrscheinlich ihre Wahl auf die Biografien stützen, die für jeden Kandidaten beigelegt wurden. Wenn sie sich für einen der anderen Männer entschieden, musste ich das nicht als persönliche Ablehnung empfinden. Die anderen beiden Kandidaten waren sehr gut qualifiziert und ich hätte sie wahrscheinlich selbst gewählt.

Also stimmte ich zu, mich zur Wahl zu stellen. Und – *Überraschung, Überraschung* – die Yale-Absolventen wählten mich, sie im Vorstand der *Yale Corporation* zu repräsentieren.

Ich hatte ein wenig Mitleid mit den beiden, die verloren hatten, aber ich war begeistert über die Gelegenheit, in den nächsten sechs Jahren am großen Tisch zu sitzen, meine Meinungen darlegen zu dürfen und dazu beizutragen, große Entscheidungen über die Verbesserung der akademischen Ausbildung an meiner alten Universität zu treffen. Ich sehe meine Amtszeit bei der *Yale Corporation* als eine der bedeutendsten Ehrungen meines Lebens und das wäre nicht geschehen, wenn ich nicht willens gewesen wäre, ein wenig persönliches Risiko abzuwägen und zu akzeptieren.

Die ganze Erfahrung bestätigte eine wichtige Tatsache, die ich über die Jahre viele Male bewahrheitet gesehen habe. Es ist diese: Sobald wir es schaffen, unser Ego aus der Gleichung zu nehmen, sind viele der gewöhnlichsten und beunruhigendsten Risiken, denen wir im Leben begegnen, viel weniger persönlich und erscheinen doch nicht mehr als ein so großes Risiko. Diese Entdeckung befreit uns dazu, besser mit den echten Risiken der wirklich wichtigen Fragen umzugehen.

Ich habe eine einfache Methode entwickelt, mich an diese Lektion zu erinnern und sie bei einer Vielfalt von persönlichen Risikoszenarien anzuwenden. Ich nenne es »mich aus dem Mittelpunkt nehmen«. Ich habe dies als eine der nützlichsten Strategien erlebt, dem Risiko in meinem Leben ins Auge zu sehen und es zu reduzieren, und es verzahnt sich sehr schön mit der Art von B/SA, von der wir gesprochen haben – insbesondere im Bereich der persönlichen Risiken. Lassen Sie mich einige Beispiele anführen. Zum ersten Mal begriff ich dieses Prinzip als junger Teenager nach meinem zornigen Versuch, meinen Freund zu erstechen. Ich habe schon erzählt, wie der Schrecken dieses Erlebnisses mich in eine verzweifelte Gewissensprüfung und einen lebensverändernden Appell an Gott trieb, mir mit meinem Zorn zu helfen, und wie meine Entdeckung all der Verse in den Sprüchen über den Zorn mich überzeugte, dass die Bibel praktische Hilfen fürs Leben bietet. Der Kampf mit meinem Zorn zeigte mir auch etwas sehr Wichtiges, nämlich dass einer der Hauptgründe, weswegen ich immer zornig war, darauf beruhte, dass ich selbst immer mitten in der Gleichung steckte. Aber wenn ich nur irgendwie aus dem Zentrum der Situation heraustreten konnte, wurde ich nicht zornig.

Das war ein unschätzbarer Einblick, weil ich einer von den Menschen war, die denken, sie haben viele Rechte. Natürlich, je mehr Rechte man zu haben meint, desto eher wird jemand sie verletzen. Und so war ich schon vor der Messerstecherei in Streitereien geraten und hatte Menschen verletzt. Wie ich beschrieb, verpasste ich einem Mitschüler mit einem Vorhängeschloss eine

Platzwunde. Dann gab es den Vorfall, als ich den Arm hob, um meine Mutter zu schlagen, bevor mein Bruder dazwischenging und mich aufhielt. So unvernünftig wurde ich.

Dort, wo ich wohnte, wurden Wutausbrüche oft als akzeptiertes, erwartetes Machogehabe gesehen. Wirst du wütend, dann trittst du eine Wand ein oder schlägst ein Fenster ein und es macht dich zu einem großen Mann. Erst als ich mich genügend aus der Mitte herausgezogen hatte, konnte ich erkennen, dass solche Reaktionen nicht Zeichen der Stärke, sondern der Schwäche waren. Solche Reaktionen bedeuteten, dass ich zuließ, dass andere Menschen, die Umwelt oder die Umstände mich kontrollierten, und ich beschloss, dass ich mich nicht so leicht kontrollieren lassen wollte. Wenn ich aber mich selbst, meine Rechte, mein Ego, meine Gefühle aus der Mitte herausnahm, dann konnte das nicht passieren.

Wann immer ich ab diesem Zeitpunkt mit einer möglichen Konfliktsituation konfrontiert war, fand ich es interessant – es machte sogar Spaß –, mich etwas herauszuziehen und die Leute bei dem Versuch zu beobachten, mich wütend zu machen. Manchmal machte ich ein Spiel daraus und ich entdeckte, dass es nur noch wenig gab, was mich zornig machen konnte, sobald ich in der Lage war, mich aus der Mitte der Gleichung zu nehmen, die Dinge aus der Perspektive anderer zu sehen und nicht das Gefühl zu haben, dass ich alle Rechte hatte.

Was vielleicht auf den ersten Blick wie eine riskante Strategie aussehen mochte – mich aus der Mitte herauszunehmen –, machte in Wahrheit das Leben viel *weniger* riskant.

Die Gewissheit, dass keiner die Macht hatte, mich zornig zu machen, war tatsächlich ein Gefühl der Stärke. Das ist es immer noch.

Diese Strategie ist nicht nur etwas für diejenigen, die Probleme mit ihrem Zorn haben. Es ist ein nützliches Werkzeug in dem breiteren und oft riskanten Bereich der zwischenmenschlichen Beziehungen. Stellen Sie sich einmal die Frage, warum manche Menschen so scheu sind? Warum sind manche Menschen so einsam? Die Antwort für viele ist, dass sie Angst haben, das Risiko einzugehen, auf andere zuzugehen, weil sie sich vorstellen, wie schlecht sie sich fühlen, wenn diese Menschen sie ablehnen oder negativ reagieren. Diese Angst wird zur mächtigeren Abschreckung als die Einsamkeit, die sie spüren.

Als Mensch, der von Natur aus zurückhaltend ist, sage ich mir selbstständig, freundlicher, offener zu sein, das Risiko einzugehen, auf andere zuzugehen und mit ihnen in Kontakt zu kommen. Meine natürliche Neigung (meine Wohlfühlzone) ist es, einfach ruhig in einer Ecke zu sitzen und zu lesen oder über eine philosophische Frage nachzudenken. Ich bin nicht besonders gesellig. Aber wenn ich über das Risiko, mehr mit anderen Menschen umzugehen, eine B/SA aufstelle, machen die Antworten die Entscheidung viel einfacher.

Was ist das Schlimmste, das passieren könnte, wenn ich offener wäre? Meine Gefühle könnten durch die Reaktion anderer verletzt werden. Ich könnte missverstanden werden.

Was ist das Beste, das passieren könnte, wenn ich regelmäßig versuche, mich anderen anzuschließen und offen zu sein? Ich könnte mehr Freunde bekommen und tiefere Beziehungen entwickeln. Vielleicht könnte ich in einem positiveren Licht gesehen werden – als warmherziger und freundlicher Mensch.

Was ist das Beste, das passieren könnte, wenn ich keinen Versuch mache, offener zu sein? Ich würde mich behaglicher fühlen und mich mit meinem jetzigen Leben und meinen Beziehungen zufriedengeben.

Was ist das Schlimmste, das passieren könnte, wenn ich keinen Versuch mache, mit anderen in Verbindung zu treten? Ich könnte als unfreundlich angesehen werden. Ich könnte mit der Zeit zum Einsiedler werden und nie die zwischenmenschlichen Fähigkeiten entwickeln, die ich gerne hätte, und so weiter.

Bis jetzt haben sich diese B/SA-Fragen auf mich und meine Perspektive beschränkt. Sie lenken meine Gedanken in eine neue Richtung und zwingen mich zu erkennen, dass die Frage viel tiefer geht als in meine persönliche Wohlfühlzone; es geht tatsächlich um die Art Person, die ich sein will. Wenn ich anfange, in diesem Rahmen zu denken, kommen meine persönlichen Werte ins Spiel und helfen mir festzustellen, wie ich mit diesem spezifischen Risiko umgehen will.

Aber was passiert, wenn ich einen Schritt weitergehe und versuche, mich selbst aus der Mitte der Gleichung herauszunehmen? Was, wenn ich jetzt frage:

Aus der Perspektive anderer, was ist das Schlimmste, das passieren kann, wenn ich offener bin? Sie könnten mich oder meine Motive für meinen Annäherungsversuch missverstehen.

Aus der Perspektive anderer, was ist das Beste, das passieren kann, wenn ich regelmäßig versuche, auf sie zuzugehen? Sie könnten mich in einem positiveren Licht sehen – als warmherzigen, freundlichen, zugänglichen Menschen. Andere hätten vielleicht größeres Interesse daran, mein Freund zu sein.

Was ist das Schlimmste, das aus der Perspektive anderer passieren kann, wenn ich nicht den Versuch mache, offener zu sein? Das Beste, was sie erhoffen können, ist der Status Quo.

Was ist die schlimmste Auswirkung auf andere, wenn ich keinen Versuch mache, auf sie zuzugehen? Ich könnte es versäumen, denjenigen zu helfen, denen ich im Leben begegne, die einsam und verletzt sind oder die die Hilfe oder Ermutigung brauchen, die ich zu bieten habe. Ich würde mit der Zeit ein weniger mitfühlender, kälterer Mensch werden, auf den die anderen nicht so gerne zugehen.

Dadurch, dass ich mich selbst aus der Mitte der Gleichung herausnehme, habe ich festgestellt, dass es viel leichter ist, die natürliche Reserviertheit zu überwinden, die es so unangenehm, so riskant erscheinen lässt, auf andere zuzugehen. Bei meinen Bemühungen, in diesen Bereichen offener zu werden, habe ich gelernt, dass abgesehen von einigen sehr wenigen Menschen, die tief verletzt sind oder krankhafte Persönlichkeiten haben, fast jeder einen Menschen schätzt, der sich freundlich und offen verhält. Er muss nur erst seinen Argwohn und seine Unsicherheit darüber, was ich wohl von ihm will, überwinden. Wenn ich immer warmherzig und offen bin, lässt der Argwohn schnell nach und andere werden fast immer auf die gleiche Weise reagieren. Also ist das Risiko nicht so groß, wie es erscheint.

Hier ist wieder ein wichtiger Schlüssel zu dem Versuch, mich selbst aus der Gleichung herauszuhalten und die Perspektive anderer zu sehen. Statt mich auf das zu konzentrieren, bei dem ich mich wohlfühle, versuche ich zu überlegen, wodurch ich anderen das Leben leichter machen könnte. Die Wahrheit ist, sie werden sich mit großer Sicherheit eher wohlfühlen, wenn ich freundlich und offen bin, als wenn ich reserviert oder steif bin. Und bald geht es mir genauso.

Was ist mit den Menschen, die nicht reagieren, wenn ich Hallo sage oder mir nicht die Hand schütteln wollen, wenn ich sie ihnen anbiete, oder die mich auf irgendeine andere Weise zurückweisen? Statt mich auf meine Gefühle des Abgelehntwerdens zu konzentrieren, versuche ich mich mit der anderen Person, die aus irgendeinem unbekannten Grund kühl ist, zu identifizieren und mitzufühlen. Vielleicht hat dieser Mensch eine tiefe emotionale Verletzung erlitten oder ist einfach zu unsicher, um meinen Versuch freundlich zu sein, zu akzeptieren. Wenn das der Fall ist, sollte mich ihre Reaktion nicht davon abhalten, solche Versuche zu machen, sondern stattdessen meine Entschlossenheit stärken, auf sie zuzugehen.

Wenn meine Strategie, mich aus dem Mittelpunkt zu nehmen, mir auch geholfen hat, ein offenerer Mensch zu werden, gebe ich zu, dass meine Frau dabei ein noch größerer Faktor gewesen ist. Das Erste, was ich an ihr bemerkte und eines der Dinge, die ich am meisten zu lieben und zu schätzen gelernt habe, ist ihre wunderbar warmherzige Art im Umgang mit anderen Menschen. Viele Menschen sind offen, aber Candy ist immer vorneweg. Wo es meine natürliche Tendenz wäre, das Risiko von Beziehungen zu vermeiden, indem ich zu Hause bleibe und lese, scheint meine Frau dieselben Risiken auf dieselbe Art zu begrüßen, wie sie ganz natürlich Menschen in tiefe Beziehungen zu sich zieht. Viele der besten Freundschaften, die wir über die Jahre aufgebaut haben, kamen hauptsächlich durch ihre natürliche Art andere anzusprechen zustande. Sie hat mir gezeigt, wie sehr es sich lohnt, dass man Beziehungsrisiken eingeht, und was ich von meiner Frau über Beziehungen gelernt habe, geht weit über dieses Risiko der Freundschaft hinaus. Sie hat mich noch viel mehr über das Risiko (und den Lohn) der Liebe gelehrt. Und wenn man so darüber nachdenkt, dann ist die Liebe wirklich das größte Beziehungsrisiko.

In Kapitel 8 habe ich erzählt, wie ich meine Frau kennengelernt habe, wie unsere Beziehung zustande kam und was in der ersten Zeit unserer Ehe geschah. Allerdings habe ich nicht erzählt, dass ich, bevor ich Candy kennenlernte, mit einigen anderen Mädchen ausging. Doch bevor die Dinge so ernst wurden, dass echte emotionale Verletzlichkeit nötig gewesen wäre, hatte ich mich immer zurückgezogen und die Beziehung schien im Sande zu verlaufen. Als ich endlich dieses Verhaltensmuster erkannte, traf ich die bewusste Entscheidung zu versuchen, die nächste Beziehung zu pflegen, statt mich gegen sie zu wehren. Die nächste Beziehung war, wie das Leben so spielt, die mit Candy. Ich würde das, was ich gemacht habe, keine gründliche B/SA nennen, da ich zu jener Zeit nicht in solchen Bahnen dachte. Aber ich stellte doch eine Art Risikoanalyse an.

Was könnte die Kehrseite von dem Versuch sein, die Beziehung weiterzuentwickeln? Ich würde den Schmerz der Enttäuschung oder Ablehnung erfahren, wenn es nichts wurde.

Die positive Seite des Risikos? Ich könnte meine Seelenpartnerin finden, heiraten und auf ewig glücklich leben.

Das Beste, das passieren könnte, wenn ich es nicht tue? Ich könnte für den Rest meines Lebens als glücklicher Junggeselle leben, wenn ich nicht irgendwann eine feste Beziehung eingehe.

Das Schlimmste, wenn ich es nicht tue? Ich könnte ein einsamer, bitterer Mensch werden, der es bereut, Ehe und Familie verpasst zu haben.

Das Nachdenken über meine Situation in diesem Rahmen machte mir nicht nur die Entscheidung leicht, sondern gab mir die Entschlossenheit, das Risiko einzugehen und alles zu tun, das nötig war, um die Beziehung zu entwickeln.

Wenn die Strategie, sich selbst aus der Mitte zu nehmen, irgendwo einen Wert hat, dann in der Ehe. Ich bin mir im Übrigen gar nicht so sicher, dass eine Ehe überhaupt überleben geschweige denn gedeihen kann, wenn nicht jeder Partner dieses Prinzip lernt und regelmäßig anwendet. Jeder, dessen Haupteinstellung und Sorge in seiner Ehe ist: *Was bringt mir die Ehe heute?*, ist prädestiniert für eine Scheidung oder ein Leben voller Enttäuschungen.

Ich weiß, dass in einer Zeit, wo die Pop-Psychologie den Vorrang des Selbst predigt – Selbsterfahrung, Selbstbild, Selbstbewusstsein, Selbsterfüllung, Selbstgenügsamkeit – jede Andeutung, das Selbst herunterzuspielen oder unterzuordnen, sich nicht nur riskant anhört, sondern auch emotional gefährlich und unverantwortlich erscheint. Aber es funktioniert. Candy und ich sind jetzt über dreißig Jahre verheiratet und ich kann Ihnen sagen, das Risiko ist es mehr als wert.

Natürlich ist mir klar, dass viele Menschen das Risiko der Liebe eingegangen sind und deswegen großen Schmerz und viel Leid erlitten haben. In der Tat beinhaltet jede Art von Liebe – romantische Liebe, eine uneigennützige Liebe für andere oder die Liebe zu Gott – ein Risiko, vielleicht sogar ein größeres persönliches Risiko als alles andere im Leben. Aber diejenigen, die nicht willens oder nicht in der Lage sind, das Risiko der Liebe einzugehen, riskieren am Ende etwas viel Größeres, weil ihnen einer der größten Schätze entgeht, die man im Leben finden kann.

Ich glaube, dass ich zumindest teilweise aufgrund dessen, was meine Mutter mich gelehrt hat, die Strategie, mich aus der Mitte zu nehmen, als wertvolles Beziehungswerkzeug verstanden und angenommen habe. Besonders ihre Weisheit im Hinblick auf das, was viele Menschen wahrscheinlich für die schwierigsten und riskantesten Beziehungen in Amerika innerhalb der letzten zwei Generationen halten würden – Beziehungen zwischen Personen unterschiedlicher ethnischer Herkunft –, hat dazu beigetragen.

Mein Bruder Curtis und ich versuchten, unsere Mutter zu schonen, indem wir ihr nicht von der Engstirnigkeit erzählten, der wir in unserer Kindheit begegneten. Dennoch kannte sie besser als wir die Einstellungen, mit denen wir würden umgehen müssen, wenn wir den Erfolg haben sollten, den sie von uns erwartete. »Auch wenn ihr in einen Saal voller engstirniger, rassistischer Menschen hineingeht«, sagte sie uns, »müsst ihr daran denken – ihr habt kein Problem. Sie sind diejenigen, die das Problem haben. Weil sie, wenn ihr hereinkommt, alle zusammenzucken und sich fragen, ob ihr euch neben sie setzen werdet. Ihr könnt sitzen, wo immer ihr wollt.«

Mutter sagte uns mit anderen Worten: *Nehmt euch aus der Mitte. Erkennt, dass sie das Problem haben, also lasst sie sich darüber Sorgen machen.* Das wurde zu einer Philosophie, die ich mit mir durchs Leben getragen habe. Wenn jemand ein Problem damit hat, wie ich aussehe, ist es schade. Auch wenn ihre Einstellung mich berührt, ist es ihr Problem, nicht meines. Dadurch, dass ich mich aus der Mitte nehme, stelle ich fest, dass ich meine Energie nicht in ihr Problem investieren muss. Ich kann mich auf die wichtigeren Fragen und auf meine eigenen Prioritäten konzentrieren.

Manchmal ist es mir dadurch, dass ich mich selbst aus der Mitte nehme, gelungen, Vorurteile auszuschalten und gleichzeitig Beziehungen zwischen Menschen unterschiedlicher ethnischer Herkunft zu fördern. Als ich Assistenzarzt war und zum ersten Mal in meiner OP-Kleidung auf eine Station ging, sagte unweigerlich eine der Schwestern so etwas wie: »Ach, Mr. Jones ist noch nicht bereit, in den OP gebracht zu werden.«

Ich hätte Anstoß nehmen können an ihrer Annahme, dass ich ein Krankenpfleger war. Doch ich lächelte einfach nur und sagte: »Das ist schön. Aber ich bin nicht hier, um jemanden abzuholen. Ich bin Dr. Carson. Ich bin Assistenzarzt.«

Die Schwester wurde plötzlich dunkelrot und begann sich ungeschickt zu entschuldigen. Ich hätte wütend werden oder sie beschimpfen können, weil sie rassistische Vorurteile hatte. Aber aller Wahrscheinlichkeit nach waren die einzigen schwarzen Männer in OP-Kleidung, die sie jemals auf ihrer Station gesehen hatte, Krankenpfleger gewesen; warum sollte sie also etwas anderes annehmen? Ihre Reaktion könnte ausschließlich aufgrund ihrer Erfahrung erfolgt sein und möglicherweise steckte gar keine Engstirnigkeit ihrerseits dahinter.

Ich hätte wütend werden und die Schwester zusammenstauchen können, weil sie mir nicht den Respekt entgegenbrachte, den meine Position rechtfertigte. Sie hätte sich dann bei jedem späteren Zusammentreffen wahrscheinlich unbehaglich, beschämt oder sogar zornig gefühlt. Aber ich stellte fest, dass ich eine erleichterte und dankbare Freundin fürs Leben gewonnen hatte, als ich entsprechend auf den Fehler der Schwester reagierte und versuchte, sie durch höfliches Verhalten wieder zu beruhigen. Darüber hinaus legten diese Schwestern besonderen Wert darauf, mich von dem Zeitpunkt an mit Respekt zu behandeln – und ich kann mir denken, dass sie den gleichen Fehler das nächste Mal, wenn ein schwarzer Arzt auf ihre Station kam, nicht noch einmal machten.

Ich bin mir wohl bewusst, dass es Ungerechtigkeiten in der Welt gibt, die offen angesprochen werden müssen; manche Rechte sind das Risiko wert, dafür einzustehen.

In der Ära nach der Bürgerrechtsbewegung, in der wir alle für die Bedeutung der Rechte des Einzelnen sensibilisiert worden sind, ist mir klar, dass Worte wie diese möglicherweise bestenfalls tollkühn klingen. Aber ich habe festgestellt, dass das, was sich riskant anhört, mich tatsächlich vor mancher Diskriminierung bewahrt – sowohl eingebildeter wie auch echter. Ich werde dadurch nicht schwächer und verletzlicher, sondern es befreit und ermächtigt mich, meine Aufmerksamkeit auf wichtigere Angelegenheiten zu richten und ermöglicht mir oft, die Beziehungen zu Menschen mit einem anderen ethnischen Hintergrund zu verbessern, eine nach der anderen.

Diejenigen, die meine Bücher *Think Big* und *The Big Picture* gelesen haben, erinnern sich vielleicht daran, dass ein Teil des einfachen Ratschlags für den Erfolg, den ich oft gebe, Folgendes umfasst:

Seien Sie nett zu den Menschen. Wenn sie erst ihren Argwohn überwunden haben, warum Sie nett sind, werden sie auch nett zu Ihnen sein. Und Sie können so viel mehr erreichen, wenn Menschen nett zu Ihnen sind und Sie nett zu Menschen sind.

Wenn Sie kein netter Mensch sind, dann fordere ich Sie heraus, es eine Woche lang zu probieren. Welcher Tag ist heute? O.K., schauen sie auf die Uhr und merken Sie sich die Zeit. Von dieser Minute an, bis genau in einer Woche, seien Sie zu allen nett. Das schließt ihren Ehepartner mit ein. Alle, denen Sie begegnen.

Was bedeutet das? Das bedeutet, nicht über andere hinter ihrem Rücken zu reden. Ich weiß, das wird für manche sehr schwer. Es bedeutet, nicht vor Leuten über sie zu reden. Es bedeutet, wenn Sie jemanden sehen, der Schwierigkeiten hat, dass Sie ihm helfen. Es erfordert, dass Sie sich in die Position des anderen versetzen, bevor sie anfangen zu kritisieren.

Wenn die Tür zum Aufzug offen ist und es nur noch einen Platz für einen darin gibt, lassen Sie jemand anderen einsteigen. Es bedeutet, wenn Sie Ihr Auto fahren und jemand seinen Blinker anmacht, nicht schneller zu fahren; fahren Sie langsamer und lassen Sie ihn in die Lücke. Es bedeutet, schon am Morgen mit Menschen zu sprechen. Wenn Sie in den Aufzug einsteigen, sagen Sie »Guten Morgen«. Wenn die Leute den ersten Schock überwinden, reden sie gerne mit Ihnen.

Denn dazu sind wir geschaffen worden – soziale Wesen zu sein. Menschen sind nicht dazu gedacht, isolierte Individuen zu sein, die anderen gegenüber immer argwöhnisch sind. Wir sind gedacht als liebende, beziehungspflegende, interagierende Geschöpfe. Was Sie bald entdecken werden, wenn Sie dieses Experiment machen. Sie werden auch feststellen, dass das Nettsein ansteckend ist, wenn Sie es tun.

Wie Freundlichkeit oder Liebe kann Nettigkeit wie ein riesiges Beziehungsrisiko wirken – bis Sie sich daran gewöhnt haben. Nett zu sein kann schwierig sein, weil es erfordert, dass man sich verletzlich macht, und die meisten von uns ziehen es vor, alles im Griff zu haben. Wann immer Sie versuchen nett zu sein und den ersten Schritt auf andere zuzumachen, geben Sie automatisch diese Kontrolle auf. Jetzt sind die anderen diejenigen, die auf das reagieren dürfen, was Sie getan haben. Wenn sie negativ reagieren, könnten Sie verletzt werden.

Viele Menschen sind nicht bereit, dieses Risiko einzugehen. Auch wenn jemand im Großen und Ganzen ein freundlicher Mensch ist – wenn er jemanden im Aufzug sieht, den er nicht kennt, wird er nicht Hallo sagen, weil, naja … Was ist, wenn der andere nicht zurückgrüßt? Was, wenn der Fremde denkt, dass er ein Spinner ist?

Lassen Sie uns das Szenario ändern. Stellen Sie sich vor, Sie sind der einzige Überlebende eines Flugzeugabsturzes in der Wüste. Sie suchen den Horizont nach Zeichen der Zivilisation ab, fragen sich, in welche Richtung Sie gehen sollen, als Sie einen Fremden durch den Sand auf sich zukommen sehen. Werden Sie Hallo sagen? *Natürlich* – und Sie werden noch viel mehr sagen. Sie sind willens das Risiko einzugehen, weil Ihnen klar ist, dass Sie ganz andere Sorgen haben als das, was die Leute wohl davon halten, wenn Sie sie ansprechen.

Mein Punkt ist dieser: Das scheinbare »Risiko« des Nettseins resultiert oft aus der übermäßigen Sorge um das eigene Ego. Wenn Sie sich selbst aus der Gleichung herausnehmen können und ihre Ego-Sorgen in die richtige Perspektive setzen, wird es Ihnen viel leichterfallen, zu anderen nett zu sein und auf sie zuzugehen. Wenn Sie es sich einmal richtig überlegen – wozu Sie durch eine durchdachte B/SA und die Strategie, sich aus dem Mittelpunkt zu nehmen, gezwungen werden –, kommen Sie vielleicht schnell zu dem Schluss, dass Ihre eigenen Ego-Sorgen in den meisten Situationen einen niedrigeren Stellenwert haben können und sollten. Auch werden Sie zweifelsfrei feststellen, dass Sie viel leichter und effektiver durchs Leben manövrieren können, wenn Sie sich keine Sorgen darüber machen müssen, was alle andern sagen und tun – und wie sich das auf Sie auswirkt.

Mir begegnen fast täglich schwierige, unglückliche, sogar unangenehme Menschen, wenn ich mit den Eltern und Großeltern meiner jungen Patienten spreche. Es wäre leicht, diese unangenehmen Begegnungen zu fürchten oder zu meiden, aber ich muss innehalten und mir klarmachen, warum diese Leute so gereizt sind. Es geht um ihr Baby und ihm ist etwas Schlimmes passiert. Bis sie zu mir ins Johns Hopkins überwiesen worden sind, ist es meist etwas *sehr* Schlimmes. Das ist der Grund, warum sie so verängstigt, bestürzt und reizbar sind. Sie sind eigentlich gar nicht auf mich böse.

Mich selbst aus der Mitte zu nehmen hilft mir zu erkennen, dass die meisten Menschen, die anderen gegenüber hässlich sind, das eigentlich nicht wollen. Sie benehmen sich meistens so, nicht weil sie von Natur garstig sind, sondern weil sie leiden. An manchen Tagen nehme ich mir vor: Mein Ziel in der nächsten Stunde ist es, jemanden ein bisschen glücklicher zu machen, der schlecht gelaunt ist. Ich mache es mir zu einer Herausforderung. Versuchen Sie es selbst einmal. Ich glaube, Sie werden feststellen, dass es eine zusätzliche, schöne Dimension in Ihren Tag bringt.

Ein weiteres Beispiel, wie das Nettsein funktioniert: Ich hege absolute Verachtung für die Einstellung mancher Chirurgen, die Leute anschreien und Sachen werfen. Ich habe Ärzte kennengelernt, die scheinbar nie glücklich waren, wenn sie nicht eine Schwester zum Weinen gebracht oder einen Assistenzarzt zum Frühstück gefressen hatten. Sie scheinen zu denken, dass sich ihr Status erhöht, wenn sie andere runtermachen. Sie erkennen gar nicht, wie viel effektiver das Nettsein sein kann.

Wenn Sie es sich zur Gewohnheit machen, nett zu sein und

sich den Ruf zu verschaffen, dass Sie jemand sind, mit dem es angenehm ist zu arbeiten, dann werden die Leute sich ein Bein ausreißen, um zu versuchen, das Problem zu lösen, sobald Sie etwas brauchen oder auch nur ein wenig enttäuscht wirken. Wenn sie erfahren haben, dass Sie jemand sind, der sich nicht leicht aus der Ruhe bringen lässt, dann müssen Sie bei Problemen nur ein wenig aufgebracht oder frustriert sein, damit die Leute erkennen, dass es wichtig ist. Wohingegen ein Mensch, der sich permanent aufregt, nach einer Weile einfach ignoriert wird, genau wie der kleine Junge, der Zeter und Mordio schrie.

Auch hier ist die simple Strategie nett zu sein – was eine Art ist, sich selbst aus der Gleichung zu nehmen – wieder nur *scheinbar* eine heikle Geschichte. Nach meiner Erfahrung hat sie sich als ein so kleines Risiko entpuppt, weil sie sich auf so vielfältige Art bezahlt macht. Das sollte diejenigen von uns, die sich Christen nennen, nicht überraschen. (An dieser Stelle kommen wieder Glauben und Werte zum Tragen.) Die entsprechende Weisheit findet sich in der Bibel, damit wir sie sehen und verstehen und einsetzen. Sogar die Zehn Gebote, die als Gottes Grundregeln zur Risikominimierung in aller und jeder Beziehung betrachtet werden können, haben viel darüber zu sagen, dass wir uns, unsere Handlungen, unsere Gedanken und unsere Wünsche aus der Mitte der Gleichung des Lebens heraushalten sollen. Christen nutzen die Bibel oft, um eine korrekte Aufstellung der Lebensprioritäten zu finden: Gott zuerst, andere als Zweites, sie selbst zuletzt. Jesus hatte seine eigene Weiterführung dieser Idee mit seinen Lehren über die Goldene Regel, die Ersten sollen die Letzten sein und wie wichtig das Dienen ist. Sich selbst aus der Mitte nehmen ist auch eine gute Beschreibung von dem, was erforderlich ist, wenn wir uns Christus überlassen und Gott die zentrale Kontrolle über unser Leben übergeben wollen.

Sobald wir als Christen uns selbst aus der Mitte jeder Situation genommen haben, sollte es uns zur zweiten Natur werden, Beziehungsrisiken einzugehen und auf andere zuzugehen. Zumindest sollte ein authentischer christlicher Glaube als echte Motivation dienen, um bessere Beziehungen zu unserem höchsten Stellenwert zu machen. Wo immer Sie im Hinblick auf den Glauben stehen, sind das Verständnis für den Wert von Beziehungen, das Nettsein und sich selbst aus der Mitte jeder Gleichung zu nehmen wertvolle Lektionen und in allen Bereichen des Lebens anzuwenden, einschließlich einer der wichtigsten Beziehungen, die wir im Leben genießen. Wir werden darüber im nächsten Kapitel sprechen.

15

Gefährliches Elternsein?

Kann es eine persönlichere, weniger vorhersehbare, einsatzreichere Aufgabe im Leben geben als Eltern zu sein? Ihrem Teenager den Autoschlüssel auszuhändigen und ihn dabei zu beobachten, wie er zu seiner allerersten Solofahrt losfährt, muss wohl auf der Top-Ten-Sorgenliste aller Eltern stehen.

Ich werde mich auf ewig an die ersten Tage unseres dritten Sohnes Rhoeyce hinterm Steuer erinnern. Kaum hatten wir ihm erlaubt, selbst in die Schule zu fahren, hatte er einen Totalschaden, nachdem er in einer scharfen Kurve auf regennasser Fahrbahn einen Baum gerammt hatte. Als ich das Auto zu Gesicht bekam, fiel es mir schwer zu glauben, dass überhaupt jemand überlebt hatte. Glückerweise ging es Rhoeyce gut.

Candy und ich sahen uns einer potenziell schmerzlichen und schwierigen Entscheidung gegenüber: Wir mussten uns entscheiden, welche Konsequenzen unser Sohn als Ergebnis des Unfalls tragen sollte. Wir dachten daran, ihm zu sagen: »Es ist offensichtlich, dass du noch nicht so weit bist, allein zu fahren« und seine Erlaubnis zum Fahren zu widerrufen. Aber er hatte schon demütig die Verantwortung für seinen Fehler übernommen und er war nicht zu schnell oder absichtlich unverantwortlich gefahren. Er hatte sehr wenig Erfahrung damit, im Regen zu fahren, und hatte einfach falsch eingeschätzt, wie sich der Regen auf seine Fähigkeit auswirken würde, das Auto in einer Kurve zu kontrollieren. Obwohl das ein ernsthafter Fehler war, war es verständlich für jemanden mit seiner geringen Fahrpraxis.

Wir hielten ihm einen Vortrag darüber, wie wichtig es ist, beim Fahren aufmerksam und konzentriert zu bleiben und immer zu versuchen vorauszusehen, was in einer Situation passieren konnte, damit man früh genug reagieren konnte, um einen Unfall zu vermeiden. Wir sagten ihm auch, dass wir alle Fehler machen, dass es aber wichtig ist, auf solche Lektionen aufzubauen, damit er in der Zukunft ein besserer Fahrer wird.

Rhoeyce schien unsere Warnung nie abzutun. Er benahm sich nach seiner Begegnung mit dem Tod angemessen ernüchtert. Unser Sohn gab nicht nur zu, dass er für den Unfall verantwortlich war; wir konnten auch sehen, wie er sich wegen des Autos fühlte, wegen der Unkosten, der Unannehmlichkeiten und des Schreckens, den er uns eingejagt hatte. Also entschieden wir uns, teilweise als Zeichen des Vertrauens zu unserem jüngsten Sohn, ihm weiterhin die Fahrt zur Schule mit einem unserer anderen Familienautos zu gestatten.

Einige Wochen später fuhr Rhoeyce auf einen Wagen auf, der vor ihm plötzlich bremste. Wieder fuhr er weder zu schnell noch rücksichtslos, aber er hatte in Bezug auf den Abstand zu dem Auto vor ihm wieder eine Fehlkalkulation gemacht. Und das war sein zweiter ernsthafter Unfall innerhalb eines Monats.

Natürlich fanden bei uns zu Hause sehr ernste Diskussionen über die Konsequenzen des letzten Fehlverhaltens statt. Was man vielleicht nicht erwartet hätte, war Rhoeyces Reaktion. Er verkündete, dass er nicht mehr fahren wolle, dass es ihm recht sei, wenn jemand ihn überall, wo er hinmusste, fahren würde.

Ich muss zugeben, bei dem Tempo, mit dem er die Familienfahrzeuge durchlief, schien das eine verlockende Möglichkeit zu sein. In Anbetracht dessen, wie ernst seine Fehler gewesen waren, schien der Einzug seiner Fahrprivilegien, für welchen Zeitraum auch immer, eine gerechtfertigte Reaktion zu sein. Und weil er einverstanden war, diese Konsequenz zu akzeptieren, schien es auch eine einfache Lösung zu sein. Die Strafe passt auf jeden Fall zum Vergehen.

Wenn allerdings je eine Situation einer sorgfältigen Risikoanalyse bedurfte, dann war es diese. Also diskutierten Candy und ich die Frage gründlich.

Was ist das Beste, das passieren kann, wenn wir Rhoeyce nicht mehr fahren lassen? Wir könnten die Wahrscheinlichkeit, dass unser Sohn das Erwachsenenalter erreichen würde, erheblich erhöhen.

Was ist das Beste, das passieren kann, wenn wir ihn weiter fahren lassen? Er könnte aus den beiden Erfahrungen lernen, ein sehr kompetenter und sicherer Fahrer werden und vielleicht sogar dabei etwas neues Selbstvertrauen gewinnen.

Was ist das Schlimmste, das passieren kann, wenn wir ihn nicht mehr fahren lassen? Er könnte so viel Selbstvertrauen verlieren, dass er sich entscheidet, nie mehr zu fahren, vielleicht nie die Lektionen über Verantwortung lernt, die mit dem Fahren einhergehen, und in beiden Fällen sich selbst für den Rest seines Lebens ernsthaft einschränken.

Was ist das Schlimmste, das passieren kann, wenn wir ihm erlauben zu fahren? Er könnte einen weiteren Unfall haben und getötet werden.

Diese schnelle und einfache B/SA richtete unsere Gedanken sehr schnell auf die Risiken, aber wir mussten viele zweitrangige Faktoren berücksichtigen, um zu einer Entscheidung zu gelangen, mit der wir zufrieden sein konnten. Ich sehe schon, dass manche sich diese B/SA anschauen, die beiden Unfälle abwägen und zu dem Schluss kommen, dass das Risiko getötet zu werden alles andere übertrifft und die Entscheidung einfach macht: ihn nicht mehr fahren zu lassen. Aber an dieser Stelle müssen noch Werte, Wissen und weitere Blickwinkel dazukommen.

Rhoeyces Leben war tatsächlich meine letztendliche Sorge. Aber bei meinen eigenen Werten und besonders meiner hohen Achtung und Wertschätzung für menschliches Potenzial, sehe ich alles, was dies vielleicht bedroht, auch als ernsthafte Bedrohung eines Lebens an. Also mussten wir mit einrechnen, was wir über unseren jüngsten Sohn wussten. In unserem Haushalt war er mit zwei älteren sehr erfolgreichen Brüdern aufgewachsen, von ihnen oft überschattet worden (und immer in ihre Fußstapfen getreten). So war aus Rhoeyce ein ruhiger, lässiger und reservierter junger Mann geworden. Er zögerte, seine beträchtlichen Talente einzusetzen, um freiwillig Verantwortung zu übernehmen, und auch unter seinen Altersgenossen übernahm er selten die Führung. Als ich also die B/SA-Fragen aus dieser Perspektive betrachtete, wuchs meine Besorgnis, wie unsere Entscheidung sich auf ihn auswirken konnte. Die Unfälle hatten sein Selbstvertrauen schon stark beschädigt; dass ein männlicher Teenager freiwillig seine Bereitschaft verkündet, sich von seinen Brüdern oder Eltern dorthin fahren zu lassen, wo er hinmusste, überzeugte mich davon. Wenn wir ihm sagten, dass wir zu dem Schluss gekommen seien, er wäre nicht so weit, die Verantwortung zu schultern, die mit dem Fahren einhergeht, wie würde das seine Psyche beeinflussen? Wir würden damit effektiv sagen: »Deine Brüder waren in deinem Alter so weit, aber wir glauben nicht, dass du es bist.« Was würde das für einen Jungen bedeuten, dessen grundlegende Persönlichkeit schon so sehr durch seinen eigenen lebenslangen unausweichlichen Vergleich mit seinen älteren Brüdern geformt worden war? Würde das vielleicht der letzte Nagel an seinem Sarg sein, jede Aussicht beenden, dass er sich zu dem Mann voller Selbstvertrauen entwickelte, der sein Potenzial erfüllte, wie wir es uns immer von ihm erhofft hatten? Das war meiner Meinung nach ein ziemlich bedeutendes »Schlimmstenfalls«.

Wie es so oft der Fall ist, konnten keine der B/SA-Fragen mit absoluter Bestimmtheit beantwortet werden. Auch zu sagen, das *Beste*, was passieren konnte, wenn wir ihn nicht mehr fahren lassen, wäre, dass wir ihn beschützten und ihn am Leben erhielten, war keine sichere Sache. Er konnte auch bei einem Unfall sterben, wenn jemand anderes ihn fuhr. Und wenn es um das *Schlimmste* ging, das passieren konnte, wenn er weiterhin selbst fuhr (dass er einen weiteren Unfall haben und getötet werden könnte), konnte man Schritte unternehmen, um diese Wahrscheinlichkeit zu reduzieren.

Schließlich, nach vielen Diskussionen – nach dem Versuch, alle Risiken abzuwägen, unsere eigenen Möglichkeiten aus allen Perspektiven zu betrachten und alle erheblichen Faktoren mit einzubeziehen –, entschieden wir, dass Rhoeyce dafür die Verantwortung übernehmen lernen musste, sich zu und von der Schule und zu den anderen Orten, wo er hinmusste, zu befördern. Wir belehrten ihn wieder darüber, wie wichtig totale Konzentration beim Fahren, wie notwendig vorausschauendes Fahren und wie wertvoll Vorsicht war. Aber wir erklärten auch unsere Schlussfolgerungen, versicherten ihm, dass wir glaubten, er hätte die nötigen Fähigkeiten und die Reife, ein sicherer Fahrer zu werden, und bewiesen unser Vertrauen zu ihm, indem wir ihm die Schlüssel zu einem weiteren (älteren) Familienauto übergaben.

Es ist mir klar, dass manche Leute, als sie von dieser Entscheidung hörten, gedacht haben, dass wir einen großen Fehler machen, dass Rhoeyce nicht zur Rechenschaft gezogen wurde oder dass er ein verwöhntes jüngstes Kind war. Andere Eltern mögen vielleicht nicht dieselbe B/SA gemacht haben und zu einer anderen Entscheidung gekommen sein – aus guten Gründen. Bei jeder Risikoanalyse ist viel Subjektivität enthalten, weil jeder Mensch die Faktoren anders gewichtet. Wenn Rhoeyce ein großspuriger Kerl oder nicht willens gewesen wäre, die Verantwortung für seine Handlungen zu akzeptieren, hätte ich seinen Führschein vielleicht eigenhändig zerschnitten. Ganz bestimmt wären ganz andere Konsequenzen erfolgt, wenn er zu schnell gefahren oder Alkohol im Spiel gewesen wäre.

Aber subjektive Faktoren widerlegen nicht den Wert einer B/SA. Wir können nicht erwarten, *die* perfekte Antwort auf jede riskante Situation zu finden, in der wir stecken. Eine B/SA zwingt uns aber, auf eine Art und Weise nachzudenken, die uns hilft, auch in den komplexesten und emotional befrachtetsten Situationen eine akzeptable und durchdachte Entscheidung zu treffen.

In Rhoeyces Fall meine ich, dass wir die richtige Entscheidung getroffen haben. Das war vor fünf Jahren und er ist nie mehr in einen Unfall verwickelt gewesen, er hat sogar noch nie einen

Strafzettel bekommen. Er ist nicht nur ein ausgezeichneter, sicherheitsbewusster Fahrer geworden, sondern ist auch zu einem offenen, verantwortungsvollen jungen Mann voller Selbstvertrauen herangereift, der eine unkonventionelle Laufbahn eingeschlagen hat. Er war selbstbewusst genug, um eine Zeit lang allein in Übersee zu leben, um eine andere Kultur zu erleben und eine andere Sprache zu lernen (Japanisch), von der er für den Rest seines Lebens zu profitieren glaubt.

Wie anders könnten unser Sohn und seine Zukunftsaussichten sein, wenn wir die Entscheidung getroffen hätten, ihn nicht mehr fahren zu lassen? Wir wissen es nicht genau. Ich weiß nur, es war kein Risiko, das ich eingehen wollte, und eine sorgfältige B/SA half uns, zu diesem Schluss zu kommen.

Dichter, Psychologen und Gelehrte haben oft versucht, die doppelte Herausforderung des Elternseins zu beschreiben. Sie haben wahrscheinlich von derselben Idealvorstellung gehört wie ich – dass wir Eltern unsere Kinder mit Wurzeln und Flügeln ausstatten sollen, sie schützen und schieben, sie festhalten, bis wir lernen sie loszulassen.

Wie immer man es auch beschreibt, das Elternsein scheint von uns zwei gegensätzliche Aufgaben zu fordern: Schützen und Schieben. Wenn unsere Kinder als Babys auf die Welt kommen, brauchen sie unseren Schutz und unsere Fürsorge. Aber wenn es Zeit wird, dass sie anfangen, ihren eigenen Weg in der Welt zu gehen, brauchen sie vielleicht Ermutigung, Ausrüstung und manchmal sogar einen gesunden Schubs, um loszugehen und ihr eigenes Leben zu leben. Beide Hälften unserer elterlichen Pflicht bedeuten eine enorme Verantwortung und große Risiken.

Die Pubertät, die mühevolle Übergangszeit, in der sich unsere beiden Hauptaufgaben überlappen, ist für Eltern und Kinder möglicherweise die riskanteste Zeit überhaupt. Wenn Eltern ihre schützende Rolle zu früh aufgeben, besteht ein enormes Risiko, weil die Kinder noch nicht das notwendige Urteilsvermögen besitzen, um die größten Gefahren im Leben zu meiden. Aber Eltern, die zu lange warten oder nie in den Schiebemodus umschalten, können der Chance im Weg stehen, dass ihre Kinder unabhängige, verantwortliche, reife und emotional gesunde Erwachsene werden. Es ist ein heikler Drahtseilakt, den wir Eltern vollführen müssen, mit ernsthaften Risiken , wenn wir zu sehr in eine Richtung neigen.

Bevor wir uns diese Risiken des Elternseins anschauen, lassen Sie mich dies sagen: Was hier folgt und alles, was ich zu diesem Thema zu sagen habe, spiegelt die folgenden persönlichen Grundüberzeugungen wider:

- Eltern zu sein ist die wichtigste Aufgabe, die die meisten von uns je haben werden.
- Kein Elternteil kann sein Kind vor jedem Risiko dieser Welt bewahren und wir sollten es nicht versuchen, denn:
- Es gibt so etwas wie ein akzeptables Risiko.
- Und die Art von Risikoanalyse, die wir hier besprechen, kann ein unschätzbares Werkzeug für Eltern und Kinder sein, die einer Vielzahl von Fragen gegenüberstehen.

Die größte Verantwortung

Einer der größten Risiken des Elternseins heute sind all die anderen Eltern, die ihre Verantwortung nicht wahrnehmen. Zu viele biologische Mütter und Väter haben von ihrer fürsorgenden, disziplinierenden, lehrenden, inspirierenden und führenden Rolle abgedankt und sie an Kindertagesstätten, Schulen, Kirchen, Gleichaltrige, Medien oder die Gesellschaft insgesamt abgegeben. Solche elterliche Verantwortungslosigkeit gefährdet die Kinder und die Zukunft der Kinder.

Als Gesellschaft und als einzelne Eltern sollten wir zu dieser Krise eine B/SA machen. Was ist das Schlimmste, das passieren wird, wenn wir diesen zunehmenden Trend nicht aufhalten? Das

Beste? Was ist das Beste und das Schlimmste, das wir erwarten können, wenn wir ihn aufhalten? Das würde uns wenigstens dazu animieren, über das nachzudenken und zu reden, was uns vielleicht drängender erscheinen würde, wenn wir innehalten und uns klarmachen würden, dass wir aus unserer Perspektive als Eltern wahrscheinlich mehr Einfluss auf das Leben unserer Kinder haben als auf alle anderen, denen wir im Leben begegnen. Alles, was wir aus der Kinderpsychologie wissen, bestätigt, dass wir aus der Perspektive unserer Kinder die wichtigsten Menschen der ganzen Welt sind. Ob das gut oder schlecht ist, hängt im Wesentlichen davon ab, was wir mit der Ehrfurcht gebietenden Verantwortung anfangen.

Kein Risiko, keine Chance

Die schreckliche Ermordung von fünf unschuldigen jungen Amish-Mädchen in ihrem kleinen Landschulhaus machte Schlagzeilen in den letzten Tagen, in denen ich an diesem Buch arbeitete. Was die Geschichte noch schockierender machte, war die Erkenntnis: Wenn so etwas in der friedlichen Postkartenidylle vor der Kulisse der »Alten Welt« in Lancaster, Pennsylvania geschehen konnte, kann es wirklich überall passieren. Es war eine furchterregende Erinnerung für viele Eltern heutzutage, dass es unmöglich ist, Kinder vor allen Risiken unserer gefährlichen modernen Welt zu schützen.

Obwohl manche es versuchen.

Lehrer haben einen neuen Ausdruck geschaffen, um diese Eltern zu beschreiben: Hubschrauber-Eltern. Sie sind diejenigen, die immer in der Nähe schweben (im wörtlichen wie auch im übertragenen Sinn). Sie beobachten, sorgen sich und warten darauf, herunterzustoßen und Sohn oder Tochter vor wirklich allen vermeintlichen Bedrohungen seines oder ihres körperlichen, emotionellen, beziehungstechnischen oder geistlichen Wohlbefindens zu retten. Berichte von Lehrern in der höheren Bildung deuten an, dass eine alarmierende Anzahl dieser sich einmischenden Eltern ihre Gewohnheiten auf der Hochschulebene fortführen: Sie rufen »im Namen« ihres Kindes im Hochschulalter in der Uni an, um wegen Testnoten einzugreifen, Stundenplankonflikte zu lösen, sogar um Beschwerden wegen Konflikten zwischen Zimmergenossen loszuwerden. Hochschuladministratoren schütteln bestürzt die Köpfe über diesen problematischen neuen Trend in Richtung zunehmend unangemessener elterlicher Einmischung in das Hochschulleben ihrer gerade erwachsen gewordenen Kinder.

Vor Kurzem erhielt unsere pädiatrische neurochirurgische Abteilung am Johns Hopkins eine Anfrage, die ich derselben überbeschützenden Mentalität zuordnete. Wir wurden von einem Sicherheitsverband gefragt, ob wir willens wären zu sagen, dass Kinder, die Dreirad fahren, Helme tragen sollten. Soweit ich weiß, hat es keine kürzliche Zunahme von ernsthaften Schädeltraumata bei Dreirad fahrenden Vorschülern gegeben. Trotzdem argumentierten diese Verfechter von Helmen, dass solch eine Regelung kleine Kinder dabei unterstützen würde, sich anzugewöhnen Helme zu tragen, sodass es keine unbekannte Sache wäre, wenn sie auf Zweiräder umstiegen.

Ich konnte das Ausmaß an Meinungen und ernsten Diskussionen, das von dieser Frage in unserer Abteilung ausgelöst wurde, kaum glauben. Manche argumentierten, dass Helme ganz klar die Chancen auf ernsthafte Verletzungen reduzieren würden; andere räumten ein: »Es ist wahrscheinlich am besten, die Empfehlung für Helme auszusprechen, denn wenn wir es nicht tun und jemand wird verletzt, dann könnte man sagen: ›Ihr wart diejenigen, die nicht der Meinung waren, dass Dreiradfahrer einen Helm tragen sollten.‹« Als sich der Schwerpunkt der Diskussion von dem Risiko für Kinder auf Dreirädern zu unserer eigenen juristischen Gefährdung verlagerte, wenn wir keine Helmempfehlung aussprachen, wurden aus den logischen Gesichtspunkten gerichtliche.

Meine Meinung zu diesem Thema lag auf einer Linie mit dem, was ich bei postoperativen Terminen Müttern und Vätern sage, die ihr Kind in Watte packen möchten, um jede zusätzliche Verletzung während der Genesung auszuschließen. Ich sage zu diesen Eltern: »Man muss Kinder Kinder sein lassen. Es mag ein paar sinnvolle Dinge geben, die Sie tun können, aber im Großen und Ganzen werden Sie Ihren Sprössling sowieso nicht aufhalten können.

Wenn Sie es zu sehr versuchen, wenn Sie überfürsorglich sind, könnten Sie Ihr Kind zu einem paranoiden, handlungsunfähigen Menschen machen. Und das ist weder für ihr Kind noch für Sie zufriedenstellend. Menschen, besonders kleine Menschen, bei denen diese Eigenschaft noch nicht unterdrückt worden ist, sind von Natur aus Forscher und hochmotiviert durch eine fantastische Neugier. Wenn Sie sich einen unglücklichen Menschen vorstellen wollen, dann stellen Sie sich ein Kind vor, das auf nichts neugierig ist – das solche Angst davor hat verletzt zu werden, dass es nur dasitzt wie ein Tonklumpen. Was für ein schreckliches Leben!«

Also stellte ich mich in unserer Dreirad-Helm-Diskussion auf die Seite derjenigen, die gegen die Helme waren und stattdessen dafür waren, dass man Kindern erlaubte, sich an die Idee zu gewöhnen, sinnvolle Risiken einzugehen, um ihren Abenteurergeist zu fördern. Nach meinem B/SA-Denken ist das ein ziemlich gutes *Bestenfalls*-Ergebnis für das Nichttragen von Helmen. Das in Verbindung mit meinem *Schlimmstenfalls*-Ergebnis für das Helmetragen (ich würde es ziemlich traurig finden, einem Fünfjährigen beizubringen, genauso vor einem Sturz auf der Hut zu sein, wie ein Neunjähriger das sein sollte) machte es mir leicht, mich für eine Meinung zu entscheiden.

Ich habe im Lauf meine Karriere genügend tragische Schädeltraumata gesehen, als dass ich das Argument von denen, die sagen, »Wenn wir ein Kind vor Leid bewahren können, sollten wir das tun«, gedankenlos abtue. Aber wo hört es dann auf? Es kommen wahrscheinlich jedes Jahr mehr Kinder mit Schädeltrauma in die Notaufnahme, die aus dem Bett gefallen sind als von ihren Dreirädern. Empfehlen wir als Nächstes, dass Kinder zum Schlafen Helme tragen? Wenn wir schon dabei sind, warum sollten wir nicht empfehlen, dass sie Schutzbrillen tragen, um zu vermeiden, dass ihnen etwas ins Auge gerät? Vielleicht sollten wir ihnen kleine gelbe Schutzanzüge bestellen, um sie vor allem zu beschützen. Aber das macht es vielleicht schwerer, Dreirad zu fahren, ohne mit dem Hosenbein in den Speichen hängen zu bleiben und einen Riss in dem Anzug oder einen gefährlichen Sturz zu riskieren. Weiter und immer weiter, und die Absurdität wird manchmal erst sichtbar, wenn man die Extreme erwägt – die manchmal bei einer Bestenfalls-/Schlimmstenfalls-Analyse zutage treten.

B/SA für Eltern

Bessere Fähigkeiten zur Risikoanalyse könnten Eltern von Nutzen sein, die mit allen möglichen besorgniserregenden Situationen umgehen und versuchen zu entscheiden, was für ihre Kinder am Besten ist. Lassen Sie uns einige willkürliche Fragen als Beispiel betrachten.

Die Wahl der Schule

Seit Jahren habe ich öffentlich meine Besorgnis über manche der derzeitigen Mängel in unserem amerikanischen Schulsystem geäußert, von denen ich glaube, dass sie die Zukunft unserer Kinder und unserer Nation aufs Spiel setzen. Ich habe sehr viel eigene Zeit und eigenes Geld investiert in dem Versuch, das Problem anzugehen (darüber später mehr), also habe ich Mitgefühl für das Dilemma vieler Eltern, wenn es darum geht, ob sie sich gänzlich gegen das öffentliche Schulsystem entscheiden sollten. Das ist definitiv noch eine dieser elterlichen Zwickmühlen, wo verschiedene Familien, die demselben Problem (aus unterschiedlichen Gründen) gegenüberstehen, zu verschiedenen Schlüssen kommen, was das Beste für ihre Kinder ist.

Die Anzahl Familien, die ihre Kinder zu Hause unterrichten, wächst beträchtlich. Privatschulen ziehen auch immer mehr unsere Besten und Intelligentesten an. Viele Eltern werden Ihnen erzählen, dass sie diese Alternativen wählen, weil sie Angst haben, ihre Kinder in die öffentliche Schule zu schicken. Sie lesen Geschichten wie die vorhin erwähnte Tragödie im Schulhaus der Amish und sie kommen um den Schlaf aus Sorge, dass irgendein Verrückter mit einem Gewehr eines Tages im Klassenraum ihres Kindes auftaucht.

Eine kleine, sorgfältige Risikoanalyse würde aufzeigen, dass diese spezielle Angst keine logische Grundlage für ihre Entscheidung ist. Ein Kind steht in einem viel höheren Risiko, bei einem Autounfall zu sterben, während es jeden Tag die zusätzlichen Kilometer zu und von einer Privatschule fährt, als bei einem Littleton-ähnlichen Vorfall getötet zu werden. Weitaus mehr Kinder werden zu Hause verletzt und sterben als Opfer einer breiten Palette von Unfällen, als in der Schule in einem Gewaltakt getötet oder verletzt werden.

Wenn also die Angst Ihre Motivation ist, müssen Sie Ihre B/SA überdenken. Wenn Sie jedoch besorgt sind über die vergleichbare Qualität der Ausbildung, die Kinder heutzutage bekommen, dann ist das eine sehr begründete Sorge, die Sie in Ihre Überlegungen mit einberechnen müssen. Überlegen Sie sich einmal Folgendes: 80 Prozent amerikanischer Sechstklässler können auf einer Weltkarte nicht die USA finden. Einem von sieben, die einen Schulabschluss erhalten, mangelt es an einem Minimum an Lesekenntnissen. (Das könnte der Grund sein, warum 20 Prozent der Erwachsenen in den USA die Anweisungen auf einer Packung Aspirintabletten nicht verstehen können.) Die Wahrscheinlichkeit, dass eine Person mit US-Highschoolabschluss einen Mathetest für Siebtklässler besteht: 50 zu 50. (Was erklären würde, warum nach Auskunft des amerikanischen Bildungsministeriums nur die Hälfte der erwachsenen Bevölkerung einen Bus- oder Zugfahrplan verstehen kann.)

Meiner Meinung nach deuten diese Fakten auf ein viel größeres Risiko für unsere Kinder und ihre Zukunft hin, als irgendein Verrückter mit einem Gewehr es ist. Also müssen wir vorsichtig sein, wenn wir im Hinblick auf unsere Kinder Risiken abschätzen und schwierige elterliche Entscheidungen treffen. Wir müssen dabei rational denken. Wenn wir der Angst erlauben, das logische Denken zu überlagern, werden wir alle zu Opfern.

Der beste Weg, das zu vermeiden, den ich kenne, ist es, sich die Mühe zu machen und die Zeit zu nehmen, sich zu informieren und eine sorgfältige Bestenfalls-/Schlimmstenfalls-Analyse zu machen.

Geistliche Überlegungen bei einer Ausbildung

Ich spreche mit vielen christlichen Eltern, die die geistlichen Fragen mit einbeziehen wollen, zusammen mit Fragen der Sicherheit und Bildungsqualität, wenn sie überlegen, wo sie ihre Kinder zur schulischen Ausbildung hinschicken sollen. Sie versuchen, die Vorteile einer christlichen Ausbildung, die die wichtigsten Werte ihres Glaubens mit einbezieht, gegen das Risiko abzuwägen, ihre Kinder den nicht christlichen – und zunehmend antichristlichen – Werten auszusetzen, die an öffentlichen Schulen so vorherrschen.

Während meiner letzten Jahre in der Oberschule schlugen mir viele Leute in unserer Kirche vor, auf eine christliche Hochschule zu gehen. »Du willst nicht nach Yale gehen«, warnten sie mich. »Dort verdirbt man dich und schlimme Dinge werden geschehen.«

Ich glaubte jedoch nicht, dass das ein großes Risiko war, weil ich in meinen Überzeugungen und Glaubenswerten fest verankert war. Es stellte sich heraus, dass Alkohol, Drogen, Partys, sexuelle Promiskuität und andere übliche Verführungen des Collegealters für mich nie eine ernsthafte Versuchung waren. Bei meinem persönlichen Radarwarnsystem gab es keine Möglichkeit, dass mir jemand mit diesem Kram zu nahekam. Mein Glaube und meine Überzeugungen wurden während meiner Collegejahre tiefer statt schwächer, weil ich dort in einer wunderbaren Kirchengemeinde eingebunden war.

Ich will damit nicht sagen, dass alle das tun sollten, was ich getan habe. Die Risiken wären für verschiedene Leute unterschiedlich, sodass ich glaube, die Entscheidung muss aufgrund von einer Vielfalt von Faktoren getroffen werden. Als junger Mensch muss man sich selbst kennen; als Eltern muss man seine Kinder kennen und wissen, was für eine Art Beziehung sie zu Gott haben und wie leicht sie sich von anderen beeinflussen lassen. All diese Dinge sind wichtige Überlegungen.

Denken Sie daran, ich hatte meinen Schulabschluss von einer städtischen öffentlichen Schule, bevor ich nach Yale ging. Ich war allen möglichen Versuchungen und Gruppenzwang ausgesetzt gewesen. Wäre ich vielleicht in einer geschützteren Atmosphäre aufgewachsen und das College wäre meine erste Erfahrung mit einer größeren Welt gewesen, hätte diese Erfahrung ein größeres Risiko sein können.

Wir Eltern müssen erkennen, dass irgendwann unsere Kinder jedes geschützte Umfeld verlassen müssen – Familie, Zuhause, Kirche, Schule –, das wir ihnen zu bieten versuchen. Also ist es lebenswichtig, dass wir Eltern die Zeit und Mittel, die wir haben, nicht nur einsetzen um zu schützen, sondern um unsere Kinder *vorzubereiten* auf das, was ihnen begegnet, wenn sie unseren begrenzten und nur zeitweiligen Schutzbereich verlassen.

Wie können wir das tun? Wie können wir sie darauf vorbereiten, in einer gefährlichen Welt voller – bekannter und unbekannter – Risiken zu überleben? Es fallen mir drei Dinge ein, die wir als Eltern tun können und müssen.

Die richtige Identität beibringen

Risikoresistente junge Menschen brauchen ein solides Gespür für ihre eigene Identität, weil das das notwendige feste Fundament dafür ist, einen starken Charakter aufzubauen. Also ist unsere wichtigste Aufgabe, als Eltern möglicherweise dafür zu sorgen, dass unsere Kinder wissen, wer sie sind, was sie glauben und wo sie hingehen.

Was sie glauben steht an zentraler Stelle, weil Glaubensgrundsätze und Werte den Rest der menschlichen Identität formen und sie verstehen lassen. Sie helfen uns zu sehen, wer wir sind (wie wir entstanden sind und in die Welt passen) und wo wir hingehen (was unsere Bestimmung und unsere Ziele sind).

Eltern zu sein ohne unsere Kinder mit einem sinnvollen, praktikablen, erprobten Wertesystem zu versehen ist, als ob man sie allein irgendwo vor Boston in ein Segelboot setzt und erwartet, dass sie ohne Kompass, Sextant oder Navigationssystem nach England finden. Was passiert, wenn ein Segelboot außer Sichtweite vom Festland gerät, wenn der Wind sich dreht und man in alle Richtungen nur Wasser und Himmel sehen kann? Man ist plötzlich in großen Schwierigkeiten. Das Risiko erhöht sich ohne Kompass oder ein anderes Navigationssystem enorm.

Dasselbe gilt auch für das Leben.

Wenn wir Kinder auf die Universität schicken oder sie in die Welt hinausschicken, brauchen sie einen Anker, der verhindert, dass sie von jedem aufkommenden Wind hin und her geweht werden. Sie brauchen Referenzpunkte, die es ihnen ermöglichen, Gefahren zu umschiffen und einen Kurs zu halten, der sie zu ihren gewünschten Zielen bringt. Ohne funktionierenden Kompass werden sie entweder verlorengehen oder von der Berechnung anderer abhängig sein. Ich glaube nicht, dass uns Gott solch wunderbar komplexe Gehirne gegeben hat, nur um einfach auf den Kompass eines anderen zu sehen oder planlos ohne Sinn und Ziel durchs Leben zu driften. Natürlich müssen wir, wenn wir unseren Kindern ein brauchbares Führungssystem vermitteln wollen, ein eigenes haben und den Wert dieser Überzeugungen verstehen. Wenn wir das nicht haben, schicken wir die nächste Generation auf eine wirklich sehr riskante Expedition.

Meine eigenen Glaubenswerte spielen bei meinem Elternsein eine positive Rolle. Für mich und für viele Eltern, die eine Gebetsbeziehung unterhalten, gilt, dass regelmäßige Kommunikation mit Gott durch das Gebet uns zusätzliche Sicherheit für das Ausleben unserer Werte und Ideale gibt. Dieses Vertrauen ist für andere spürbar. Kinder können einen Mangel an Sicherheit erkennen. Wenn wir also hoffen, ihnen Grundwerte anzuerziehen, ist es wichtig, dass wir ganz ehrlich eine Sicherheit bezüglich dessen vermitteln, was wir glauben. Wenn ich im Gebet zum Herrn gehe und Weisheit und Führung suche, leistet das ruhige Gefühl, das daraus erwächst, mir und meiner Familie sehr gute Dienste. Außerdem habe ich gesehen, dass das, was ich den Eltern meiner

Patienten am Abend vor der OP immer sage – dass ich noch nie erlebt habe, dass Sorge hilfreich ist, und dass wir morgen weniger zu sorgen haben, wenn wir alle beten –, sich in allen möglichen Erziehungssituationen als wahr erweist.

Nützliche Werkzeuge an die Hand geben

Lange bevor Kinder die riskanten Teenagerjahre erreichen, sind sie in der Lage, eine Grund-B/SA zu lernen und als einfaches Mittel zur Entscheidungsfindung zu nutzen. Eltern können das zu einem natürlichen Teil der Erziehung machen. Wenn Ihre Kinder Sie um Erlaubnis bitten etwas zu tun, können Sie die Fragen mit ihnen durchgehen als Möglichkeit ihnen zu helfen, Ihre Argumentation für eine bestimmte Entscheidung zu verstehen. Mit der Zeit, wenn Sie ein gutes Gefühl bei den Antworten der Kinder haben, können Sie sie ihre Entscheidungen selbst treffen lassen. Ich glaube, Sie werden bald entdecken, dass Kinder schlauer und weiser sein können, als wir es ihnen oft zubilligen. Regelmäßige Risikoanalysen mit unseren Kindern durchzuführen, wird ihnen nicht nur ein praktisches Mittel an die Hand geben, das ihnen in Zukunft gut dienen wird, sondern auch uns helfen, die Risiken, mit denen Kinder heute konfrontiert sind, zu erkennen, anzugehen und zu reduzieren. Es ist eine fantastische Gelegenheit, Diskussionen über eine große Vielfalt an Themen anzustoßen.

Wir haben alle die Horrorgeschichten von Sexualtätern gehört, die das Internet nutzen, um arglose Opfer zu finden. Wenn also Ihre zwölfjährige Tochter online gehen will, um ihre eigene Seite bei MySpace.com einzurichten, dann tun Sie gut daran, eine eigene B/SA durchzuführen. Dann helfen Sie ihr, die Bestenfalls-/Schlimmstenfalls-Fragen zu beantworten, bevor Sie eine Entscheidung treffen.

Bevor Kinder auf die Universität gehen, wären einige gute B/SA-Diskussionen effektiver, als ihnen zu sagen, sie sollen zu jeder Art von Versuchung »einfach Nein sagen«. Was ist das Risiko, allein in einem Studentenwohnheimzimmer mit einem Vertreter des anderen Geschlechts zu sein? Machen Sie dazu eine B/SA. Ich habe meinen Jungen gesagt, liegt nicht mit einem Mädchen auf einem Bett herum, auch wenn ihr nur ein Video schaut und auch wenn alle anderen es tun. Das sind die Dinge, die eure Wachsamkeit lockern und es leichter machen, aufgestellte Grenzen in riskanteres Territorium zu durchbrechen. Und das sind die Art von Einsichten des gesunden Menschenverstandes, zu denen unsere Kinder eher allein kommen, wenn wir ihnen helfen, es sich zur Gewohnheit zu machen, einfache B/SAs vorzunehmen, weil solche Analysen sie zwingen nachzudenken. Die größte Mehrheit der Teenager, die in Schwierigkeiten geraten, tun das nicht, weil sie schlecht sind, sondern weil sie nicht nachdenken.

Schauen Sie sich einmal die (wahre) Geschichte eines intelligenten 17-jährigen Jungen aus der Innenstadt an. Er war ein ausgezeichneter Schüler, ein Sporttaucher, der so gut war, dass er die Aufmerksamkeit der Coaches einer bekannten Ostküstenuniversität auf sich zog, die ihm ein volles Stipendium gewähren wollte. Eines Nachts fuhr er im Auto seines Cousins mit, der ein paar seiner Gangmitgliederfreunde mitgenommen hatte. Sie entschieden sich, im Revier einer anderen Gang herumzufahren. Um ihre Anwesenheit bekanntzugeben, gaben sie diesem Jungen eine Schrotflinte und befahlen ihm, aus dem Fenster zu schießen, als sie durch das Herzstück der Nachbarschaft ihrer Feinde fuhren.

Wenn er jetzt auch nur die oberflächlichste B/SA gemacht hätte, wäre ihm die Entscheidung leichtgefallen. *Was ist das Beste, das hier passieren kann?* Es fällt schwer, unter diesen Umständen überhaupt ein *Bestes* zu finden. *Das Schlimmste?* Tragischerweise ist das schlimmste Vorstellbare genau das, was passiert ist. Ein unschuldiger Passant, von dem der Junge behauptete, er hätte ihn gar nicht wahrgenommen, wird getötet. Mein Mitautor an diesem Buch hat vor Jahren die Gerichtsverhandlung mit Todesurteil vor einem Gericht in Illinois begleitet.

Wenn der Junge auch nur einen Moment lang ernsthaft die *besten* und die *schlimmsten* Möglichkeiten erwogen hätte, hätte es gar keinen Vergleich gegeben. Doch wie viele Jugendliche halten jemals lange genug inne, um diese Analyse durchzuführen? Wie viele intelligente Jugendliche ruinieren den Rest ihres Lebens, weil sie in der Hitze des Gefechts nicht nachdenken?

Schauen Sie sich noch einen weiteren traurigen Fall an, den die Nachrichtensender in der Zeit, in der ich an diesem Buch arbeitete, monatelang hochkochten und wiederholten. Eine intelligente und attraktive Teenagerin aus einer wohlsituierten Vorstadtfamilie geht mit einer großen Gruppe ihrer Highschoolfreunde auf Klassenfahrt nach Aruba. In ihrer letzten Nacht auf der Insel, als die Teenager zur Feier ihres letzten Abends in eine populäre Bar gehen, schlüpft das Mädchen mit drei jungen Männern davon und wird nie wieder gesehen (zumindest bis heute).

Die Details ihres Verschwindens sind unklar und bis jetzt hat niemand beweisen können, was mit der jungen Frau geschehen ist. Aber ich bin mir einer Sache ziemlich sicher: Wenn Natalee Holloway in jener Nacht, bevor sie mit drei Männern, die sie nicht kannte, in die Dunkelheit hinausging, eine simple B/SA gemacht hätte, hätten wir alle niemals ihren Namen gehört.

Angemessenes Risiko zulassen

Vor ein paar Jahren brachte *Newsweek* einen nachdenklich stimmenden Artikel über Teenager und Risiko, und die Prämisse sollte für Eltern aufschlussreich sein. Die wesentliche Aussage des Artikels – unterstützt von ausführlichen Zitaten von Psychologen, vielen anekdotischen Illustrationen, Statistiken und Forschungsergebnissen – war folgende: Da das Eingehen von Risiken ein fast universelles Merkmal der Pubertät ist, ist die weiseste Strategie für Eltern (und die Gesellschaft), Teenagern kontrollierte, akzeptable Risikoerfahrungen zu bieten.

Diese Argumentation und dieser Ratschlag waren sehr sinnvoll. Die Pubertät ist im besten Fall eine unangenehme Übergangszeit zwischen Kindheit und Erwachsensein, Abhängigkeit und Unabhängigkeit. Sie ist heutzutage auch viel länger als in der früheren Agrargesellschaft, als ein Junge sich als Mann bewies, wenn er in der Lage war, die Härten, Risiken und Verantwortung, mit seinem Vater auf den Feldern zu arbeiten, zu schultern und mitzutragen. Wenn er gestandene 17 oder 18 wurde, war er bereit, eine eigene Familie zu gründen. Ein Mädchen wurde zur Frau, wenn sie das gebärfähige Alter erreicht hatte; 14 oder 15 wurde als alt genug für die Ehe angesehen. Der Übergang von der Kindheit zum Erwachsenenleben war so kurz, dass die Pubertät – zumindest so wie wir sie heute als erkennbaren Lebensabschnitt kennen – kaum existierte. Wenn es der Fall gewesen wäre, dann hätten die Belastungen und Risiken, die das tägliche Leben meistens bot, ausgereicht, um auch den abenteuerlustigsten jungen Mann herauszufordern und zufriedenzustellen.

Heutzutage sind diese traditionellen Bestimmungsfaktoren des Erwachsenenseins – das Ergreifen eines Berufs und das Gründen einer Familie – meistens auf die Zeit nach der Ausbildung verlegt. Durch die immer kürzer werdende Zeit der Unschuld der Kindheit haben wir einen neuen, zehn bis zwölf Jahre langen Lebensabschnitt geschaffen, ein Niemandsland, das wir Pubertät nennen. Im letzten halben Jahrhundert etwa ist dieser schwebende Zustand zu einer ausgedehnten Zeit unangenehmer Unsicherheit für Teenager geworden, dessen menschliche Natur sie aber dennoch treibt, zu definieren, zu entdecken und beweisen, wer sie sein werden und wo sie sich in die Welt der Erwachsenen einfügen können. Wie tun sie das? Durch Erforschen, Experimentieren, Üben und Ausprobieren aller möglichen neuen Erfahrungen – und mit den dazugehörigen Risiken umzugehen ist ein unabdingbarer Teil des Prozesses.

Die zentrale Schlussfolgerung des *Newsweek*-Artikels war, dass Teenager von Natur aus Risiken eingehen. Die bedenklichsten und gefährlichsten Aktivitäten von Teenagern – von Alkohol- bis Drogenmissbrauch, von der Zugehörigkeit zu Gangs bis zu Promiskuität und rücksichtlosem Fahrverhalten – sind nur Beweis für diese Tatsache. Durch das Angebot akzeptablerer, kontrollierterer Risiken können Eltern und die Gesellschaft die Wahrscheinlichkeit mindern, dass unsere Kinder solches für sie zerstörerisches Verhalten an den Tag legen.

Mehr von uns würden ihre Kinder vielleicht dazu ermutigen, an Aktivitäten wie Klettersport oder Wildwasser-Rafting teilzunehmen, wenn wir die Risiken dabei gegen die Wahrscheinlichkeit abwägen würden, dass unser Kind sich eine Geschlechtskrankheit einfängt oder betrunken am Steuer zu Tode kommt. Es gibt noch viele andere akzeptable Risiken, die weniger Gefahr für Leib und Leben bedeuten. Öffentliche Auftritte jeglicher Art – Musik, Theater, Tanz, Sport – bieten für alle Beteiligten ein gewisses Maß an Risiko. Es gibt immer das Risiko zu versagen und sich zu blamieren und es beinhaltet das Riskieren der Zeit und Mühe, die man in das Üben investiert. Die Verantwortung einer Arbeit nach der Schule kann bedeuten, neue Fähigkeiten mit neuen Risiken im Hinblick auf Zeitmanagement zu erlernen. Missionsreisen und Projekte von Kirchengruppen können Jugendliche aus ihrer Wohlfühlzone holen und ein echtes Gefühl von Abenteuer und akzeptablem Risiko bieten. Jede neue Aktivität, die herausfordert und den Rahmen der Erfahrung und des Potenzials des Teenagers erweitert, könnte richtig sein, aber besonders diejenigen Aktivitäten, bei denen das Risiko zu versagen und zu enttäuschen genau so real ist wie die Chance auf Erfolg.

Als Eltern werden wir niemals in der Lage sein, für unsere Teenager ein risikofreies Leben zu schaffen. Aber wir können sie dazu ausrüsten, für den Rest ihres Lebens besser mit den Gefahren und Unsicherheiten umzugehen, die ihnen begegnen, wenn wir sie mit den grundlegenden Mitteln für eine Risikoanalyse ausrüsten und sie ermutigen, den Aktivitäten nachzugehen und zu genießen, die sie akzeptablen Risiken aussetzen.

Zwei kurze Geschichten. Die erste hat mit einem Zimmermann zu tun, der sich bereit erklärte, direkt nach dem Wirbelsturm Katrina mit einem Helferteam seiner Kirchengemeinde an die Golfküste von Mississippi zu fahren. Als sein 13-jähriger Sohn mitkommen wollte, sagte der Vater zu seiner Frau: »Alle sagen, dass die Bedingungen dort unten furchtbar sind. Es ist komplett verwüstet. Was, wenn etwas passiert und er verletzt wird oder sich eine Krankheit einfängt? Ich könnte mir das nie vergeben.« Aber nachdem sie eine

Weile darüber gesprochen und überlegt hatten, was als *Bestes* aus der Erfahrung herauskommen könnte, und das gegen das *Schlimmste* abwogen, das passieren könnte, entschied sich dieses Ehepaar, dass das Risiko im Vergleich zu dem potenziellen Nutzen verblasste. Vater und Sohn fuhren zusammen dorthin und hatten eine solch wunderbar unvergessliche Zeit, Menschen in verzweifelter Not kennenzulernen und ihnen zu helfen, dass sie einige Wochen später wieder hinfuhren und Mutter und Schwester mitnahmen. Für sie war es das akzeptable Risiko definitiv wert.

Die zweite Geschichte handelt von einem anderen Ehepaar mit ähnlichen Familienwerten. Diese besorgten, fürsorglichen Eltern hatten eine schöne Tochter, die in ihrem letzten Schuljahr war und mit drei von ihren Freundinnen eine besondere Schülerfahrt machen wollte. Die vier Mädchen waren der Meinung, es wäre toll, während des Karnevals nach Rio de Janeiro zu fahren. Ich weiß nicht, welche Diskussion stattfand – wenn überhaupt – (dies war ein Jahr nach dem Holloway-Fall), aber sie entschieden sich, das Mädchen mit ihren Freundinnen fahren zu lassen. Sie gingen und sie kamen sicher nach Hause zurück und soweit ich weiß, geschah nichts Schlimmes. Aber als ich davon hörte, war meine Reaktion: »Auf keinen Fall! Was haben sich die Eltern dabei gedacht?«

Das ist eben das Problem, schloss ich. Sie haben nicht nachgedacht. Wenn sie eine gute B/SA gemacht hätten, wären sie vielleicht zu einer anderen Entscheidung gekommen. Ihnen wäre vielleicht sogar ein akzeptableres Risiko für ihre Tochter eingefallen, als fünf Tage und Nächte mit ihren Teenager-Freundinnen unbeaufsichtigt nach Rio zum Karneval zu fahren.

Das bringt mich zu meiner letzten Beobachtung über die Erziehung unserer Kinder in einer riskanten Welt: Die nützlichste Waffe, die uns bei dieser gewaltigen Aufgabe zur Verfügung steht, ist das fabelhafte Gehirn, das wir geschenkt bekommen haben. Also könnte die erste Aufgabe für uns Eltern sein, unser Hirn einzusetzen, um unseren Kinder beizubringen, ihres zu nutzen.

16

Öffentliche Risiken (und einige Lösungsansätze)

Man muss kein Arzt sein, um die Symptome – Angst, Frustration, Stress, Unfähigkeit, Entmutigung, sogar Verzweiflung – zu erkennen, die heute in der amerikanischen Kultur um sich greifen. Ein kurzer Überblick über die Geschichte und Krankheit des Patienten zeigt noch mehr Grund zur Beunruhigung. Was wir überall um uns herum sehen, könnte ein klarer Beweis dafür sein, dass die Gesellschaft selbst einem zu hohen Risiko ausgesetzt ist.

Wahrscheinliche Ursache? Wir leben und arbeiten in einer gefährlichen Welt.

Die Diagnose? Eine neue, oder vielleicht gerade mutierende, menschliche Art von Risikostörung. Es sind meistens anhaltende, schwache, chronische Beschwerden, die sich gelegentlich in akuten Schüben zeigen, die von plötzlichen Veränderungen in Bedingungen und Umständen der Umwelt ausgelöst werden. Die Unfähigkeit des Körpers (jedes Körpers), ein Risiko richtig zu verarbeiten, wird oft von milden bis moderaten Fällen der Risikoaversion begleitet. Ohne Behandlung kann der Zustand zu ernsthafter, manchmal sogar kompletter Lähmung führen.

Mein Rezept? Ich bin versucht zu sagen, »Nehmen Sie zwei Risiken und rufen Sie mich morgen an«, aber ich kenne kein schnelles Heilmittel für diese Krankheit.

Ich glaube jedoch, dass der grundlegende Therapieplan, den wir in diesem Buch besprechen, der einfache Ansatz zur Risikobewältigung, den ich in meinem Leben und in meiner Arbeit hilfreich gefunden habe, vielversprechend ist. Aufgrund meiner Beobachtungen und Erfahrungen habe ich die Hoffnung, dass wir durch die Akzeptanz von, die Vertrautheit mit und das Meistern von Risiken in unserem beruflichen und privaten Leben den Ansporn, das Know-How und die Ressourcen entdecken werden, um einige der beunruhigendsten Fragen anzugehen, die unsere Gesellschaft bedrohen.

Lassen Sie mich zwei Fälle beschreiben, bei denen ich das habe geschehen sehen:

Bildungsversagen

Seit Jahren zitiere ich regelmäßig eine Umfrage aus 1992, in der in 22 Ländern die Fähigkeit von Achtklässlern getestet wurde, komplexe Mathematik- und Naturwissenschaftsaufgaben zu lösen. Die USA lagen auf Platz 21 von 22, gerade noch über einem nicht industrialisierten Dritte-Welt-Land. Eine andere Studie, die sechs Jahre später durchgeführt wurde und die besten amerikanischen Highschoolschüler mit den besten Schülern anderer Industrienationen verglich, zeigte, dass amerikanische Schüler in fortgeschrittener Physik auf letzter Stelle rangierten, vorletzte in höherer Mathematik waren und in den meisten anderen Kategorien am unteren Ende abschnitten.

Wenn Sie die Bedeutung solcher Umfrageergebnisse als künstlich und Panikmache abtun, werfen Sie doch einmal einen Blick auf die neueren Statistiken. In 2004 machte an amerikanischen Institutionen der höheren Bildung eine Gesamtzahl von 60 000 Ingenieuren ihren Abschluss – 40 Prozent davon Ausländer. Zur gleichen Zeit brachte China 392 000 eigene Ingenieure hervor.

Meinen Sie nicht, jemand sollte zu dieser Frage vielleicht einmal eine B/SA vornehmen?

Was ist das Beste, das passieren kann, wenn dieser Trend anhält? Wir werden bald viel technisches Talent importieren müssen, um die meisten Hightecharbeiten in Amerika zu machen, oder wir werden immer mehr technische Arbeiten an Länder wie Indien vergeben müssen.

Was ist das Schlimmste, das passieren kann, wenn dieser Trend anhält? Er könnte nicht nur unsere Wirtschaft einschränken, sondern unsere Nation könnte auch bald die führende Stellung in der Welt verlieren, die wir seit einem Jahrhundert innehaben.

Was ist das Beste, das passieren kann, wenn es uns gelingt, diesen Trend umzukehren? Durch die Wiedererstarkung in diesem Bereich wären wir viel eher in der Lage, unsere Stellung als die letzte übriggebliebene Supermacht zu erhalten und die dazugehörige Plattform, von der aus wir viel besser nicht nur starke diplomatische, militärische und wirtschaftliche Präsenz bieten können, sondern auch ein Beispiel an demokratischen Werten, Humanität und moralische Führung für andere Nationen sein können.

Was ist das Schlimmste das passieren kann, wenn wir versuchen, diesen Trend umzukehren? Wir versagen und das Gleiche passiert, das passieren würde, wenn wir nicht versuchen, ihn umzukehren.

Man muss sich nicht sehr lange über diese B/SA Gedanken machen, um zu dem Schluss zu kommen, dass diese Risiken ernsthafte Besorgnis verdienen. Obwohl ich das immense Potenzial von Menschen in Indien, China, Korea und anderen Ländern liebe und respektiere, bin ich der Meinung, dass wir in den USA einen Weg finden müssen, unser intellektuelles Talent zu maximieren, weil wir eine besondere Stellung in der Welt einnehmen. Unsere Nation ist auf gewisse Art und Weise das Kind aller anderen Nationen. Da wir aus Menschen all dieser anderen Nationen bestehen, glaube ich, dass wir eine besondere Verpflichtung haben dazu beizutragen, den Rest der Welt zu führen und nicht einfach nur zu folgen. Wenn unsere technologische Stärke im Verlauf des 21. Jahrhunderts zurückbleibt, wird unser daraus erwachsender nationaler Verfall ein Führungsvakuum schaffen, das die zunehmende Instabilität, die wir heute in der Welt sehen, nur steigern wird.

Meine Frau und ich wurden in dieser Angelegenheit so besorgt, dass wir uns entschieden, zu versuchen etwas zu tun, das dazu beiträgt, unsere Nation weit in die Zukunft hinein in einer Führungsposition zu erhalten. Wir riefen deswegen ein nationales Stipendiatenprogramm für junge Leute ins Leben – den *Carson Scholars Fund* –, das ihr gewaltiges intellektuelles Potenzial und ihre positiven menschlichen Qualitäten unterstützen soll. Viele Berater versuchten, uns davon abzuhalten. Sie sagten uns, dass es schon tausende Stipendiatenprogramme gab – dass wir uns nicht von den anderen würden abheben können. Sie warnten uns, dass die große Mehrheit der gemeinnützigen Stipendiatenorganisationen fehlschlägt.

Ich weigerte mich mich entmutigen zu lassen. Wenn ich in meinem Leben auf alle gehört hätte, die versucht haben mir zu sagen, dass etwas nicht zu schaffen sei, wäre ich ganz bestimmt nicht dort, wo ich heute bin – weder beruflich noch privat.

Candy und ich bedachten die Möglichkeit eines Fehlschlags, aber wir glaubten, dass die potenziellen Vorteile die Risiken weit überwogen. Von Anfang an wussten wir, dass wir hart arbeiten mussten, wenn wir eine Hoffnung auf Erfolg haben wollten. Ich muss sagen, dass Candy beim Aufbau einer Infrastruktur für diese Organisation ein Superstar war. Sie ebnete den Weg für einen exzellenten Vorstand aus einigen extrem intelligenten Leuten, die wir über die Jahre hinweg kennengelernt hatten. In unserem ersten Jahr vergaben wir 25 Stipendien in Höhe von 1 000 Dollar. Bis zum Jahr 2006, unserem zehnten Jahr, vergaben wir über 500 Stipendien. Das Programm hat sich auf zwölf Bundesstaaten und den Regierungsbezirk D.C. erweitert und hat mehr als 2 800 Stipendiaten geehrt. Das Programm gewann den *Simon Award* für gemeinnützige Führungsaufgaben im Jahr 2005 und den *Ronald McDonald House Award* im Jahr davor – beide Ehrungen bringen hohe finanzielle Dotierungen mit sich.

Trotz der Zweifel unserer frühen Berater hat sich unser Programm ausgezeichnet, nicht nur durch das, was wir als Stipendienfond tun, sondern auch, wie und warum wir es tun. Unsere Philosophie erwuchs aus meiner Kenntnis der Weltgeschichte und der Erkenntnis, dass bei den großen Nationen, die uns vorausgingen, der Abstieg in die Bedeutungslosigkeit immer damit begann, dass sie ihren moralischen Kompass verloren und sich von Sport, Unterhaltung und dem Lebensstil der Reichen und Berühmten fesseln ließen. Wir waren überzeugt davon, dass Amerika sich auf denselben Pfad begibt, fast als ob wir eine Nation von Schauspielern seien, die ein Skript lesen und spielen. So entschlossen wir uns, ein Programm zu schaffen, das ausdrücklich dafür entworfen wurde, diesen zerstörerischen Kurs zu korrigieren.

Wann immer ich Schulen im Land besuchte oder dort sprach, bemerkte ich die ganzen Trophäen-Vitrinen in den Gängen, die Sportler ehrten. Obwohl daran nichts Schlimmes ist, fragte ich mich, was geschehen würde, wenn jede Grundschule, Mittelschule und Highschool im Land von ihren akademischen Stars ebenfalls so viel Aufhebens machte.

Das ist es, was der *Carson Scholars Fund* sich vorgenommen hat. Wir ehren unsere Stipendiaten nicht nur jedes Jahr mit großen regionalen Banketten, sie werden auch vor ihren Mitschülern an den Schulen mit netten Preisen, die sie mit nach Hause nehmen können, ihrem eingravierten Namen in der Ausstellungsvitrine der Schule und einem Stipendium von 1 000 Dollar anerkannt.

Eines der Merkmale unseres Programms ist unsere Anerkennung und Förderung junger Menschen (ab der vierten Klasse) für herausragende akademische Leistungen und das Zeigen von menschlichen Qualitäten, die wir auch versuchen, zu Vorbildern für andere Kinder zu machen. Unser Gedanke war, dass die vierte und fünfte Klasse oft der Zeitpunkt ist, an dem die Abweichung anfängt und viele Kinder in die falsche Richtung abdriften. Die meisten Stipendiatenprogramme beginnen zu spät, um eine große Anzahl Kinder zu beeinflussen, die schon zu weit auf dem falschen Weg sind, als dass sie wieder umkehren werden. Wir haben festgestellt, dass, wenn wir Viert-, Fünft- und Sechstklässlern vor ihren Mitschülern Preise von 1 000 Dollar geben, dies so eine große Sache ist, dass alle aufmerksam werden. Plötzlich sind sie nicht mehr der Klassenstreber oder Klassenfreak, sondern der große Mann oder die große Frau in der Schule.

Manche dieser Kinder gewinnen Jahr für Jahr, bis sie ihren Schulabschluss machen. Aber jedes Jahr dient der Gewinner als geehrtes Vorbild, das andere zu besseren schulischen Leistungen inspiriert. Wenn sie dann ihren Abschluss machen, sind unsere Gewinner so schlau, dass die meisten mehrere Stipendien von verschiedenen Quellen bekommen. Aber ihr *Carson Scholar Award* wird ihnen immer in stolzer Erinnerung bleiben, weil er oft ihr erster war – derjenige, der sie (und ihre Mitschüler) davon überzeugte, dass sie wirklich jemand Besonderes waren.

Wir geben nicht nur jedem Gewinner bei seinem Schulabschluss ein Stipendium von 1 000 Dollar plus Zinsen für jeden Preis, wir genießen auch die Befriedigung zu wissen, dass unsere Beteiligung an seinem Leben ihm geholfen hat, eine Führungsrolle in seiner Schule einzunehmen und einen großen Einfluss darauf hatte, welche Art von Menschen unsere Nation zukünftig bevölkern und führen.

Das Ziel unseres Vorstands ist es, mit der Ausweitung auf nationaler Ebene ein Heer intelligenter junger Menschen (Kandidaten müssen mindestens einen Notendurchschnitt von 1,5 haben) aufzubauen, die einen bedeutenden Einsatz in der Gesellschaft nachweisen. Durch das Vernetzen dieser Riege und ihrer Einführung in verschiedene Möglichkeiten in den Dienst und in die Arbeitswelt werden sie und die potenzierende Wirkung, die sie über Jahre auf ihre Mitschüler gehabt haben, begonnen haben, die derzeitige Kluft in der akademischen Leistung zwischen Amerika und dem Rest der Industrienationen zu schließen – besonders in den Bereichen Mathematik und Naturwissenschaften.

Sie denken vielleicht, dieses Ziel hört sich unmöglich ehrgeizig an. Komplexe Fragen wie diese scheinen oft so gewaltig, dass sich die meisten Menschen darüber gar keine Gedanken machen wollen. Sie sind von dem Ausmaß überwältigt. Aber meiner Meinung nach ist das ein Grund mehr für so etwas wie das *Carson Scholars* Programm. Ich möchte zukünftige Führungskräfte fördern, die nicht nur intelligent sind, sondern sich auch darum Gedanken machen, anderen zu helfen die größten Herausforderungen, denen sie gegenüberstehen zu bewältigen. Wenn wir jetzt anfangen, Führungsqualitäten und Leistung bei jungen Menschen zu fördern und zu entwickeln, werden wir vielleicht doch noch genügend fähige Führungskräfte ausbilden, die alle neuen Herausforderungen und Risiken angehen können, die auf Amerika in der Zukunft zukommen.

Große Hoffnungen, sicherlich. Aber wir sehen schon vielversprechende Ergebnisse – nicht nur bei den wachsenden Zahlen der *Carson Scholars*, sondern auch bei der individuellen Charakterstärke, die unsere Preisempfänger schon an den Tag legen.

Andrew war ein brillanter junger Highschoolschüler aus Maryland, der lieber jeden Tag kilometerweit zur Schule lief, als mit dem Schulbus zu fahren und die grausamen Verhöhnungen seiner Klassenkameraden auszuhalten, die ihn mit »Streber« und noch viel schlimmer betitelten. Als er aber erst einmal drei Jahre hintereinander den *Carson Scholars Award* an seiner Schule gewonnen, seinen Namen auf einer großen Ehrentafel im Flur der Schule eingraviert bekommen und die Aufmerksamkeit der örtlichen Presse für diese Leistungen erhalten hatte, wurde er in seiner Schule und Nachbarschaft so etwas wie ein Held. Als Andrews jüngerer Bruder am ersten Tag der sechsten Klasse in den Schulbus stieg, machte er den Fehler, ganz nach hinten zu gehen, um einen Sitzplatz zu suchen.

»Hey, mach dass du wegkommst!«, wurde ihm gesagt. »Nur Achtklässler hier hinten!«

Dann erkannte ihn einer der älteren Schüler. »Das ist Andrews Bruder! Hey, Mann! Du kannst hier bei uns sitzen, null Problem!«

Vor einigen Jahren war ich begeistert zu erfahren, dass eine der Medizinstudentinnen, für die ich Mentor war, zu ihren Highschoolzeiten in Pikesville, Maryland, eine *Carson-Scholar*-Stipendiatin war. Sie ging auf die New York University und kam dann zurück ans Johns Hopkins an die medizinische Hochschule. Jetzt ist sie in ihrem vierten Jahr und es war für mich besonders interessant, ihre Fortschritte zu beobachten.

Ein anderer unserer ersten Stipendiaten absolvierte das MIT[18] mit hohen Ehren und arbeitet jetzt bei Microsoft. Wer weiß, was passieren wird, wenn er sich dort hocharbeitet? Er spendet jetzt schon an den *Carson Scholars Fund*.

Das ist alles Teil unserer Strategie. Wir vernetzen uns mit sehr intelligenten Schülern im ganzen Land, von denen allen wir nicht nur erwarten, dass sie erfolgreich sind, sondern auch, dass sie umsichtige und fürsorgliche Menschen sind, die geneigt sein werden, sich dankbar an den *Carson Scholars Fund* dankbar zu erinnern und wieder an ihn zu spenden – was dem Stipendium helfen wird, in den kommenden Jahren bestehen zu bleiben und zu expandieren. Wer könnte bessere Absolventen haben als die Besten und Intelligentesten?

Wir erhalten viel Unterstützung von Unternehmen, aber an manchen Schulen sammeln die Schüler selbst die Gelder für den *Carson Scholars Fund*. Wir brauchen 25 000 Dollar für oder von einer Schule, um das Programm dauerhaft zu stiften und zu garantieren, dass einer ihrer Schüler jedes Jahr den *Carson Scholar* Preis und die 1 000 Dollar Stipendium erhält. Manche Schulen beteiligen sich auf einer jährlichen Basis, was nur 1 500 Dollar im Jahr erfordert. Eine ganze Menge Schulen haben die Vorteile des Programms erkannt und benennen nun jedes Jahr mehr als einen Preisträger.

Ein anderes Element unseres Programms ehrt nicht nur die ausgezeichneten Schüler, sondern beeinflusst direkt alle Schüler der Schule. Weil wir wissen, dass 70 bis 80 Prozent der Schüler, die im Lauf der Zeit die Schule abbrechen, im Prinzip Analphabeten sind, versuchen wir, auch diese Frage anzugehen. Das ist der Grund, weswegen unser *Carson Scholars Fund* in Grundschulen Leseräume stiftet. Dies sind bestimmte Orte, oft ganze Räume,

18 Massachusetts Institute of Technology, eine der renommiertesten technischen Hochschulen der USA.

mit hellen und einladenden Farben dekoriert, mit kindgerechten, bequemen Sitzecken möbliert und mit wunderbaren Büchern, die Grundschüler ansprechen, ausgestattet. Wir bieten sogar ein Punkte/Preis-Programm für die meisten gelesenen Bücher an, in der Hoffnung, dass diese Kinder, die eine solche Motivation brauchen, bald die Freude am Lesen entdecken und nie wieder in der Gefahr stehen, Schulabbrecher zu werden, die nicht lesen oder schreiben können. Und dass vielleicht einige dieser Kinder, die als Klassenidioten gesehen werden, feststellen, dass das Lesen ihnen genauso viel bringt wie mir damals.

Ich freue mich besonders darüber, dass die *Pittsburgh Steelers* und die *Annapolis Colts* Geld gespendet haben, um das Programm in ihren Städten aufzubauen. Ich habe ihnen gesagt, dass es vielleicht eindrucksvoller ist, wenn Spitzensportler junge Menschen dazu ermutigen, schulische Herausforderungen anzunehmen, als wenn ich es tue. Jeder erwartet von einem Gehirnchirurgen, dass er akademische Leistung predigt. Wenn Football-Spieler die gleiche Botschaft verkünden, achten die Kids eher darauf.

Ich hoffe, dass wir mit weiteren Profimannschaften Partnerschaften eingehen können, nicht nur im Football, sondern auch in anderen Sportarten. Vielleicht auch mit Universitäten. Wir nehmen jede Hilfe, die wir bekommen können.

Trotz allem, wovor die Skeptiker uns anfangs gewarnt haben, bezeugen unsere Preisträger, ihre Eltern und Pädagogen alle die Tatsache, dass unser Programm jetzt schon etwas bewirkt. Also sind all die Zeit, die Mühe und das Geld, die wir bei dieser Unternehmung riskiert haben, es definitiv wert gewesen. (Mehr Informationen über den *Carson Scholars Fund* erhalten Sie unter *www.carsonscholars.org*).

Ein echter medizinischer Notfall

In Kapitel 12 schrieb ich über das Risiko, das ich einging, als ich die Zusammenarbeit mit *Blue Cross* kündigte. Ich war besorgt wegen der Auswirkungen, die meine Entscheidung auf die vielen

Patienten und ihre Eltern haben würde, die nicht versichert oder unterversichert sind – Familien wie die, in der ich groß wurde. Wir konnten es uns einfach nicht leisten, für qualitativ hochwertige medizinische Versorgung zu bezahlen.

Als ich in die Medizin ging und auf Patienten mit komplexen neurochirurgischen Krankheiten traf, deren Familien keine ausreichenden Mittel hatten, um unsere Dienste zu bezahlen, sagte ich routinemäßig zu meiner Belegschaft: »Abschreiben.« Mit anderen Worten: *Wir kümmern uns darum und schlucken die Unkosten.* Solange wir das nicht zu oft taten, erhob niemand in der Verwaltung am Johns Hopkins einen Einwand. Aber das war noch in den Tagen, als Krankenhäuser tatsächlich Geld in ihren Budgets hatten. Das ist nicht mehr der Fall.

Wenn ich jetzt eine Operation bei jemanden durchführen will, der keine Versicherung und kein Geld hat, kann ich der Familie des Patienten nicht mehr sagen: »Ist schon gut. Wir schreiben die Kosten ab.« Meine Vorgesetzten werden das unterbinden und mir sagen: »Du magst ja bereit sein, dein Honorar abzuschreiben, aber kannst du das auch für den Anästhesisten tun? Oder für die Stationskosten? Oder für dies oder jenes?« Natürlich ist die Antwort Nein; ich habe weder die Autorität noch das Budget, das zu tun. Was soll ich tun, da ich glaube, dass die Ausübung der Medizin eine humanitäre Sache sein sollte und keine großunternehmerische Geschichte? Es scheint mir einfach nicht richtig, dass unsere erste Frage, wenn wir einen Patienten sehen, ist: »Welche Art von Versicherung haben Sie?« Aber wie finden wir eine andere mögliche Zahlungsmethode, damit die Höhe der Rechnung keine vorrangige Sorge mehr ist?

Da wir schon solch einen großen Erfolg mit unserem gemeinnützigen *Carson Scholars Fund* beim Kampf gegen die ernsthaftesten Mängel in unserem Schulsystem hatten, was wäre, wenn wir eine weitere gemeinnützige Organisation gründeten, um eine der heikelsten Fragen in der medizinischen Versorgung heutzutage anzugehen? Was, wenn wir einen neuen und anderen Mechanismus entwarfen, durch den jeder, der wirklich medizinische Versorgung braucht, sie auch bekommt?

Bevor ich ernsthaft in diese Richtung überlegte, musste ich eine B/SA machen:

Was ist das Schlimmste, das passiert, wenn ich das versuche? Wenn es fehlschlägt, werde ich Zeit, Mühe und Geld umsonst investiert haben und es bereuen, dass ich diese Ressourcen nicht vorteilhafter an anderer Stelle eingesetzt habe.

Was ist das Beste, das passiert, wenn ich es versuche? Wir könnten einer verzweifelten Not begegnen und gleichzeitig meine Arbeit erfüllender und viel angenehmer machen, als sie derzeit ist.

Was ist das Beste, das passiert, wenn ich das nicht versuche? Ich lebe noch einige Jahre mit dem Status quo und hoffe, dass jemand irgendwann eine Antwort auf eine der besorgniserregendsten Entwicklungen in der heutigen Medizin findet.

Was ist das Schlimmste, das passiert, wenn ich nichts tue? Ich bekomme einen Burn-out und ziehe mich frühzeitig aus der Medizin zurück, frustriert von meiner Unfähigkeit, genau den Patienten zu helfen, die unter den gleichen harten und belastenden Bedingungen aufwachsen wie ich damals.

Einer der Menschen, mit denen ich sprach, wenn ich zu frustriert über die eingebauten Schwierigkeiten des Gesundheitssystems wurde, war Rechtsanwalt Ron Shapiro. Ron vertritt viele bekannte Sportler und ist ein fantastisch motivierender Redner; er ist auch ein großer Denker und Problemlöser. Er half mir dabei, eine gemeinnützige Organisation aufzustellen (und er war der erste große Spender), die seitdem als *»Angels of the OR«* (Engel des OP) bekannt geworden ist. Dann gesellte sich ein langjähriger Freund und Kollege zu uns, Dr. Cliff Solomon, der daran interessiert ist, dasselbe für Erwachsene zu tun, was ich für Kinder tun will.

Wir arbeiten noch daran, eine Gesellschaft einzurichten, die, wie wir hoffen, die Rentabilität von Stiftungsgeldern in der Medizin demonstrieren wird. Ein Grund, warum Universitäten durch gute und schlechte Zeiten hindurch weiter bestehen können, liegt in ihren Stiftungsgeldern. Also ist es unser Ziel, eine genügend große Stiftung zu schaffen, dass wir nur die Zinsen benutzen müssen, um die Unkosten bedürftiger Patienten zu decken. Das Grundkapital würde nie weniger werden und wenn wir aufstocken, werden wir mehr und mehr Patienten versorgen können.

Wir sehen eine breitere Einsatzmöglichkeit, die der wachsenden finanziellen Krise des heutigen Gesundheitswesens in den USA besser begegnen könnte. Ich weiß, es ist ein hohes Ziel, aber wenn wir zeigen können, wie es im kleinen Umfang funktioniert, können wir mit der Idee zum Kongress gehen und sagen: »Was ist mit dem Konzept einer nationalen Stiftung für die Medizin?« Wir könnten einen Korpus, eine Stiftung schaffen, deren Zinsen wir nutzen, um die medizinischen Unkosten der Bedürftigsten zu decken.

Die Berechnungen könnten funktionieren. Etwa ein Siebtel unserer heutigen nationalen Wirtschaft liegt im Gesundheitssektor. Was, wenn wir klug genug wären, nur 10 Prozent davon jährlich beiseitezulegen, um eine nationale medizinische Stiftung auszustatten? Wenn wir weise genug und diszipliniert genug wären, das zehn oder fünfzehn Jahre lang zu riskieren, hätten wir einen Korpus von drei Milliarden Dollar. Was könnten wir mit den Zinsen davon anfangen? Wir könnten leicht die 44 Millionen Menschen, die keine Versicherung haben, damit versorgen und noch einige mehr. Und wenn wir das Gleiche noch weitere zehn oder fünfzehn Jahre tun, könnte man eventuell einen ausreichend großen Korpus haben, um die amerikanische Gesundheitsversorgung für immer zu finanzieren – ohne jemals wieder einen Cent dazuzulegen. Wir würden nicht nur alle versorgen können, die zur Zeit von Medicare und Medicaid versorgt werden (nur besser und ohne die kostenintensive Bürokratie), sondern wir hätten tatsächlich das, was viele meinen, dass sie haben sollten – eine kostenlose, universelle Gesundheitsversorgung. Nur dass sie nicht kostenlos wäre, bloß bereits bezahlt. Jetzt und für immer.

Die gemeinnützige Struktur (einschließlich der juristischen und finanziellen Betreuung) für *Angels of the OR* steht. Wir haben bisher einige Spenden von mehreren Herstellern medizinischer Geräte, einigen großen Firmen und einigen wohlhabenden und landesweit bekannten Personen erhalten. Wir erwarten eine Erweiterung der Beteiligung, aber wir haben jetzt schon genug Stiftungsgeld gesammelt, dass wir hoffen, zum Zeitpunkt der Veröffentlichung dieses Buches mit der Verteilung von Geldern beginnen zu können. Im Lauf der nächsten Jahre werden wir sehen, wie das Experiment funktioniert – und ob die Ergebnisse beeindruckend genug sind, um auf eine nationale Ebene ausgeweitet werden zu können.

Mir ist wohl bewusst, dass diese revolutionäre Idee erhebliche Voraussicht und Disziplin erfordern würde – allzu rare Güter in unserer amerikanischen Regierung, wo politische Führung eher zum Reaktionären tendiert als zum Proaktiven. Aber wir haben einige sehr kluge Menschen in diesem Land und ich glaube, Gott hat uns Menschen ein bemerkenswertes Problemlösungspotenzial für Innovation, Erkenntnis und Anwendung gegeben. Ich bin optimistisch, dass, wenn wir auf einer lokalen Ebene zeigen, wie die Stiftungen funktionieren, viele kluge Leute im Land (und vielleicht auch genügend intelligente Menschen in Washington) die Weisheit eines solchen Planes erkennen werden, um die drohende nationale Katastrophe in der Gesundheitsversorgung anzugehen.

Ist das ein Hirngespinst? Könnte eine solche Reform wirklich geschehen? Sind nicht zu viele Politiker zu vielen besonderen Interessen zu sehr verpflichtet? Vielleicht. Aber ich weiß genau, dass die finanzielle Krise in der Gesundheitsversorgung ungleich schlimmer werden wird, während die Babyboomer in den kommenden Jahrzehnten weiter altern – es sei denn und erst dann, wenn wir willens sind, das Risiko einzugehen, etwas anderes zu versuchen. (Mehr Informationen über *Angels of the OR* erhalten Sie unter *www.angelsoftheor.org*).

Aus Gründen, die nun offensichtlich sein müssten, hege ich große Sorgen über die schreckliche Verschwendung der kostbarsten Ressource unserer Nation – des Verstandes so vieler junger Menschen, die vielleicht nie ihr Potenzial erreichen, weil sie weder die nötige Vision haben noch die nötige Ermutigung erfahren. Als Chirurg lebe ich und befasse ich mich jeden Tag mit dem finanziellen Dilemma in der Medizin, also überrascht es nicht, dass ich versuche, alles, was ich in diesem Buch über Risiko gesagt habe, bei solchen persönlichen heißen Eisen anzuwenden.

Ich bin mir sicher, dass Sie eigene besondere Anliegen haben. Was haben Sie vor, wegen dieser Risiken für unsere Nation, ihr Volk und unsere Zukunft zu tun? Was hält Sie davon ab, es zu tun? Ist es das Risiko, das Sie sehen, wenn Sie sich engagieren?

Diese Art von Fragen habe ich kürzlich gestellt, als ich vor einem Publikum von Großinvestoren in einem mondänen Badeort in Kalifornien sprach. Der Sponsor dieser Konferenz/Klausurtagung, *Northern Trust*, ein Konglomerat von Banken, dessen hochkarätige Kunden mindestens 75 Millionen Dollar oder mehr Investitionskapital haben, lud mich ein, ihren Kunden von meinem Leben zu erzählen und ihnen von meiner Philosophie der Philanthropie zu berichten. Da dies genau die Sorte Leute ist, von denen ich hoffte, sie wären an einer unserer gemeinnützigen Organisationen interessiert, erzählte ich nur allzu gern ein wenig von dem, was ich durch mein eigenes Engagement im *Carson Scholars Fund* und bei *Angels of the OR* gelernt habe.

Das Risiko der Fürsorge – meine Philosophie der Philanthropie

Ich habe meinem *Northern-Trust*-Publikum nicht gesagt und werde Ihnen auch nicht sagen, dass es kein Risiko gibt, wenn man sich engagiert oder wenn man gibt – weil es ein Risiko gibt.

Sich sozial zu engagieren, verdient eine durchdachte B/SA. Denken Sie über die soziale Frage nach, die Ihnen persönlich am meisten am Herzen liegt, und fragen Sie sich: *Was ist das Beste, das passieren könnte, wenn ich mich engagiere und versuche, etwas zu ändern? Was ist das Schlimmste, das passieren könnte? Was ist das Beste, das passieren könnte, wenn ich mich nicht engagiere? Was ist das Schlimmste, das passieren könnte, wenn ich mich engagiere?*

Konzentrieren Sie die Fragen nicht nur auf die Sache an sich. Betrachten Sie sie aus Ihrer eigenen Perspektive – was sind die besten und schlimmsten Auswirkungen für Sie, wenn Sie sich engagieren oder nicht? Vergessen Sie beim Abwägen des Risikos auch nicht, ihre eigenen Werte und deren Einfluss auf Ihre Entscheidung mit einzubeziehen. Dann beantworten Sie die gleichen Fragen aus der Perspektive von anderen, die von der Sache betroffen sind.

Ich muss bekennen, dass meine eigene Philosophie der Philanthropie vor allem von meinen geistlichen Werten und Glaubensgrundsätzen getrieben wird. Meine Motivation ist einfach: Christus sagte: »Was ihr für einen der Geringsten meiner Brüder und Schwestern getan habt, das habt ihr für mich getan.« Und es gibt nichts, was ich nicht für ihn tun würde, weil er so viel für mich getan hat.

Es hat mich sehr beeinflusst, dass ich in großer Armut aufgewachsen bin und mich daran erinnern kann, wie sehr ich es geschätzt habe, wenn jemand, dem es besserging, etwas für uns getan hat. Die Gelegenheit zu haben, mich zu revanchieren und Menschen in ähnlichen Situationen etwas zurückzugeben, ist ungeheuer befriedigend.

Ich sehe Philanthropie auch als Investition. Wir investieren in Menschen und wenn man überlegt, wie viele heutzutage in unserer Gesellschaft auf den falschen Weg geraten, ist es ermutigend zu glauben, dass man eine Rolle dabei spielen kann, wenigstens einige von ihnen wieder auf den richtigen Weg zu bringen. Durch *Carson Scholars* helfen wir nicht nur dabei, Kinder auf dem richtigen Weg zu halten, sondern ermöglichen auch Tausenden, potenziell *sehr* produktive Mitglieder der Gesellschaft zu werden.

Wenn man solche enormen Erträge auf die ursprüngliche Investition sieht, scheint es fast gar kein Risiko zu sein. Aber ich schlage nicht vor, dass Sie geben, um zu bekommen. Ihre Motive müssen lupenrein sein; aus den falschen Motiven zu geben ist riskant. Philanthropie ist besonders riskant, wenn es nur um Geld geht. Manchmal ist es weitaus befriedigender, etwas von sich selbst, seiner Zeit und seiner Mühe zu geben.

Ich lernte diese Lektion im Anfangsstadium des *Carson Scholars Fund*, den wir ursprünglich »USA Scholars« nannten in Übereinstimmung mit unserem nationalen Ziel, junge Amerikaner aus allen Familienverhältnissen zu motivieren, zukünftig Führungskräfte zu werden und im Vergleich zu Schülern in anderen Ländern besser abzuschneiden. Die Schüler, die eine Person, ein Gesicht wollten und brauchten, mit dem sie sich identifizieren konnten, nicht nur ein Land, fingen an, sich als »Carson Scholars« zu bezeichnen. Sie wollten diesen Namen für den Preis.

Schließlich überredete mich unser Vorstand, es »Carson Scholars« zu nennen. Ich fühlte mich anfangs nicht wohl dabei, meinen Namen zu benutzen. Mit der Zeit habe ich jedoch die positiven Reaktionen von Leuten, besonders jungen Menschen, beobachtet. Wo immer ich auch hinkomme: *Oh, da ist Dr. Ben Carson!* Wenn ich sehe, wie sie sich für etwas Intellektuelles begeistern können, im Gegensatz zum Sport oder Entertainment, bin ich erfreut, wie große Fortschritte wir machen.

Wie ich den Leuten bei *Northern Trust* erklärte, ist die bedeutungsvollste Form der Philanthropie, etwas von sich selbst zu riskieren – seine Zeit, seine Interessen, seine Sicherheit, seine Zukunft, seine Prioritäten, seinen Ruf. Man riskiert all diese Dinge, um etwas zu erreichen, das man als höheres Gut sieht, aber man bekommt keine Garantie. Man kann sich nie sicher sein, dass die Empfänger der Gaben das, was sie erhalten, auf eine Art nutzen, die einen mit Stolz erfüllt. Das ist also auch ein Risiko.

Es ist schwer für mich, über Philanthropie zu sprechen, ohne ihre Verbindung in meinem Denken zur biblischen Lehre von der Bedeutung des Zehnten anzuerkennen. Das Prinzip galt nicht nur für diejenigen, die 75 Millionen Dollar zu investieren hatten – Gott bittet uns alle, ihm den Zehnten unseres Besten zu geben, egal wie viel wir haben.

Für die meisten von uns, aber besonders für Menschen, die finanziell am Rand stehen, ist die Idee, Gott 10 Prozent zum Nutzen anderer zu geben, ein echter Glaubensschritt und kann als großes Risiko für ihr Auskommen erscheinen. Ich kann Ihnen jedoch sagen, dass ich nie bereut habe, den Zehnten zu geben, weil Gott zu seinem Wort steht und unseren Zehnten zu segnen verspricht.

Ich sage nicht das, was Sie, das weiß ich, wahrscheinlich schon manche haben predigen hören – dass, wenn Sie Ihr Geld geben, Gott Sie dadurch segnen wird, dass er Ihnen Reichtum oder garantiert eine 40-fache oder 100-fache Summe zurückgibt. Ich glaube nicht, dass die Bibel uns das sagt. Was sie verspricht, ist Segen – für uns und das, was wir geben.

Wahrscheinlich kommt unser Segen ebenso oft in der Währung der emotionalen Befriedigung, einer durchaus realen Belohnung, die ich oft als großzügiger empfinde. Es gibt aber zwei weitere Vorteile dabei.

Wissenschaftler studieren gerade die tatsächlichen positiven körperlichen Vorteile, die sich daraus ergeben, dass Individuen an andere denken, ihnen dienen und ihnen etwas von sich geben. Ich erwarte, dass man eines Tages einen Anstieg bei den Endorphinen oder anderen chemischen Indikatoren für das Gefühl des Wohlseins wird messen können, das die Realität eines Phänomens dokumentiert, das Forscher schon lange erkannt und »Helfer-Hoch« genannt haben. Ich glaube, dass es tatsächlich von Gottes Segen für unser Geben körperliche, fassbare Vorteile zu genießen gibt.

Es gibt auch mindestens eine sehr praktische Belohnung: Wenn Sie Ihren Finanzen die Aufmerksamkeit widmen, die Sie brauchen, um den Zehnten zu geben, weil Sie wissen müssen, wie viel 10 Prozent Ihres Einkommens sind, sind Sie natürlicherweise viel aufmerksamer, vorsichtiger und bewusster bei dem, was Sie mit Ihren finanziellen Ressourcen machen. Wie das Buch Sprüche sagt, es gibt Vorteile und Segen, den tatsächlichen Zustand Ihres Ackers zu kennen als nur eine generelle Ahnung davon zu haben. Die logische Konsequenz regelmäßigen proportionalen Gebens macht Sie viel vorsichtiger – sowohl im Hinblick auf das, was Sie ausgeben, als auch, wie Sie Ihr Geld investieren.

Diesen realen, praktischen Vorteil zusätzlich zu den auch sehr realen emotionalen und physikalischen Segnungen zu erleben, hat für mich den Zehnten zu geben zu einer wenig riskanten, selbstverständlichen Sache gemacht. Ich sehe, wie sich dasselbe Prinzip auf die Philanthropie anwenden lässt. Es kann so aussehen, als sei Geben ein Opfer, aber auf lange Sicht ist es das nicht. In Gottes Wirtschaftssystem wird es Ihnen, wenn Sie anderen geben, am Ende besser ergehen. Und dem Rest der Welt auch.

Ich will nicht versuchen, Ihnen einzureden, dass Ihr Geben oder meines die Welt von allem Schlechten heilen wird. Aber ich bin überzeugt, dass eine ganze Anzahl der Krisen, die unsere Nation heute bedrohen, nicht nur von unserem Geben profitieren könnten, sondern auch von einer sorgfältigen Risikoanalyse und einer Führung, die willens und in der Lage ist, angemessene Risiken zu verstehen, zu akzeptieren und einzugehen.

Im folgenden Kapitel werden wir uns einige davon anschauen, die mir in den Sinn kommen.

17

Noch größere Risiken

Vor nicht allzu langer Zeit war unsere Patientenliste so lang geworden, dass ich nicht alle im Terminkalender für jenen Monat unterbringen konnte. Also bat ich meine Arzthelferinnen, die Liste auf diejenigen zu reduzieren, die ich am nötigsten in Augenschein nehmen sollte. Es war leicht, die Akten zu sichten und frühere Patienten zu bitten, ein wenig länger auf ihre Nachsorgeuntersuchungen zu warten, aber neue Patienten erforderten mehr Nachfragen, um festzustellen, wie dringend ihre Fälle wirklich waren.

So erfuhren wir von einem kleinen Jungen mit einem potenziell ernsthaften neurochirurgischen Problem, der für eine Erstuntersuchung angemeldet war. Als wir anriefen, um von seiner Mutter mehr Informationen zu bekommen, sagte uns seine Tante, dass sie nicht zu sprechen sei. Nachdem wir die Situation erklärt hatten, sagte uns die Tante des Jungen, dass seine Mutter in einer psychiatrischen Klinik sei und dass sie, die Tante, wenn sie auch kein offiziell rechtlicher Vormund war, die Sorge für das Kind übernommen hatte, und vorhatte, ihren Neffen ins Johns Hopkins zu begleiten.

Wegen der derzeitigen Regulierungen zum Patienten-Datenschutz ging bei uns die rote Flagge hoch. Wir mussten uns fragen, können wir diesen Patienten noch behandeln? Wir hatten noch nie genauso einen Fall gehabt, also rief eine meiner Arzthelferinnen im zuständigen Büro am Johns Hopkins an. (Wie andere Krankenhäuser auch haben wir eine Gruppe von Menschen, die nichts anderes tut, als die Datenschutzregulierungen im ganzen Krankenhaus zu erklären und darauf zu achten, dass sie eingehalten werden.) Die erste Person, mit der wir sprachen, wusste nicht, ob die Regulierungen erlaubten, einen minderjährigen Patienten zu behandeln, der von einem Verwandten begleitet wurde, der nicht der Vormund war. Also sprachen wir mit dem Vorgesetzten, der uns schließlich zur juristischen Abteilung des Krankenhauses schickte, wo man uns auch immer weiterreichte. Der Chef der juristischen Abteilung meldete sich endlich bei uns zurück und sagte: »Nach den Regulierungen können wir diesen Patienten nicht behandeln.«

Mit anderen Worten hielten uns die Regulierungen, die als Schutz der privaten Daten von Patienten gedacht waren, davon ab, einen Patienten zu behandeln, der vielleicht gefährdet war. Die echte Frage war hier nicht der Datenschutz, sondern die Gesundheit des Kindes. Die künstliche, aufgesetzte Frage – das Risiko, gegen die Regulierungen zu verstoßen – überschattete diese Sorge.

Unglücklicherweise ist das ein nur zu häufiges Ergebnis des Risikos einer Überregulierung. Wir verlieren zu leicht unser Ziel aus den Augen, verheddern uns so sehr in Mikrorisiken, dass wir die Makrorisiken übersehen – die zum Teil unbeabsichtigt durch das Management von Mikrorisiken geschaffen werden. So als wären Sie besorgt, dass Ihr Baby, das gerade seine ersten Minischritte macht, nicht hinfällt, dass Sie übersehen, dass Sie beide mitten auf einer Autobahn stehen und ein riesiger Lastwagen gerade mit 100 Sachen auf Sie zudonnert. Solche Dinge passieren in der Medizin heutzutage sehr oft.

Hier ist ein weiteres Beispiel. Der ursprüngliche Grund für den Einsatz von »zirkulierenden Schwestern« im OP war es, während einer Operation durch den Raum zu »zirkulieren«, ein Auge auf das medizinische Team und die Geräte zu halten, Bedürfnisse und Probleme zu erkennen, darauf zu achten, dass alle Details in Ordnung sind und als zusätzliche Sicherheitsmaßnahme ein erfahrenes Auge auf die Handlung zu haben. Aber juristische Paranoia hat heutzutage zu so vielen Regulierungen geführt, dass eine zirkulierende Schwester keine Zeit mehr hat, von ihrem Stuhl aufzustehen. Stattdessen ist die Zeit der zirkulierenden Schwester gefüllt mit Checklisten und Dokumentationen, die in jeder Phase der Operation ausgefüllt werden müssen, um eine Papierdokumentation herzustellen und zu beweisen, dass alles sicher und korrekt ausgeführt wurde, falls der Patient Klage einreicht. Wieder übertrumpft eine auferlegte und sekundäre Angelegenheit, nämlich die Regulierungen einzuhalten, die ursprüngliche Absicht, tatsächlich Sicherheit zu bieten.

Oder betrachten Sie einmal die unbeabsichtigten Folgen juristischer Urteile bei Schadensersatzklagen gegen Ärzte – das Recht des Patienten zu klagen, um ihn gegen das potenzielle Risiko medizinischer Fehler zu schützen. Das Schreckgespenst zunehmender Kunstfehlerprozesse, enormer Schadensersatzforderungen und der ins Bodenlose schießenden Kosten von Schadensersatzversicherungen heutzutage treibt einige Ärzte aus der Medizin und hält viele intelligente junge Leute davon ab, überhaupt eine Karriere in der Medizin in Erwägung zu ziehen.

Zum Beispiel besteht die Gefahr, dass ein Gynäkologe bis zum 18. Geburtstag eines Kindes, das er entbunden hat, jederzeit für geburtsrelevante Verletzungen oder Behinderungen auf Schadensersatz verklagt werden kann. In dem Wissen, dass sie die Versicherungsprämien für Kunstfehler auf keinen Fall von ihrer Rente bezahlen können, und weil sie fürchten, sich selbst und ihre Familien im Rentenalter dem finanziellen Ruin auszusetzen, treffen viele Gynäkologen die Entscheidung, 18 Jahre vor ihrem voraussichtlichen Eintritt ins Rentenalter keine Babys mehr zu entbinden. Dadurch wird die Gesellschaft der Dienste ihrer erfahrensten Gynäkologen beraubt.

Dann gibt es die Neurochirurgen, deren durchschnittliche Lebenserwartung ohnehin schon zehn Jahre unter der der allgemeinen Bevölkerung liegt. Zusätzlich zu dem Stress ihrer Arbeit haben sie so viel finanziellen Stress und sind so vielen Schadensersatzklagen ausgesetzt, dass viele Gegenden im Land keine Neurochirurgen mehr haben, die Notfälle annehmen – ein Problem, das sich in den letzten zehn oder fünfzehn Jahren vervielfacht hat. An vielen Orten stellt man sehr schnell fest, dass die Lage sich geändert hat, wenn Sie in einen Autounfall verwickelt werden, ein simples subdurales Hämatom erleiden und in die nächstgelegene Notaufnahme gebracht werden. Vor einigen Jahren noch wäre ein

Neurochirurg gekommen, hätte operiert und den Bluterguss entfernt. Nach ein wenig Reha wäre alles in Ordnung gewesen. Aber heute könnten Sie sterben – einfach nur, weil weniger Neurochirurgen für Notfälle auf Abruf stehen. Morgen werden aus genau diesem Grund noch viel mehr Menschen unnötig sterben.

Wir haben unseren Patienten jedes Recht verschafft zu klagen, aber dabei haben wir ihre Chancen verringert, lange genug zu leben, um das zu tun. Das ergibt keinen Sinn.

Unglücklicherweise ist die Medizin nicht der einzige Bereich, wo diese Art zu denken (oder sollte ich besser sagen, nicht zu denken) vorkommt. Erinnern Sie sich noch, wie die Gefahr von Schadensersatzklagen bei dem Risiko, dass Schüler von den Tieren in Mr. Jaeck Naturwissenschaftslabor gebissen oder gekratzt werden könnten, das übertrumpfte, was die Hauptsorge aller hätte sein müssen – bei Grundschulkindern ein Interesse an Naturwissenschaften zu wecken und zu fördern?

Oder betrachten Sie die ominöse Frage der Flughafensicherheit. Um das Risiko zu vermeiden, Passagiere nach Geschlecht, Alter, ethnischer Herkunft oder Nationalität überprüfen zu müssen, sind unsere ohnehin schon überlasteten Sicherheitsteams gezwungen, kleinen alten Damen aus Kansas, die mit ihren Enkeln reisen, die gleiche Überprüfung angedeihen zu lassen wie ledigen arabischen Männern in den Zwanzigern, die mit Pässen aus dem Nahen Osten reisen. Was ist hier die Hauptsache?

Vielleicht ist es an der Zeit, eine B/SA zu machen, was es bedeutet, ein echtes Risiko falsch einzuschätzen – oder vielleicht bezüglich des Risikos, nicht nachzudenken.

Das Kein-Geld-Risiko

Sie müssen in der Lage sein, auf hohem Niveau zu denken, bevor Sie die dazugehörigen Risiken von etwas wie der wachsenden nationalen Verschuldung überdenken können – und Sie müssen noch größer denken können, um sich vorzustellen, das Problem anzugehen.

Wie wäre es mit der folgenden großen Idee? Vielleicht könnten wir unseren nationalen Schuldenberg loswerden, wenn wir das Geld insgesamt abschaffen. Hört sich riskant an? Lassen Sie mich ausreden. (Ich habe mich tatsächlich mit dem Präsidenten über diese Frage unterhalten.)

Wer ist das gerechteste Wesen im Universum? Die Antwort ist natürlich Gott. Was fordert Gott der Bibel zufolge finanziell von seinem Volk? Einen Zehnten. Einen Prozentsatz. Zehn Prozent. Er sagte nicht, wenn deine Ernte abstirbt, gib mir nichts. Er sagte nicht, wenn du eine Superernte einfährst, gib mir dreimal so viel. Es muss etwas grundsätzlich Faires an einer Verhältnismäßigkeit sein, wenn Gott der Meinung war, der Zehnte ist der richtige Weg. Aus diesem Grund bin ich überzeugt, dass jedes nationale Modell, das wir benutzen, auf einem proportionalen Format basieren sollte. Das ist die endgültige Forderung.

Aber der eigentliche Ansatz wäre, das Geld ganz abzuschaffen. Kein Papiergeld mehr, keine Münzen, keine Kreditkarten. Identifizieren wir jeden über seinen Händeabdruck und seine Retina und erledigen alle Geldtransaktionen elektronisch. Wenn wir dann einen nationalen Steuersatz von 10 Prozent (oder 12 bis 15 Prozent, wenn das gebraucht wird) auf alle finanziellen Transaktionen aufschlagen, würde die Regierung 10 Prozent des Bruttoinlandsproduktes einstreichen, was auf jeden Fall mehr, viel mehr ist, als sie jetzt an Steuern einnimmt.

Ich weiß, dass viele Probleme gelöst werden und einige neue Sicherungen eingesetzt werden müssten, damit dieses Konzept in einem so massiven Umfang funktioniert, aber ein solches System hätte eine Anzahl positiver Aspekte.

Der erste wäre psychologisch. Zurzeit existiert ein breites Spektrum an Problemen mit der Gerechtigkeit – auf jeder Ebene der Gesellschaft.

Ich kenne Milliardäre, die sehr wenig Steuern zahlen, weil sie jeden möglichen Mechanismus nutzen, um das zu vermeiden. Es ist schwer, es ihnen zum Vorwurf zu machen, weil die Regierung einen unverhältnismäßig großen Anteil ihres Einkommens fordert. Aber eine grundsätzliche proportionale Steuer auf alle finanziellen Transaktionen würde die meisten Anreize für Firmen und sehr reiche Individuen abschaffen, Steuern zu hinterziehen. Kein Bedarf mehr für komplexe und teure Steuerschlupflöcher, komplizierte finanzielle Hütchenspiele oder Banken auf den Cayman-Inseln. Es gäbe keinen Bedarf mehr, Einkommen zu verschleiern. Mehr Geld würde im Land bleiben, um ausgegeben und investiert zu werden. Und ich glaube, die meisten Reichen würden gern ihren Anteil eines direkten Prozentsatzes zahlen, von dem sie wüssten, dass er nicht höher als das ist, was alle anderen zahlen.

Derzeit werden Familien, die zwischen 50 000 und 200 000 Dollar pro Jahr Einkommen haben, was einen Großteil der Mittelklasse ausmacht, prozentual erschlagen. Sie müssen einen unverhältnismäßig großen Teil der Steuerlast tragen und zahlen oft mehr Einkommenssteuer als die Superreichen, um die zu versorgen, die gar nichts einzahlen – was für die gebeutelte Mittelklasse so oder so nicht gerecht erscheint.

Dann gibt es manche Leute unter einer bestimmten Einkommensgrenze, die gar keine steuerlichen Verpflichtungen haben – was die meisten Leute scheinbar für eine tolle Sache halten. Aber wenn wir nicht vorsichtig sind, kann das sehr danach klingen, jemandem den Kopf zu tätscheln und zu sagen: »Schon gut, du bist so arm, du musst gar nichts tun. Wir werden schon für dich sorgen.« Ich glaube, dass das auch keine gute Idee ist, wenn auch nur wegen der Auswirkungen auf das Selbstbewusstsein der Leute. In diesem Sinne wenigstens ist das derzeitige System den Armen gegenüber auch nicht wirklich gerecht.

Eine Steuer in Höhe eines funktionalen Prozentsatzes aller Transaktionen, die das Bruttoinlandsprodukt ausmachen, würde uns allen zugutekommen. Ohne die Reichen zu bestrafen oder die Armen zu bevormunden, könnten wir problemlos genug Geld einnehmen, um sehr schnell die nationalen Schulden abzubauen. Wenn eine Situation entsteht, in der wir einen Krieg haben und mehr Geld brauchen, kein Problem. Da alles elektronisch abgewickelt wird, kann man einfach den Satz um ein, zwei Prozentpunkte erhöhen und muss sich keine Sorgen um ein Defizit machen.

Manche sagen: »Das ist ja alles schön und gut, aber es trifft den Kleinen härter als den Großen. Jemand, der nur 10 000 Dollar im Jahr verdient, muss einen Tausender hinlegen und das schmerzt ihn mehr als denjenigen, der 10 Milliarden Dollar verdient und eine Milliarde zahlen muss.« Ich sehe nirgends in Gottes Plan eine Aussage, dass man demjenigen, der mehr verdient, schaden muss, um etwas auszugleichen. Ich meine, der Mann hat gerade eine Milliarde Dollar eingezahlt! Wir sollten glücklich sein, weil er es für den Rest von uns sehr viel leichtermacht. Ihn dafür zu bestrafen, ist ein völlig verzerrtes Denken. Ehrlich gesagt, denkt der Neid so, und Neid ist immer kontraproduktiv.

Eine funktionale Steuer auf das BIP würde die Regierung mit mehr als genug Geldern ausstatten, um ihre derzeitigen Verpflichtungen zu erfüllen. Sie würde dem Bürger helfen, der 10 000 Dollar im Jahr verdient und zu kämpfen hat, wenn er Hilfe braucht. In der Zwischenzeit fühlt sich dieser Mensch mehr zur Gesellschaft zugehörig und ist vielleicht sogar zufriedener, weil er weiß, dass er seinen fairen Anteil beiträgt. Er geht seiner täglichen Arbeit in dem Wissen nach, dass er hilft, die Straßen zu bezahlen, auf denen er fährt, die Schulen, in die seine Kinder gehen, die Polizei, die ihn schützt – er trägt als Bürger genauso seinen Anteil bei wie alle anderen. Das ist nicht nur gut für seine Psyche, sondern auch für die aller anderen. Es könnte sogar einen Grund ausräumen, dass diejenigen, die Steuern zahlen, es denjenigen übel nehmen, die es nicht tun.

Neben der Erwirtschaftung ausreichender Einnahmen würde diese Art von System viel von der Bürokratie ausschalten, die nötig ist, um die Steuern zu kassieren, was auch wieder die Unkosten der Regierung senken würde. Wenn wir alles Geld abschafften und jede finanzielle Transaktion elektronisch machten, würden wir die Steuerbasis um etwa 30 Prozent erhöhen – der geschätzte Umfang von Bargeld-Transaktionen und Schwarzgeldwirtschaft, die derzeit unversteuert bleiben –, was uns erlauben würde, den

Steuersatz um ebenso viel zu senken. Alle, vom Würstchenverkäufer an der Straßenecke in New York bis zum großwirtschaftlichen E-Bay-Verkäufer müssten denselben Prozentsatz ins System einzahlen, aber sie würden alle gleich behandelt. Das würde den Steuersatz vielleicht noch mehr senken.

Ein zusätzlicher Vorteil wäre außerdem der lähmende Effekt, den ein geldloses Finanzsystem auf Drogendealer und andere organisierte (und unorganisierte) kriminelle Netzwerke hätte. Weil die Unterwelt derzeit überwiegend auf Bargeldbasis agiert, hätten illegale Geschäfte eine schwierige neue Hürde zu überwinden.

Ich habe diese Idee tatsächlich mit einer Reihe von Kongressangehörigen und Senatoren diskutiert. Die meisten stimmen mir zu, dass die Idee funktionieren würde – und wahrscheinlich sehr gut funktionieren würde. Aber sie geben auch zu, dass die größte Hürde die vielen Interessengruppen wären, die vom derzeitigen System profitieren und bis aufs Messer gegen Veränderungen ankämpfen würden. Es wäre also eine starke und mutige Regierung nötig, die willens ist, dieses Risiko einzugehen, oder ein genügend großer Anteil der Bevölkerung, der die Herausforderung versteht und seine Gesetzgeber unter Druck setzt, etwas Sinnvolles zu unternehmen. Wenn wir alle anfangen, uns Lösungen zu überlegen statt herumzusitzen und uns zu beklagen und zu kritisieren, wären wir als Gesellschaft viel besser dran.

Ich habe wenig Zweifel, dass wir irgendwann in diesem Land irgendeine Art bargeldlosen elektronischen Plan für die Wirtschaft einsetzen werden. Mit dem Einsatz der elektronischen Bankgeschäfte und Online-Rechnungszahlungen in den letzten Jahren sind wir schon sehr weit auf dem Weg dorthin. Es wird irgendwann so weit kommen – es sei denn, wir erliegen vorher einem damit verbundenen Risiko, das ich gerne aufzeigen würde.

Das Risiko des Nichtstuns

Manche Fragen, mit denen wir konfrontiert werden, sind so überwältigend, dass wir wie gelähmt sind und überhaupt nicht reagieren können. Noch öfter ist unser Mangel an Reaktion die Manifestation eines noch größeren gesellschaftlichen Risikos – des Risikos der Gleichgültigkeit.

Ein Beispiel: Fast alle wissen, dass unsere Regierung und ihre bürokratische Maschinerie von Interessengruppen getrieben (oder zumindest regelmäßig und routinemäßig manipuliert) wird. Unsere Kongressabgeordneten verbringen mehr als die Hälfte ihrer Zeit damit, Gelder aufzubringen, nur um im Amt zu bleiben. Natürlich sind sie beeinflusst von denjenigen, die diese Gelder zur Verfügung stellen, manche mehr als andere. Wir alle wissen das. Der Großteil von uns stimmt darin überein, dass dies ein ernsthaftes Problem ist, das unsere demokratischen Ideale gefährdet, und doch zucken die meisten von uns nur mit den Schultern und sagen: »Was können wir tun? So ist es eben!«

Je mehr wir alles so dulden, desto größer ist das Risiko, dass unsere Worte zu einer selbsterfüllenden Prophezeiung werden. Wir müssen uns daran erinnern, dass das Fundament und die Stärke unserer Nation »Wir, das Volk« ist. Von Anfang an bis einschließlich heute sind *Wir, das Volk*, die Vereinigten Staaten von Amerika. Es heißt nicht *Wir, die Regierung*! Die Regierung existiert nicht, um uns zu beherrschen, sondern sie existiert, um uns zu dienen!

Letztendlich halten wir die Macht in den Händen. Wir halten den Verschluss des Geldbeutels in der Hand. Wir alle haben eine Wählerstimme und wir alle haben eine Stimme, mit der wir reden können, um gehört zu werden, um zu versuchen, etwas zu bewirken.

Das vergessen wir auf eigene Gefahr.

Mit dem Risiko spielen

Ich glaube, dass viel zu viele von uns einem zerstörerischen Risiko für unsere Nation und für so viele Familien und einzelne Menschen heute apathisch gegenüberstehen: dem Glücksspiel.

Ich verabscheue das Glücksspiel absolut. Aber ich bin auch ein

Pragmatiker, der sich darüber im Klaren ist, dass es – abscheulich oder nicht – nicht so bald verschwinden wird.

Als ich also eine Einladung erhielt, eine Rede bei einem riesigen nationalen Kongress der Glücksspielindustrie zu halten, habe ich eingewilligt. Dann musste ich mich entscheiden, was ich ihnen sagen sollte. Ich ging das Risiko ein, mit meinem Publikum Klartext zu reden und den ganzen Kasinobesitzern und -betreibern eine ziemlich außergewöhnliche Idee vorzustellen. Nachdem ich einen Teil meiner eigenen Geschichte erzählt hatte und von dem erstaunlichen Potenzial des menschlichen Gehirns, uns – als einzelnen und als Nation – bei der Lösung von Problemen und dem Umgang mit Herausforderungen zu helfen berichtet hatte, fuhr ich fort: »Ich weiß, dass Sie es gerne so sehen, dass Sie nur Spaß und Spiele anbieten, dass Sie einfach nur den Menschen Entertainment bieten. Aber wenn Sie wirklich ehrlich sind, dann müssen Sie sich im Klaren darüber sein, dass Sie viele Leben ruinieren.«

»Ich habe einige von Ihnen kennengelernt und ich glaube nicht, dass Sie die Art von Mensch sind, die das Leben anderer ruinieren wollen. Sie wollen wirklich, dass Ihre Kunden sich unterhalten und Spaß haben. Wäre es also nicht fantastisch, wenn wir eine bessere, verantwortungsvollere Art finden könnten, Spielern ihren Spaß zu lassen? Sicherlich könnten wir auf einen besseren, praktikablen Weg kommen, wenn wir unser Gehirn auf diese Problematik ansetzen.«

»Kreditkartenfirmen gehen mit dem Risiko so um, dass sie eingeschränkte Kredite anbieten, berechnet nach dem Einkommen des Einzelnen. Was wäre, wenn Sie die Dinge so handhabten, dass es nur möglich ist, mit einer Spielerkarte zu spielen, die ein nach dem Einkommen der jeweiligen Person eingeschränktes Limit zulässt? So könnte niemand das Milchgeld seines Babys oder die Miete für die Familienwohnung verspielen und trotzdem Spaß haben.«

Ob Sie es glauben oder nicht, das Publikum applaudierte herzlich. Ich weiß nicht, ob ihnen alles, was ich gesagt habe, wirklich gefallen hat oder ob sie nur so taten, als ob es ihnen gefallen hat.

Aber habe ich wirklich erwartet, ich könnte ihre Meinung ändern und sie überreden, eine solch radikale Idee zu akzeptieren? Glaube ich, dass sie alle nach Las Vegas oder Atlantic City oder wohin auch immer zurückgegangen sind und damit begonnen haben, Spielerkarten für ihre Kasinos zu entwerfen? Natürlich nicht. Würde ich erwarten, dass eine Industrie, die jedes Jahr Milliarden und Abermilliarden Dollar an Menschen verdient, die schlechte Risiken eingehen, etwas tut, was den Status quo verändert? Eigentlich nicht. Aber es ist möglich, dass ich einige Einzelne aus meinem Publikum an jenem Tag dazu bewogen habe, nachdenklich zu werden und wenigstens über die Möglichkeit nachzudenken, es könnte einen besseren, weniger schädlichen Weg geben, Geschäfte zu machen? Ich glaube, dass die Chancen dafür ziemlich gut stehen.

Ich habe von Anfang an gewusst, dass das eine bestenfalls vage Möglichkeit war. Tatsächlich war ich gar nicht sicher, was für eine Reaktion ich bekommen würde, wenn ich das Thema überhaupt vor einem solch potenziell feindseligen Publikum ansprach. Aber ich entschied mich, es sei das Risiko wert.

Ich habe keine formelle B/SA gemacht, bevor ich festlegte, was ich sagen wollte. Aber im Rahmen einer grundsätzlichen B/SA zu denken, ist mir inzwischen so zur Gewohnheit geworden, dass ich es schon unbewusst tue.

Was ist das Schlimmste, das passieren kann, wenn ich die Größen der Glücksspiel-Industrie herausfordere? Sie könnten einfach ignorieren, was ich zu sagen habe, oder mich nie wieder einladen, bei einer ihrer Konferenzen zu sprechen. Kein großer Verlust für mich.

Was ist das Beste, das passieren kann, wenn ich sage, was ich sagen will? Ich könnte einen Samen säen, der zumindest einige dazu bringt über das nachzudenken, was sie tun.

Was ist das Beste, das passieren kann, wenn ich das Risiko, etwas zu sagen, nicht eingehe? Ich könnte einfach ihr Geld nehmen, bei der Konferenz ein paar nette Floskeln loswerden, die meine Überzeugungen umschreiben, und es als Plus verzeichnen, Geld von den falschen Hoffnungen des Glücksspiels in Carson-Scholars-Geld zu verwandeln, das jungen Menschen echte Hoffnung bringt.

Was ist das Schlimmste, das passieren kann, wenn ich nichts sage? Ich würde einen Kompromiss eingehen, bei dem ich mich nicht wohlfühle – die Einladung zum Vortrag gegen Bezahlung anzunehmen und die Gelegenheit vorbeigehen zu lassen (vielleicht sogar die Verantwortung), meinen Überzeugungen treu zu bleiben.

Mir wurde klar, dass ich durch diese Art darüber nachzudenken, um es einmal in Spielermanier auszudrücken, mit Hausgeld spielte. Ich hatte eigentlich nichts zu verlieren. Wenn wir schon erlaubtes Glücksspiel zulassen, dann finde ich einen Rahmen zur Einschränkung des Schadens, den es verursacht, durchaus sinnvoll. Ich erwarte nicht, dass die Glücksspiel-Industrie sich freiwillig Einschränkungen auferlegt. Glücksspiel-Lobbyisten geben Millionen aus, um Stimmen des Gesetzgebers zu kaufen in einer Zeit, in der staatliche Lotterien zu einer der populärsten und ausbeutendsten Glücksspielarten der Nation geworden sind, also erwarte ich von einer Regierung, die dem Glücksspiel geneigt ist, auch keine Reformen in dieser Hinsicht.

Was aber würde passieren, wenn »Wir, das Volk« sich klar werden würde, dass legales Glücksspiel in diesem Land schon reguliert ist und sowohl den Gesetzen als auch den Regulierungen des Glücksspiel-Ausschusses unterliegt? Was, wenn genug von uns sich dazu entschlössen, nicht einfach stillzusitzen und zuzulassen, dass die Dinge so weitergehen wie bisher? Was, wenn uns klar wird, dass wir doch die Möglichkeit haben, einzugreifen?

Was sind die Risiken? In Anbetracht der Popularität aller Arten des Glücksspiels, angefangen beim Online-Glücksspiel bis zu Pokerturnieren von Prominenten im Fernsehen, wäre dies sicher nicht das populärste Thema, um es anzusprechen. Also nehme ich an, dass es ein gewisses Risiko gibt, zu diesem Thema Fragen zu stellen und es offen zu diskutieren. Aber meiner Meinung nach ist das kein Vergleich zu dem größeren Risiko für die Gesellschaft, wenn man schweigend dabeisteht und zusieht, wie das Leben von so vielen Millionen Menschen und Familien durch törichte Risiken zerstört wird, die im Streben nach einem falschen Glück eingegangen werden. Wenn das größte Manko ist, dass die Glücksspiel-Industrie pro Jahr vielleicht ein paar Milliarden Dollar weniger verdient, ist denn das so schlecht?

Sicherlich ist es zumindest das Risiko wert, es anzusprechen.

Nukleare Risiken

Seit mehr als sechzig Jahren wachen die Einwohner unseres Planeten jeden Morgen mit der albtraumhaften Realität des Schreckgespenstes der nuklearen Vernichtung auf. Der Grad der Bedrohung fluktuierte in den letzten beiden Generationen, als der Kalte Krieg ablief und neue Spieler zu dem derzeitigen Hochrisiko-Spiel globaler Bedrohung dazugekommen sind. Aber wir alle wissen, dass das Risiko weiterhin besteht, also ist es vielleicht an der Zeit, eine ernsthafte B/SA für das zu machen, was die meisten als ultimatives Risiko für unsere heutige Welt ansehen würden.

Lassen Sie uns einen Blick auf die Zeit werfen, die viele Historiker als die größte Bedrohung einer nuklearen Vernichtung bezeichnen würden. Niemand kann alle Gedanken kennen, die Präsident Kennedy während der Kubakrise durch den Kopf gingen, aber es scheint offensichtlich, dass er seine eigene Version einer B/SA gemacht haben muss, die wohl so oder ähnlich lautete:

Was ist das Beste, das passieren kann, wenn wir Russland erlauben, nukleare Sprengköpfe in Kuba zu stationieren?
Wir wären unserem größten Feind ausgeliefert.

Was ist das Schlimmste, das passieren kann, wenn wir Russland erlauben, seine Pläne auszuführen? Wenn nukleare Sprengköpfe nur 150 Kilometer von uns entfernt stationiert wären, könnte unser größter Feind Amerika vernichten, bevor wir überhaupt Gelegenheit haben, Vergeltung zu üben.

Was ist das Schlimmste, das passieren kann, wenn wir versuchen sie aufzuhalten? Die Spannungen könnten eskalieren oder einen nuklearen Krieg auslösen.

Was ist das Beste, das passieren kann, wenn wir versuchen sie aufzuhalten? Russland könnte sich zurückziehen, wir könnten zu dem unsicheren Patt zurückkehren, das wir bis jetzt hatten, und unsere Bereitschaft, uns nicht erschüttern zu lassen, könnte andere von weiteren Bedrohungen in der Zukunft abschrecken.

Andere hätten diese Fragen möglicherweise anders beantwortet, je nachdem, welche Fakten sie zur Hand hatten, wie ihr Verständnis für die Möglichkeiten war und sogar, was ihre eigenen Werte waren. Aber offensichtlich kam Präsident Kennedy zu dem Schluss, dass das einzige akzeptable und positive Ergebnis erforderte, dass die USA alle notwendigen Maßnahmen unternahmen, um die Stationierung von Atomwaffen auf Kuba zu verhindern.

Natürlich erforderte die Frage, wie man das tun sollte, viele weitere Entscheidungen, die ihre eigenen B/SAs benötigten. (Erklären wir unsere Position öffentlich, um zu versuchen, internationalen Druck zu erzielen? Sollten wir im Hintergrund Gespräche einleiten, um Russland die Möglichkeit zu geben, sein Gesicht zu wahren und sich unauffällig zurückzuziehen? Sollten wir eine Seeblockade aufstellen? Und so weiter.)

Wir alle wissen, was mit der nuklearen Pattsituation geschah. Kurzfristig eskalierte das Risiko tatsächlich. Aber die Kommunisten zuckten zurück und die unmittelbare Bedrohung schwand auf ein beunruhigendes, tieferes, jedoch vielleicht gesünderes

Verständnis der Realität der gegenseitig gesicherten Zerstörung in der Politik unserer beiden Nationen.

Die nukleare Bedrohung, der unsere Nation heute gegenübersteht, unterscheidet sich erheblich von dem Zweiparteien-Patt mit Russland Anfang der 1960er-Jahre. Aber die Bedrohung durch eine Ansammlung nuklear bewaffneter Schurkenstaaten ist genauso real und vielleicht noch gefährlicher als eine gradlinige Machtprobe mit einer gegnerischen Supermacht. Eine ähnliche Risikoanalyse könnte uns gute Dienste leisten.

Wäre es riskant, wenn die USA die »Weltpolizei« werden und versuchen würde, andere Nationen davon abzuhalten, nukleares Potenzial zu entwickeln? Natürlich. Aber um herauszufinden, ob wir das tun sollten, müssten wir fragen: *Was ist das Beste, das passieren kann, wenn wir dafür einstehen, Schurkenstaaten daran zu hindern, Atomwaffen zu entwickeln? Was ist das Schlimmste, das passieren kann? Was ist das Beste, das passiert, wenn wir einem Schurkenstaat erlauben, Atomwaffen zu entwickeln? Was ist das Schlimmste, das passieren kann?*

Hier mögen die Antworten wieder unterschiedlich ausfallen, je nachdem, wie der Wissensstand und das Verständnis der aktuellen Umstände sind, die Gedanken zu historischen Präzedenzfällen, die eigenen Überzeugungen und Glaubensgrundsätze und so weiter. Aber meiner Meinung nach ist die erste die einzige Frage, die irgendeine Hoffnung auf ein positives Ergebnis enthält und auch nur annähernd akzeptabel ist. Und das führt mich zu einer persönlichen Schlussfolgerung: Wenn wir keinen Standpunkt einnehmen, sondern mit einem Kurs inkonsequenter Reaktionen weitermachen, könnten wir sehr wohl verfallende internationale Beziehungen verschlimmern, was zu einem weiteren Weltkrieg mit der einhergehenden Bedrohung nuklearer Zerstörung führen könnte.

Wenn es keinen risikolosen Kurs gibt, muss man sorgfältig abwägen, mit welchem Risiko man lieber leben möchte. Ich ertappe mich manchmal dabei, wie ich mich auf Streitgespräche oder »intensive Diskussionen« über solche Fragen einlasse – oft mit

Menschen mit bedeutender Erfahrung in Diplomatie und Regierung. Manchmal tun sie meine Argumente mit der Bemerkung ab, dass ich nicht in internationalen Angelegenheiten ausgebildet bin und dass ich, da es nicht mein Fachgebiet ist, deswegen auf keinen Fall die Feinheiten der Frage erfassen kann. Sie sagen damit, wenn ich wüsste, was sie wüssten, würde ich nicht solche stark vereinfachten Vorschläge machen.

Solch eine herablassende Haltung stört mich, weil ich mit meinen Patienten oder den Eltern meiner Patienten ganz anders umgehe. Ich sage immer, dass ich glaube, dass ich als pädiatrischer Neurochirurg versagt habe, wenn ich ihnen nicht helfen kann vollständig zu verstehen, was wir jetzt tun werden, warum wir es tun werden und auch alle Risiken, die dazugehören – selbst wenn die geplante neurochirurgische Operation sehr komplex sein wird und jahrelanges Studium und Training erfordert.

Zu behaupten, etwas sei zu komplex, als dass andere es verstehen könnten, ist meistens eine Ausrede, die Menschen benutzen, wenn sie kein gutes Argument haben. Ich glaube, dass alle logischen Dinge auseinandergenommen, erklärt und verstanden werden können. Ganz sicher sollten wir von unserer Regierung bei einer solch wichtigen Sache wie unserem Standpunkt zu atomarer Aufrüstung nicht weniger erwarten. Wir mögen vielleicht bei unserer Risikoanalyse nicht alle zu denselben Schlüssen kommen, aber wir sollten uns alle einig sein, dass eine offene und durchdachte Diskussion hilfreich wäre und uns alle vielleicht auch beruhigen würde. Möglicherweise könnte der Anfang eine gute B/SA sein!

Das Risiko des Schweigens

Es gibt noch ein ernsthaftes Risiko für Amerika, das ich hier erwähnen will – das Risiko, das wir geschaffen haben, indem wir jede Diskussion über den Glauben in der Öffentlichkeit niedergebrüllt und mundtot gemacht haben. Es ist so, als ob wir beschlossen hätten, dass Äußerungen oder Diskussionen über den

Glauben nicht unter die Redefreiheit fallen. Noch eigenartiger ist die Art, wie oft das mit dem Grundsatz der Trennung von Kirche und Staat in Zusammenhang gebracht worden ist, obwohl dieser Grundsatz nichts damit zu tun hat, dass Menschen ihren Glauben leben oder öffentlich diskutieren.

Wenn Sie zurückdenken und sich die öffentlichen und privaten Schriften vieler unserer Gründerväter anschauen, werden Sie feststellen, dass sie durchdrungen sind von religiösem Gedankengut, Werten und Prinzipien, auf die diese Nation aufgebaut wurde. Und doch würden die Propagandisten für politische Korrektheit uns gerne ihre revisionistische Geschichte glauben lassen, nach der Amerika gegründet wurde, um ihre Bürger mit der »Freiheit von Religion« zu versorgen anstatt der »Religionsfreiheit.« Was für eine Perversion, dass wir ihnen erlaubt haben, den Unterschied zu trüben und zu verzerren!

Ich bezweifle nicht, dass die Männer, die das Fundament dieser Nation gelegt haben, sich im Grabe umdrehen würden, wenn sie wüssten, dass der öffentliche Ausdruck des Glaubens solch großem Widerstand begegnet, wie es heute geschieht. Sie würden wahrscheinlich sagen: »Das ist genau die Art Beschränkung von Gedanken und Worten, von der wir wegkommen wollten!«

Wenn Sie an meiner Spekulation Zweifel haben, lesen Sie einmal die tatsächlichen Worte von Thomas Jefferson, die auf die steinernen Wände seines Denkmals in der amerikanischen Hauptstadt eingemeißelt worden sind:

Der Allmächtige Gott hat den Verstand frei erschaffen. Alle Versuche, ihn durch weltliche Strafen oder Auflagen zu beeinflussen … sind eine Abweichung von dem Plan des heiligen Autors unserer Religion … Niemand soll gezwungen werden, irgendeinen religiösen Gottesdienst oder ein geistliches Amt zu besuchen oder zu unterstützen oder auf sonst eine Weise aufgrund seiner religiösen Meinungen oder seines Glaubens leiden, sondern jedermann soll frei sein, seine religiösen Überzeugungen zu bekennen und durch Argumentation zu behaupten … Es ist Gott, der uns das Leben und die Freiheit geschenkt hat. Und können Freiheiten einer Nation als gesichert betrachtet werden, wenn wir die einzig feste Grundlage entfernen, die Überzeugung in den Köpfen der Menschen, dass diese Freiheiten ein Geschenk Gottes sind? Dass deren Verletzung seinen Zorn nach sich zieht? Ich mache mir Sorgen um mein Land, wenn ich darüber nachdenke, wie gerecht Gott ist und dass seine Gerechtigkeit nicht für immer schlafen kann.

Hört sich das so an, als ob Jefferson den Unterschied zwischen Freiheit von Religion und Religionsfreiheit verstand?

Schon seit Jahren erzähle ich meinem Publikum, dass diese politisch inkorrekte Einstellung, jede Erwähnung Gottes sei nicht nur unangemessen, sondern verletze irgendwie die Prinzipien, auf die dieses Land gebaut ist, völlig absurd ist. Die Unabhängigkeitserklärung unserer Nation spricht von den unveräußerlichen Rechten, mit denen uns unser Schöpfer ausgestattet hat. Unser Treueeid besagt, dass wir »eine Nation unter Gott« sind. An vielen Gerichtssälen in unserem Land steht »Wir trauen auf Gott« an der Wand. Jede Münze in unserer Tasche, jeder Schein in unserem Portemonnaie trägt ebenfalls die Aufschrift »Wir trauen auf Gott«.

Wenn er in unserer Verfassung anerkannt ist, in unserem Gelöbnis geehrt und ihm in unseren Gerichtssälen und auf unserem Geld Achtung gezollt wird, was sagt das über den Zustand unseres Landes aus? In der Medizin würden wir das als Schizophrenie bezeichnen! Würde diese Bezeichnung nicht vieles von dem beschreiben, was heutzutage in unserer Nation vor sich geht?

Der politisch korrekte Wahn verlangt, dass wir von den »Winterfeiertagen« sprechen statt von »Weihnachten«. Wie lächerlich ist das! Denken Sie einmal darüber nach. Das letzte Mal, als Sie einen Scheck ausgestellt haben und das Datum eingetragen haben, haben Sie auch das Jahr dazugesetzt – und das Jahr selbst hat einen Bezug auf Christus. Also ist es wenig sinnvoll, dass wir uns weigern, Weihnachten als Jesus' Geburtstag anzuerkennen, wenn jeder Tag und die ganze Geschichte auf seine Existenz Bezug nehmen. Es hat in der Geschichte viele große Menschen gegeben, aber niemand sonst hat die Geschichte durch seine Geburt geteilt.

Das kann sich auch ändern, da eine zunehmende Anzahl säkularer Historiker und anderer akademischer Typen »BC« als »before the common era« (vor unserer Zeitrechnung) neu definiert und »AD« durch CE ersetzt haben, für »common era« (unserer Zeitrechnung). Aber dieser intellektuell unehrliche Taschenspielertrick verändert nicht die Bedeutung des einen Menschen, dessen Geburt die wichtigste Wende in der Geschichte auslöste.

Die derzeitige politisch korrekte Einstellung ist nicht nur albern; die Einschränkung der Diskussion über den Glauben in der Öffentlichkeit schafft einige ernsthafte Risiken für die Gesellschaft insgesamt. Lassen Sie mich das erklären.

Wenn erst Äußerung und Diskussion des Glaubens in der Öffentlichkeit nicht mehr willkommen oder erlaubt sind, werden unsere Gesellschaft und unsere Bürger schnell die Verbindung zur geistlichen Dimension des Lebens verlieren. Wenn wir nicht mehr frei und offen über den Glauben reden, werden wir weder die Sprache noch die Bedeutung des Glaubens verstehen. Wir werden die religiösen Worte und Taten anderer falsch deuten und wir werden die Macht unterschätzen, die der Glaube im Leben derjenigen haben kann, die ihren Glaubensgrundsätzen fest verpflichtet sind. Das könnte ein ernsthaftes Risiko für eine Generation sein, deren beunruhigendste Konflikte aller Voraussicht nach mit Menschen zu tun haben werden, die im Wesentlichen von einem ganz anderen Glauben motiviert sind. Wenn wir die Glaubenswurzeln unserer amerikanischen Kultur nicht verstehen, wie werden wir uns gegen die ihren verteidigen können?

Es gibt auch eine ernsthafte Gefahr für Gläubige, wenn es keine öffentlichen Diskussionen über den Glauben gibt und die allgemeine Bevölkerung die Grundlagen des Glaubens nicht mehr versteht. Was Menschen nicht verstehen, davor fürchten sie sich eher, und Furcht löst Wut aus. Sie können Indizien dafür in der wachsenden Feindseligkeit Gläubigen gegenüber in sehr vielen Bereichen der Gesellschaft sehen.

Das ist umso mehr Grund für meine Meinung, dass besonders gebildete Leute, die auch Menschen des Glaubens sind, offen mit dem umgehen sollten, was sie glauben, weil es in der intellektuellen Gesellschaft ein tief greifendes Gefühl gibt, der Glaube sei nur etwas für willensschwache Menschen. Wir als Christen sollten diese Vorstellung ausräumen, indem wir artikulieren, was wir glauben und warum. Wir sollten klarstellen, was es bedeutet, nach christlichen Prinzipien zu leben – den Mitmenschen lieben, sich um den Nachbarn sorgen und ein Leben des Dienstes leben, indem man seine gottgegebenen Talente so entwickelt, dass man für die Menschen um einen herum außerordentlich wertvoll wird. Wir müssen einander daran erinnern, dass es nicht falsch ist, Werte und Prinzipien zu haben und für etwas einzustehen.

Das größte Risiko dabei, den Glauben aus der Öffentlichkeit zu entfernen, ist, dass wir, unsere Gesellschaft und unsere Welt, jedes echte Gespür für Richtig und Falsch verlieren würden. Das politisch korrekte Denken hierzu ist nicht nur komplett unlogisch, sondern auch verzerrt und gefährlich. Die allgemeine Haltung scheint zu sein, wenn wir nur Gott aus der Gleichung entfernen könnten, würden nicht nur alle gut sein, sondern besser als je zuvor.

Der große russische Autor Fjodor Dostojewski, ein Mann, der weit mehr als die meisten die menschliche Natur beobachtet und verstanden hat, wusste es besser. Er bemerkte: »Wenn man den Glauben an ihre Unsterblichkeit in der Menschheit ausrotten wollte, [müsste] in ihr alsbald nicht nur die Liebe, sondern überhaupt jede lebendige Kraft zur Fortsetzung des Lebens der Welt versiegen … Nicht genug: nichts Unsittliches würde es dann geben, alles würde erlaubt sein.«[19]

Dostojewski hatte recht. Ohne Glauben und Werte, aufgrund derer wir die Antworten auf unsere B/SA abwägen, gibt es keine Möglichkeit, eine gültige oder sinnerfüllte Risikoanalyse zu erstellen. Denn wenn es kein Richtig und Falsch gibt, kann es kein Bestes oder Schlimmstes geben.

Das ist ein Risiko, das keiner von uns willens sein sollte einzugehen.

19 Aus: Fjodor Dostojewski: *Die Brüder Karamasow.*

Schlussfolgerung

Mein Rezept für eine gefährliche Welt

Wann immer mein Bruder Curtis oder ich als Jungen unserer Mutter mit einer Ausrede kamen, wenn wir etwas nicht geschafft hatten – wann immer wir uns über ein scheinbar unüberwindbares Problem beschwerten, wann immer wir von irgendeiner Hürde auf unserem Lebensweg frustriert oder entmutigt waren oder besonders, wenn wir über etwas jammerten –, kam von ihr immer dieselbe Reaktion. Sie bekam einen verwirrten Gesichtsausdruck und fragte: »Hast du ein Gehirn?«

Die Aussage war glasklar: *Wenn du ein Gehirn hast, dann benutze es! Das ist alles, was du brauchst, um jedes Problem zu überwinden!*

Meine Mutter hat in mir einen tiefen Respekt für das Potenzial des menschlichen Gehirns eingepflanzt, und dieser Respekt hat sich über die Jahre zu einer Einstellung vertieft, die ich nur mit *Ehrfurcht* beschreiben kann. Jedes Mal, wenn ich den Kopf eines Kindes öffne und ein Gehirn sehe, staune ich über dieses Geheimnis: Das ist es, was jeden von uns zu dem macht, was er ist. Das enthält all unsere Erinnerungen, all unsere Gedanken, all unsere Träume. Das ist es, was uns auf Millionen verschiedene Arten unterscheidet. Und doch, wenn ich mein und Ihr Gehirn freilegen und nebeneinanderlegen würde, könnte man den Unterschied nicht erkennen – obwohl wir vielleicht sehr unterschiedliche Menschen sind. Das erstaunt mich immer noch.

Innerhalb jedes menschlichen Gehirns sind Milliarden und Abermilliarden komplexe Verbindungen, Neuronen und Synapsen, die die Wissenschaft erst anfängt zu verstehen. Wenn man dazu noch das Geheimnis von Verstand und Geist nimmt, wird das Gehirn zu einem so gewaltigen und komplexen Labor, dass Sie sich ein Jahrtausend lang damit beschäftigen könnten und kaum die Oberfläche angekratzt hätten.

Wann immer ich vor einem Publikum spreche, versuche ich es dazu zu inspirieren, die Kraft und die Auswirkungen eines solchen Potenzials zu betrachten. Ich sage meinen Zuhörern, dass kein Computer-Netzwerk auf der ganzen Welt auch nur in die Nähe der Kapazität des menschlichen Gehirns kommt. Diese Ressource, die jeder von uns besitzt, ist ein gewaltiges Geschenk Gottes – das komplexeste Organsystem im ganzen Universum. Das Gehirn kann zwei Millionen Bits an Information pro Sekunde aufnehmen. Ich erzähle einem Publikum von mehreren tausend Menschen, dass, wenn ich eine Person auf die Bühne holen, sie eine Sekunde lang die Gruppe ansehen lasse und sie dann wegführen würde, ich fünfzig Jahre später eine Operation durchführen könnte, den Schädelknochen entfernen, einige Tiefenelektroden einsetzen und die zuständigen Bereiche ihres Gehirns stimulieren könnte und sie sich nicht nur daran erinnern würde, wo alle gesessen haben, sondern auch noch, was sie anhatten.

So erstaunlich und komplex ist das Gehirn. Es ist im wahrsten Sinne des Wortes umwerfend.

Wenn ich zu Studenten spreche, illustriere ich dies manchmal noch weiter, indem ich frage, wie viele von ihnen sich daran erinnern können, was sie an dem Tag zu Mittag in der Kantine gegessen haben. (Wenn ich vor Buchhaltern spreche, dann frage ich, wer sich an das letzte Mal erinnern kann, als er eine Gesamtsumme von Werten erstellt hat.) Der Punkt ist, sie dazu zu bekommen, die Hand zu heben.

Dann lasse ich im Schnelldurchlauf einen Spruch wie diesen ab: »Lassen Sie uns einmal überlegen, was Ihr Gehirn tun musste, als ich die Frage gestellt habe. Erst mussten die Schallwellen meine Lippen verlassen, durch die Luft zu Ihrem externen Meatus acusticus reisen, weiter durch Ihr Trommelfell gehen und eine Vibration erzeugen, die durch die Ossikel des Mittelohrs zu den ovalen und runden Fenstern gehen, was eine Vibration in der Endolymphe verursacht, was mechanisch die Flimmerhärchen in Bewegung setzt, was die mechanische Energie in elektrische Energie verwandelt, welche über den Cochlearnerv zum Nukleus cochlearis am pontomedullären Übergang geleitet wird, von dort zum oberen Nukleus Olivari, beidseitig durch den Hirnstamm durch den lateralen Lemniscus zum Colliculus inferior und dem Nucleus geniculatus medialis, dann über die Radiata thalamica zu den hinteren Schläfenlappen. Das löste den Hörvorgang aus. Von dort läuft der Impuls zu den Frontallappen, durch die Vicq d'Azur Bündel, ruft dort die Erinnerung von den medialen Hippocampus-Strukturen und den Mamillarkörpern ab, geht zurück zu den Frontallappen, um die motorische Reaktion auf der Betz-Zellenebene auszulösen, durchquert den kortikospinalen Trakt, läuft durch die interne Kapsel ins Pedunculus cerebri, den zervikomedullären Übergang entlang in die graue Substanz des Rückenmarks, um über die Synapsen in die neuromuskuläre Endplatte hinauszuschießen, und dort den Nerv und den Muskel zu stimulieren, damit Sie Ihre Hand heben können.«

Natürlich ist das die vereinfachte Version. Wenn ich alle hemmenden und koordinierenden Einflüsse anführen wollte, würde ich stundenlang nur über diese eine Sache referieren müssen.

Der Punkt ist, dass wir die Gefahren, denen wir ausgesetzt sind, abtun oder sie ignorieren können oder sogar erlauben, dass sie uns lähmen.

Oder wir können uns fragen: *Haben wir ein Gehirn?*

Dann lassen Sie uns dieses unglaubliche Werkzeug, das Gott uns geschenkt hat, nutzen, um die täglichen Risiken einzuschätzen. Wir haben eine Möglichkeit, Risiken zu analysieren und uns zu entscheiden, welche wir eingehen wollen und welche wir vermeiden sollten.

Haben Sie ein Gehirn? Dann nutzen Sie es.

Das ist das Geheimnis.

Das ist mein einfaches und doch machtvolles Rezept für das Leben, die Liebe und den Erfolg in einer gefährlichen Welt.

Tabea und Lea – die siamesischen Zwillinge aus Lemgo

(Dieses Kapitel hat Ben Carson für die deutsche Ausgabe seines Buchs extra geschrieben.)

Als ich von den siamesischen Zwillingen hörte, wusste ich nicht genau, was ich davon halten sollte. Natürlich war das erst drei Monate nach dem Fall der Bijani-Zwillinge, deren Trennungsversuch in Singapur mit dem Tod der beiden Frauen geendet hatte. Dieser Fall ging sehr durch die Medien. Ich wäre glücklich gewesen, den Rest meines Lebens nie wieder in die Schlagzeilen zu kommen. Allerdings stellte sich heraus, dass der Fall von Tabea und Lea recht komplex war. Die Eltern waren gläubige Leute und hatten schon lange vor der Geburt erfahren, dass die Mutter – Nelly – mit siamesischen Zwillingen schwanger war. Ihnen war geraten worden, die Kinder abtreiben zu lassen, aber das entsprach nicht ihrem Wertesystem. Daher versuchten sie, alles dafür zu tun, um die Zwillinge erfolgreich trennen zu lassen. Ich musste mich entscheiden und durfte nicht auf meine eigenen Gefühle Rücksicht nehmen. Stattdessen musste ich als medizinischer Profi handeln, der für eine solche Operation die nötigen Erfahrungen und Fähigkeiten mitbrachte. Daher teilte ich der Familie und ihrem äußerst fürsorglichen Hausarzt mit, dass mein Team und ich dem Wunsch der Familie nach Trennung der siamesischen Zwillinge entsprechen würden.

Als diese Entscheidung erst einmal getroffen war, mussten wir ein erstklassiges Team zusammenstellen. Ich informierte Carol James, meine leitende Assistentin, die schon mein ganzes Berufsleben mit mir zusammenarbeitet, dass wir tatsächlich alle Vorbereitungen zur Trennung dieser Zwillinge zu treffen haben. Ich ließ auch meinen Kollegen in der pädiatrischen Neurochirurgie ebenso wie wichtigen Mitarbeitern im Bereich der Erwachsenenneurochirurgie die verschiedenen Röntgenaufnahmen zukommen. Ich war fest davon überzeugt, dass wir das Risiko, das mit einem solch gefährlichen Eingriff wie der Trennung dieser am Oberkopf zusammengewachsenen Typ-I-Craniopagus-Zwillinge verbunden war, auf ein Minimum reduzieren konnten, indem wir die enormen Fähigkeiten innerhalb des neurochirurgischen Bereichs ausnutzten. Wenn man Risiken eingeht, muss man herausfinden, welche Ressourcen zur Verfügung stehen, die das Risiko wesentlich mindern können. Mir ist klar, dass wir einige der besten neurovaskulären Chirurgen der Welt hatten, wie auch einige der besten Tumorchirurgen, die äußerst erfahren im Umgang mit Gewebe waren; wir hatten ausgezeichnete pädiatrische Neurochirurgen, Schädel-Gesichts-Spezialisten und Mikrochirurgen. Ich präsentierte den Fall all diesen Kollegen. Wir beraumten mehrere Sitzungen an, um über mögliche Strategien zu sprechen. Außerdem konnten wir die CT- und MRT-Aufnahmen sowie die Angiogramme (Gefäßkontrastdarstellungen) und alle anderen Röntgenaufnahmen nehmen und unserem Spezialisten für 3-D-Darstellungen (dreidimensional) zukommen lassen. Es gelang ihm, zusammen mit einer Neuroradiologin, exzellentes Bildmaterial zu erstellen, das uns ermöglichte, die Anatomie detailliert zu studieren. Zudem wurden von der gleichen Firma, die uns auch schon bei früheren Fällen zugearbeitet hatte, feste dreidimensionale Modelle angefertigt. Das gab allen die Möglichkeit, die Anatomie in allen Einzelheiten in Augenschein zu nehmen und so – gut informiert – zu erörtern, welche Schritte unternommen werden konnten und mussten, um die Kinder erfolgreich zu trennen. Ich muss sagen, dass das eine überaus aufregende Konstellation war – 18 Mitglieder der Neurochirurgie, die zusammen eine Strategie für die Trennung erörterten und erarbeiteten. Zusätzlich führte das Narkoseteam in Bezug auf diesen Eingriff anfänglich seine eigenen Gespräche. Es stand auch mit Narkoseteams im ganzen Land in Kontakt, die in den letzten Jahren Erfahrungen mit der Trennung von Craniopagus-Zwillingen gesammelt hatten. Es war sehr befriedigend, den starken Willen zur Zusammenarbeit zu sehen. Ich muss betonen, dass es mein Plan war, eine Art »Staffellauf« der verschiedenen Teams zu organisieren, sodass wir die Probleme minimieren konnten, die häufig diese Art komplexer Operation begleiten, wie zum Beispiel Müdigkeit. Jedes Teammitglied sollte sich zu einer festgelegten Zeit an der Operation beteiligen, in der wir zu dem Abschnitt kamen, mit dem er oder sie am besten vertraut war. So konnten wir meiner Ansicht nach nicht nur die Operation beschleunigen, sondern auch unsere Chancen auf Erfolg erhöhen. Daher sollte der Eingriff mit den plastischen Chirurgen beginnen, die sich um die Kopfhautexpander kümmern sollten. Dies sind ballonartige Geräte, die schon Wochen vor der eigentlichen Operation unter die Kopfhaut eingesetzt und mit einer sterilen Flüssigkeit befüllt werden, um die Kopfhaut zu dehnen und zum vermehrten Wachstum anzuregen. Wenn sie fertig waren, sollte das Team für die Schädel-Gesichts-Chirurgie anfangen und den Knochen trennen. Sobald dieses Team seinen Teil des Eingriffs beendet hatte, sollte das Gefäßchirurgieteam übernehmen und die Dura (harte Hirnhaut) um die Venenbögen herum durchtrennen. Dabei sollte die harte Hirnhaut, die gemeinsame Blutgefäße enthielt, unversehrt bleiben. Sobald das beendet war, würden die Gewebespezialisten übernehmen und anfangen, die Anhaftungen zu durchtrennen, die mit den im Wachstum begriffenen Gehirnen verbunden waren. Indem sich die Teams immer wieder abwechselten, würden sie frisch und eifrig bleiben und in der Lage sein, relativ rasch voranzukommen. Bei dieser Art von Operation war solch ein »Staffellauf« noch nie ausprobiert worden. Deshalb begaben wir uns eindeutig auf Neuland. Dennoch war diese Strategie absolut sinnvoll, weil keiner bei dieser Operation seine eigene Dominanz in den Vordergrund stellen konnte, so würde es möglich sein, recht effektiv mit voranzugehen.

Die Pläne wurden zusammengestellt und die Zwillinge wurden Wochen vor dem geplanten eigentlichen Operationstermin von Deutschland in die Vereinigten Staaten gebracht. So konnten wir die Kopfhautexpander einsetzen und die plastischen Chirurgen ständig den Zustand der Kopfhaut überwachen. Außerdem konnten die Kinderärzte die kleinen Patientinnen begutachten und das übrige Ärzteteam detaillierte aktuelle angiografische Daten und MRTs anfertigen. Interessant war, dass wir rasch feststellten, dass – hauptsächlich bei Tabea – Herzrhythmusstörungen auftraten, wenn die Zwillinge in Narkose versetzt wurden. Das passierte einige Male. Natürlich baten wir die Gruppen für Kinderkardiologie und Notfallversorgung, dieses Problem zu analysieren und die besten therapeutischen Maßnahmen abzuwägen.

Die Proben im Operationssaal waren sehr interessant. Wir gingen die Rolle jeder einzelnen Person bei der Operation durch. Zeitweise befanden sich bis zu 50 oder 60 Leute im OP. Ich möchte besonders erwähnen, dass die Rollen der »zirkulierenden« OP-Schwestern und Medizintechniker bei dieser langen und komplexen Operation außerordentlich wichtig sind. Wir wollten also insgesamt sicherstellen, dass jedem klar war, welche Rolle er spielte, um unsere Chancen auf einen Erfolg zu erhöhen.

An dem Tag, als die Operation tatsächlich begann, lag eine unglaubliche Spannung in der Luft. Videokameras wurden aufgestellt, sodass die Operation auch an entfernten Orten zu verfolgen war. Alles lief nach Plan. Es gab einige kleine Probleme mit dem Herzrhythmus während der Narkoseeinleitung und Lagerung der Zwillinge, doch sie schienen sich zu legen. Wir kamen mit dem Abtrennen der Kopfhaut, mit der Entfernung der zusammengewachsenen Knochen und der Durchtrennung der Dura recht gut voran und begannen mit wichtigen Teilen der Gehirntrennung. Genau genommen waren wir dem Zeitplan zehn Stunden voraus. Es sah so aus, als könnten wir den Eingriff in Rekordzeit beenden. Doch Tabea erlitt einen Herzstillstand. Wir gingen in den Notfallmodus zur Wiederbelebung über, der übrigens auch geprobt worden war und äußerst gut funktionierte. Während der Proben hatten wir geübt, die Operationstische zu drehen, die so gebaut waren, dass man sie um 360 Grad drehen konnte. Wir hatten geprobt, wohin jeder im Fall eines Herzstillstands gehen und was er tun sollte. Glücklicherweise konnten wir beide Zwillinge stabilisieren und Tabeas Herzschlag normalisieren. Die kleinen Patientinnen wurden auf die Intensivstation gebracht und wir konnten sie weiter stabilisieren. Wir hatten zahlreiche Konsultationen wegen Tabeas Herzproblemen. Es wurde vorgeschlagen, ihr einen Herzschrittmacher einzusetzen. Ich muss sagen, dass das für mich die beste Idee zu sein schien. Aber Leute, die mehr Erfahrung mit Herzerkrankungen bei Kindern haben als ich, waren der Ansicht, dass wir die Operation allein mit dem Einsatz von Herzmedikamenten fortsetzen konnten und ein Herzschrittmacher nicht notwendig sei.

Die ganze Zeit über waren die Eltern von Tabea und Lea emotional sehr stabil gewesen. Das änderte sich auch jetzt nicht. Für das gesamte Team waren sie eine Ermutigung und Inspiration. Sie waren fest in ihrem Glauben an Gott und im Vertrauen auf unser Team, und das war sehr ermutigend.

Als wir vier Tage nach dem ersten Versuch in den OP zurückkehrten, um den Eingriff zu Ende zu führen, setzten wir unsere verschiedenen Teams wieder im »Staffelsystem« ein. Alles ging recht gut voran. Wir waren beinahe fertig mit der Operation, hatten schon den größten Teil der Trennung vorgenommen und nur noch einige gemeinsame Blutgefäße in ihrem ursprünglichen Zustand gelassen, als Tabea erneut einen Herzstillstand erlitt. Wieder leiteten wir Notfallmaßnahmen ein. Doch dieses Mal waren die Wiederbelebungsversuche bei Tabea erfolglos. Deshalb mussten wir rasch die Trennung fertigstellen und die OP-Tische auseinanderziehen. Während ein Team daran arbeitete, Lea zu stabilisieren und den Eingriff zu beenden, bemühte sich das andere Team fieberhaft, Tabea wiederzubeleben. Nach längerer Zeit wurde uns allerdings klar, dass Tabeas Herz dieses Mal nicht auf die Behandlung ansprach. Auch wenn sie noch einen schwachen Herzschlag hatte, war klar, dass wir diese Schlacht verloren hatten. Positiver war, dass bei Lea alles gut verlief. Wir hatten die Blutungen vollständig unter Kontrolle bringen, die Kopfhaut schließen und sie auf die Intensivstation zurückbringen können. Der Anästhesist, der hauptsächlich für Tabeas Wohlergehen zuständig war, und ich diskutierten darüber, ob wir sie aus dem OP bringen und bei ihren Eltern sein lassen sollten, wenn ihr Herz seine letzten schwachen Schläge tat. Er war der Ansicht, dass wir das nicht tun sollten. Ich war anderer Meinung, aber schlussendlich wurde die Entscheidung zugunsten seines Standpunkts getroffen und wir brachten Tabea nicht zu ihren Eltern.

Selbstverständlich war dies einerseits eine Zeit großer Trauer, andererseits aber auch eine Zeit großer Freude, weil Lea Fortschritte machte und nicht in Lebensgefahr zu schweben schien. Auch wenn die nächsten Wochen schwierig waren, wie es oft in dieser Art von Fällen ist, begann Lea sich recht gut zu erholen. Ihre Eltern waren nach wie vor echte Kämpfer und mit Sicherheit eine Ermutigung für das Team. Sie waren sehr dankbar, dass eine Tochter die Operation überstanden hatte.

Bei Lea war noch das Einsetzen eines künstlichen Abflusses für das Hirnwasser und einige Wundbehandlungen der plastischen Chirurgen notwendig. Doch nach einigen Wochen konnte sie in die Fürsorge ihres Kinderarztes und verschiedener medizinischer Spezialisten in Deutschland entlassen werden, mit denen wir in Kontakt blieben. Die Familie war sehr nett. Blocks schickten uns regelmäßig Fotos und berichteten uns von Leas Fortschritten. Nach nicht allzu langer Zeit wurden sie mit einem weiteren Kind gesegnet. Inzwischen hat sich sogar noch ein Geschwisterchen eingestellt! Sie alle sehen begeistert die Fortschritte ihrer großen Schwester Lea. Es werden noch einige Operationen zur Rekonstruktion der Schädelknochen nötig sein, aber das sollte keine ernsthaften Probleme verursachen. Am Ende sollte sie einen schön geformten und sicher verwachsenen Schädel haben.

Eines der echten Risiken bei dieser Operation war, einen neuen Weg bei der Durchführung dieser Art von komplexem Eingriff einzuschlagen, nämlich das »Staffelprinzip«. Warum hielt ich diese für eine gute Methode? Weil wir so viele äußerst begabte Leute hatten, die bereit waren, ihr Talent zur Verfügung zu stellen, und auch, weil der Chefchirurg in diesem Fall – ich –, der hier der Hauptkoordinator war, keine eigennützigen Motive bei dieser Operation hatte. Wenn wir uns von unserem Egoismus und

Stolz lösen, können wir Erstaunliches erreichen, indem wir die Fähigkeiten vieler Menschen in unserer Umgebung nutzen. Dabei sollten wir allerdings auch dafür sorgen, dass diese Menschen für jeden erzielten Erfolg die angemessene Anerkennung erhalten. Wenn mehr Menschen diesen Gedanken verstehen würden, glaube ich, dass wir große Fortschritte machen könnten, nicht nur in der Neurochirurgie, sondern bei anderen Vorhaben. Es ist eine Methode, die auf viele Konflikte, die es auf dieser Erde gibt, angewendet werden kann. Wir können alle einfach unser Ego und unsere eigennützigen Interessen beiseite lassen und erkennen, dass wir alle zu einer großen Familie gehören und dass wir alle im Grunde die gleichen Wünsche haben – nach Frieden, Sicherheit und Wohlstand. Davon gibt es genug für alle und ich glaube wirklich, dass wir diese Frage nur als weltweite Gemeinschaft lösen können.

Medizinisches Stichwortverzeichnis

Angiogramm/Angiografie: Darstellung der Blutgefäße durch eine Röntgen- oder → MRT-Untersuchung, nachdem ein Kontrastmittel in den Blutkreislauf injiziert wurde

aspirieren: körpereigene oder körperfremde feste oder flüssige Substanzen in die Atemwege einatmen (Gefahr von Entzündung oder Ersticken)

Betz-Zelle: eine besondere Art von Nervenzellen, die das Gehirn mit dem Rückenmark verbinden

Broca-Areal: das Sprachzentrum im Gehirn

Cochlearnerv: Hörnerv

Colliculus inferior: Teil des Mittelhirns zur Verarbeitung des Hörvorgangs

CT: Computertomografie/Computertomogramm: computergestützte schichtweise dreidimensionale Röntgenaufnahme

DNS: **D**esoxyribu**n**ulein**s**äure: die Trägerin von Erbinformationen

Dura: äußerste (harte) Hirnhaut

Endolymphe: Flüssigkeit in den Bogengängen und der Hörschnecke des Innenohrs

endoplasmatisches Retikulum: System von Hohlräumen in der Zelle, das für den Stoffwechsel in der Zelle notwendig ist

Endorphin: Wortzusammensetzung aus »**endo**genes Mo**rphin**«, ein körpereigener schmerzstillender Stoff

Falx: auch Hirnsichel genannt, ein Teil der harten Hirnhaut, die zwischen den beiden Hirnhälften liegt

Flomax: ein Prostatamedikament (amerikanischer Markenname)

Foramen ovale: beim Schädel: Öffnung im Schädelknochen, durch die der Unterkiefernerv verläuft

Frontallappen: Teil der Hirnrinde im vorderen Bereich des Gehirns

Golgi-Apparat: Reaktionsraum innerhalb der Zelle, für den Stoffwechsel dort notwendig

Glykonährstoffe: aus Zuckern und Eiweißbestandteilen zusammengesetzte Nahrungsergänzungsmittel

Grand-mal-Anfall: (epileptischer) Krampfanfall, in der Regel mit Bewusstseinsverlust

Hemisphärektomie: Entfernung einer ganzen Hirnhälfte

Hippokampusformation: in der Mitte des Gehirns gelegener Bereich, der bei Gedächtnisvorgängen eine Rolle spielt

Hypothermie: Unterkühlung; kann für bestimmte medizinische Behandlungen, z. B. Operationen, auch künstlich herbeigeführt werden

induzierter Herzstillstand: künstlich herbeigeführter Herzstillstand

infiltrierender Tumor: ein Tumor, der in das ihn umgebende Gewebe einwächst

Inkontinenz: gemeint ist in der Regel die Harninkontinenz, die Unfähigkeit, den Harn zurückzuhalten

interne Kapsel: Trennbereich in der weißen Hirnmasse, also im Inneren des Großhirns

Kardiologie: Medizinisches Fachgebiet, das sich mit Herzerkrankungen befasst.

Karzinom: bösartiger Tumor

Kompressionsfraktur: Knochenbruch durch Druckeinwirkung oder Stauchung

kortikospinaler Trakt: Nervenstränge, die von beiden Seiten des Gehirns zum Rückenmark verlaufen und für die Bewegungssteuerung zuständig sind

Kreislaufbypass: künstliche Überbrückung des gesamten Blutkreislaufs außerhalb des Körpers, z. B. während einer Operation

Läsion: Schädigung von Gewebe

lateraler Lemniscus: mit dem Hörnerv verbundene Faserschleife der Hörbahn

Lipoproteine: aus Eiweiß und Fett bestehende Moleküle

Mamillarkörper: Bereich im Zwischenhirn, der bei Gedächtnisvorgängen eine Rolle spielt

Meatus acusticus: äußerer Gehörgang
Metastasen: (meist bösartige) Tochtergeschwülste, die von einem Haupttumor ausgehen
Motorcortex: Teil der Großhirnrinde, in dem (willkürliche) Bewegungen gesteuert werden
MRT: Magnetresonanztomografie
Neurochirurgie: chirurgische Behandlung des Nervensystems
neuromuskuläre Endplatte: dort überträgt sich der Nervenimpuls an die Muskelfaser
Neuron: Nervenzelle
Neuroradiologe: Teilgebiet der Strahlenmedizin, das sich mit Diagnose und Behandlung des Nervensystems befasst
neurovaskulär: das Nerven- und (Blut)Gefäßsystem betreffend
Nucleolus: Kernkörperchen
Nucleus: Zellkern
Nucleus cochlearis: Hörnervenkern im Gehirn
Nucleus geniculatus medialis: akustischer Kern im Zwischenhirn
Nucleus olivaris: der sogenannte (hier obere) Olivenkern, Teil der Hörbahn, sitzt im Hirnstamm
okzipitaler Cortex: im Hinterhaupt gelegener Teil der Großhirnrinde, in dem das Sehen gesteuert wird
Onkologie: medizinisches Fachgebiet, das sich mit Krebserkrankungen befasst
Pädiatrie: Kinderheilkunde
palliativ: lindernde, aber nicht heilende Behandlung
Pedunculus cerebri: Hirnstiel, Hauptmasse des Mittelhirns
pontomedullärer Übergang: Übergang vom Hirnstamm zur Hirnbrücke
Prostatektomie: operative Entfernung der gesamten Prostata
PSA: prostataspezifisches Antigen, ein Eiweißstoff, der in der Prostata produziert wird und, wenn er im Blut stark vermehrt nachzuweisen ist, auf Prostatakrebs hindeutet
Radiationes thalamica: strahlenförmige Anordnung von Nervenfasern im Zwischenhirn
Ribosomen: Zellpartikel, die zur Bildung von Eiweißen nötig sind

Schläfenlappen: unten und seitlich gelegener Teil des Großhirns
sexuelle Dysfunktion: sexuelle Funktionsstörung
Stäbchenzellen: sind im Auge für das Dämmerungssehen nötig
Staphylokokken: eine Bakterienart, die eitrige Infektionen auslösen kann
Streptokokken: eine Bakterienart, die die verschiedensten Krankheiten von Scharlach über Lungenentzündung bis hin zu Hirnhautentzündung auslösen kann
subdurales Hämatom: Bluterguss unter der harten Hirnhaut
Synapse: Verbindungsstelle zwischen Nervenzellen und anderen Zellen (z. B. Sinneszellen, Hautzellen, Muskelzellen)
Urologie: medizinisches Fachgebiet, das sich mit den harnbildenden und harnableitenden Organen befasst
ventrikuloamniotischer Shunt: künstliche Verbindung, die überschüssiges Hirnwasser aus dem Gehirn ableiten soll (in diesem Fall beim ungeborenen Kind ins Fruchtwasser), um zu verhindern, dass sich ein sogenannter Hydrocephalus (»Wasserkopf«) entwickelt
Vicq d'Azur Bündel: Nervenbündel, das durch das Zwischenhirn führt
Xenograph: Zellen einer anderen Spezies
Zapfenzellen: sind im Auge für das Helligkeits- und Farbensehen nötig
zervikomedullarer Übergang: Übergang vom Rückenmark zum Hirnstamm
Ziliarnerven: Nerven, die mit dem Teil des Auges in Verbindung stehen, in dem die Linse sitzt

erstellt von Doris C. Leisering

Literaturverzeichnis

a John F. Ross, *The Polar Bear Strategy: Reflections on Risk in Modern Life* (New York: Perseus Books, 1999), S. 7.

b Peter L. Bernstein, *Against the Gods: The Remarkable Story of Risk* (New York: Wiley and Sons, 1996), S. 2.

c Gavin de Becker, Mut zur Angst: *Wie Intuition uns vor Gewalt schützt* (Frankfurt am Main: Fischer-Taschenbuch-Verlag, 2001).

d Gregg Lewis und Deborah Shaw Lewis, *Ben Carson* (Grand Rapids, Michigan: Zonderkidz, 2002).